Wendenburg • Vüst • Mennekes

Therapie-Tools
Impact-Techniken im Einzelsetting

Online-Material auf psychotherapie.tools

Mit dem untenstehenden Freischalt-Code erhalten Sie die digitalen Arbeitsmaterialien aus diesem Buch. Hierfür ist eine Registrierung auf psychotherapie.tools notwendig:

1. psychotherapie.tools/online-material öffnen.
2. Freischalt-Code eingeben.
3. Auf »Freischalt-Code einlösen« klicken. Der Code ist einmal gültig.
4. Im Warenkorb auf »Credits einlösen« klicken und Vorgang nach Login abschließen.
5. Arbeitsmaterialien nutzen.

Die Arbeitsmaterialien stehen Ihnen in Ihrem Kundenkonto unter »Mein Material« dauerhaft zur Verfügung. Sie sind für Ihren persönlichen Gebrauch bestimmt.
Als Institution mit mehreren Nutzer:innen wenden Sie sich bitte an vertrieb-psychotherapie.tools@beltz.de

2X2TSVBAUC

Nicola Wendenburg • Björn Vüst • Lena Mennekes

Therapie-Tools
Impact-Techniken im Einzelsetting

Mit Online-Material

BELTZ

Nicola Wendenburg, Dipl.-Psych.
Björn Vüst, M.Sc.
Lena Mennekes, M.Sc.
Psychologische Praxis Wendenburg & Kollegen
Immermannstr. 11 | 40210 Düsseldorf
www.psychologen-duesseldorf.de

MIX
Papier | Fördert gute Waldnutzung
FSC® C089473

Dieses Buch ist erhältlich als:
ISBN 978-3-621-29083-8 Print
ISBN 978-3-621-29084-5 E-Book (PDF)

1. Auflage 2025

Verlagsgruppe Beltz
Werderstraße 10, 69469 Weinheim
service@beltz.de

Lektorat: Andrea Glomb
Umschlagbild: Lina Marie Oberdorfer
Herstellung: Myriam Frericks
Satz: WMTP Wendt-Media Text-Processing GmbH, Birkenau
Druck und Bindung: Beltz Grafische Betriebe, Bad Langensalza
Beltz Grafische Betriebe ist ein Unternehmen mit finanziellem Klimabeitrag (ID 15985-2104-1001).
Printed in Germany

Weitere Informationen zu unseren Autor:innen und Titeln finden Sie unter: www.beltz.de

Inhalt

Verzeichnis der Arbeitsblätter

7 Modusarbeit 164

8 Rückfallprophylaxe, Krisenmanagement und Therapieende 194

Vorwort

Wenn Sie an Ihre letzte Sitzung mit Ihrer Klientin oder Ihrem Klienten denken, welche Sinne wurden Ihrer Meinung nach dabei angesprochen und aktiviert? Unser Alltag ist faktisch multisensorisch. Sprechen wir in der Therapie überwiegend den akustischen und visuellen Sinn an, bilden wir die Realität unserer Klienten nur zum Teil ab. Wenn das Leben multisensorisch ist, bedeutet das dann folglich für uns nicht auch, dass multisensorisches Arbeiten im therapeutischen Setting stattfinden sollte?

Impact-Techniken heißen so, weil sie emotionsaktivierend, erlebnis- und handlungsorientiert sind, einen bleibenden Eindruck hinterlassen und damit eine hohe Nachhaltigkeit erzeugen. In diesem Buch stellen wir Impact-Techniken aus der Praxis für die Praxis vor, die sich überwiegend Alltagsgegenstände zu Nutze machen und daher eine besonders hohe ökologische Validität besitzen: Der Klient begegnet den Gegenständen im Alltag immer wieder und wird so vermehrt an die Inhalte der Therapie erinnert. Der Fokus der Impact-Techniken liegt dabei immer auf der Erlebbarkeit der Techniken, der emotionalen Aktivierung und der Generierung von Handlungsimpulsen zur Veränderung.

Die vorliegenden Übungen wurden aus einer kognitiv-verhaltenstherapeutischen Perspektive entwickelt, mit der Idee, möglichst spezifisch auf konkrete psychische Phänomene einzugehen. Sie eignen sich jedoch für Praktizierende aller Therapieverfahren. Neuere Entwicklungen der Verhaltenstherapie wie ACT (Hayes et al., 1999) und insbesondere die Schematherapie (Young et al., 2005) werden ebenfalls berücksichtigt.

Impact-Techniken weisen Gemeinsamkeiten mit anderen Methoden und Techniken in der Psychotherapie auf. Wir stellen einen theoriegeleiteten und empirisch fundierten Ansatz vor, der bekannte Methoden und Techniken so kombiniert, dass mit möglichst allen Sinnen gearbeitet wird, somit Inhalte spürbar werden, Widerstände umgangen und festgefahrene Therapiesituationen in Bewegung gebracht werden können. Die hier vorgestellten Impact-Techniken können auf verschiedene psychische Prozesse mit unterschiedlichen theoretischen Hintergründen angewendet werden.

Impact-Techniken sind grundsätzlich schulenübergreifend. Wir verwenden daher den Begriff »Klient« bzw. »Klientin«, um neben psychotherapeutischen Kolleginnen und Kollegen auch Psychologinnen und Psychologen anzusprechen, die im Bereich Coaching und Beratung tätig sind.

Wir stellen Impact-Techniken für das Einzelsetting vor, die wir seit Langem in unserer therapeutischen Arbeit anwenden. Im Laufe der Jahre haben wir diese weiterentwickelt und neue Techniken sind entstanden. Die Formulierungen und Dialogbeispiele aus Therapiesitzungen in diesem Buch dienen als Hilfestellung und sind überwiegend bewusst kurz gehalten, um Ihrer Kreativität Raum zu geben. Impact-Techniken leben von eigenen Einflüssen, Erfahrungen sowie der Anpassung an die Therapeutenpersönlichkeit der Behandelnden. Daher möchten wir Sie ermutigen, die hier vorgestellten Techniken für sich selbst auszugestalten, zu modifizieren und neue Impact-Techniken zu kreieren.

Die vielfältigen Einsatzmöglichkeiten der Techniken, die Persönlichkeit des Therapeuten sowie die Persönlichkeit und Fähigkeiten des Klienten führen dazu, dass bei allen Impact Techniken neben der in den Übungen angegebenen intendierten Wirkung auch verschiedene unvorhergesehene »Side Effects« auftreten können. Das bedeutet, dass ein und dieselbe Technik je nach Kontext und Klient unterschiedliche Wirkungen entfalten kann und möglicherweise mehr bewirkt, als in den Übungen angegeben ist. Weiterhin haben wir an einigen Stellen exemplarisch mögliche Kombinationen von Übungen genannt – auch dies ist häufig möglich und kann zu höherem »Impact«, unerwartetem, neuem Erleben oder zur Entstehung neuer Übungen führen. Da sich die vorgestellten Impact-Techniken auf Therapieinhalte und -themen wie Selbstwert, Emotionsregulation, gedankliche Einengung etc. beziehen, sind sie nicht an eine bestimmte Diagnose oder ein bestimmtes Störungsbild gebunden, sondern universell einsetzbar. Manche Übungen in diesem Buch zielen auf die gleichen zu bearbeitenden

Therapiethemen ab und stellen dabei verschiedene Wege und Materialien vor, um auf die unterschiedlichen Präferenzen und Bedürfnisse von Therapeuten und Klienten einzugehen.

Viele Übungen eignen sich nicht nur für den Einsatz im Therapiesetting vor Ort, sondern können auch in der Online-Therapie genutzt werden. Bei einigen Übungen kann es in diesem Setting notwendig sein, den Klienten die Materialien vorab mitzugeben oder sie vor der Sitzung darüber zu informieren, bestimmte Materialien greifbar zu haben. Da Impact-Techniken aber, wie beschrieben, häufig mit Alltagsgegenständen arbeiten, sind die meisten Übungen auch im Videokontext spontan anwendbar.

Dieses Buch richtet sich an alle (psycho-)therapeutisch Tätigen und Coaches, die ihre Sitzungen kreativ, humorvoll, interessant, überraschend, emotionsaktivierend, erlebnis- und handlungsorientiert sowie nachhaltig gestalten wollen. Wir nutzen Impact-Techniken bereits seit unserer Ausbildung zu Psychologischen Psychotherapeuten, weil sie psychische Zustände spürbar machen und Veränderungen schneller initiieren. Diese Erfahrung geben wir auch in unseren Ausbildungsseminaren und Supervisionen weiter. Die Rückmeldungen und Erfahrungen unserer Teilnehmenden und Klienten haben uns motiviert, dieses Buch zu schreiben.

Gender-Erklärung. Das Thema Gleichberechtigung, Diversität und Genderkonformität ist sehr wichtig. Aus Gründen der flüssigeren Lesbarkeit wird in diesem Buch bei Personenbezeichnungen und personenbezogenen Hauptwörtern in der Einleitung und dem theoretischen Teil das generische Maskulinum im Sinne einer neutralen grammatikalischen Ausdrucksweise verwendet. Im praktischen Teil finden sich verschiedene Kombinationen der Nennungen von »Therapeut / Therapeutin« sowie »Klient / Klientin«. Entsprechende Begriffe gelten im Sinne der Gleichbehandlung grundsätzlich für alle Geschlechter. Die verkürzte Sprachform hat lediglich redaktionelle Gründe und beinhaltet keine Wertung oder Bezüge zu den Übungen.

Wir möchten an dieser Stelle allen herzlich danken, die zur Entstehung dieses Buches beigetragen und uns unterstützt, motiviert und inspiriert haben.

Nun wünschen wir Ihnen viel Erfolg, Kreativität und Spaß in der Arbeit mit den Impact-Techniken!

Düsseldorf, im Herbst 2024

Nicola Wendenburg
Björn Vüst
Lena Mennekes

Einleitung

Dieses Therapie-Tools-Buch stellt Ihnen Impact-Techniken für die Anwendung in verschiedenen therapeutischen Kontexten und bei spezifischen Themen vor. Die ersten vier Abschnitte des ersten Kapitels »Grundprinzipien der Arbeit mit Impact-Techniken« geben einen kurzen Überblick über die wissenschaftlichen und theoretischen Grundlagen, Abschnitt 1.5 beschreibt die Anwendung der Materialien des vorliegenden Buches. Mit den anschließenden Kapiteln folgt der große Praxisteil.

Der hier vorgelegte Ansatz geht über die »ursprünglichen« theoretischen Grundlagen der Impact-Techniken hinaus. Neben den bekannten Prinzipien der kognitiven Psychologie (Lernen und Gedächtnis) wird die theoretische Fundierung zusätzlich

- durch neurobiologische Faktoren untermauert,
- bezieht die fünf Wirkfaktoren der Psychotherapie nach Grawe mit ein und
- nimmt eine integrative Perspektive auf Psychotherapie ein.

Die in diesem Buch beschriebenen Impact-Techniken folgen einer Systematik, die es Ihnen ermöglicht, für verschiedene »typische« Situationen in Therapie und Beratung gezielt die passende Intervention zu finden (z. B. Emotionsregulation, Überlastung, Erschöpfung, Selbstwert, Beziehungsmuster, handlungsleitende Überzeugungen, Überwinden von Widerständen, Alltagstransfer).

Der folgende Ausschnitt aus einer psychotherapeutischen Sitzung stellt eine typische Impact-Technik vor und wird im weiteren Verlauf zur Erläuterung der oben genannten lerntheoretischen Prinzipien, neuropsychologischen Grundlagen und Wirkfaktoren verwendet.

Beispiel • Der Schirmhalter

Intendierter Impact: Grundannahmen / Modi / innere Anteile personalisieren und durch Alltagsgegenstände spürbar werden lassen, z. B. schuldinduzierende Grundannahmen= emotional fordernder Modus

Hintergrund: Der Klientin ist bewusst, dass oftmals ein emotional fordernder Modus (»sich um andere kümmern müssen«) handlungsbestimmend ist. Ihre Überzeugungen sind z. B.: »Ich bin dafür verantwortlich, dass es anderen gut geht«, »Nur, wenn ich für andere da bin, bin ich wertvoll«. Der Klientin sind Dysfunktionalität und »Kosten« kognitiv bewusst. Dennoch ordnet sie sich diesen Botschaften weiterhin unter, vernachlässigt Selbstfürsorge, weil sie »das schlechte Gewissen sonst nicht loslässt«, und gerät immer wieder in Erschöpfungszustände.

T: Darf ich mal veranschaulichen, was in diesem Modus passiert?

K: *(willigt ein, guckt fragend)*

T: *(holt einen bzw. zwei Schirme, damit T die Übung mitmacht und spiegelt)* Es ist so, dass Sie einen Schirm haben, und den halten Sie nicht nur über Ihre zwei jüngeren Schwestern, sondern über alle Menschen, die Ihnen wichtig sind *(bittet Klientin, den Schirm aufzuspannen und neben sich zu halten; macht das Gleiche).*

T: Wie fühlt sich das an?

K: Noch geht's, aber ich merke es in der Schulter ein wenig.

T: Ihre Schwestern und alle anderen stehen geschützt unter dem Schirm … und nun stellen Sie sich vor, es regnet und Sie werden nass … der Wind bläst … es ist kalt … Sie frieren … der Arm wird immer schwerer … Wie fühlt sich das an? *(Manche Klienten schaudern körperlich sogar ein bisschen.)*

K: Unangenehm … der Arm wird immer schwerer …

T: Wie noch?

K: Die Schulter schmerzt.

T: Was spüren Sie noch?

K: Der Nacken verspannt sich …

T: Was noch? Was fühlen Sie gerade?

K: Es ist anstrengend … es fängt an zu nerven?

(Bis zu dieser Stelle reagieren Klienten meist ähnlich. Bei der nächsten Frage kommt es erfahrungsgemäß zu unterschiedlichen Reaktionen.)

T: Was wollen Sie jetzt gerne tun?

(Manche Klienten halten den Schirm geöffnet, winkeln aber den Arm an – durch das Anwinkeln wird die Schulter entlastet und der Klient ist zum Teil auch unter dem Schirm. Einige Klienten machen den Schirm zu [»Ich will mich nicht immer um andere kümmern«], andere lehnen den Schirm an die Schulter, sodass nur sie selbst unter den Schirm passen [»Ich sorge jetzt mal für mich«]. Wiederum andere Klienten verharren in der Position: »Das wird ja von mir erwartet, das ist meine Aufgabe.«)

T: Was wünschen Sie sich? Was würde Ihnen guttun?

K: Vielleicht, dass jemand mal den Schirm über mich hält?

T: Darf ich mich mal zu Ihnen setzen und den Schirm über Sie halten? *(K stimmt zögerlich zu, T setzt sich neben K und hält den Schirm über K.)* Wie fühlt sich das an?

K: Ungewohnt … aber auch gut.

T: Gut, was spüren Sie noch?

K: Es kümmert sich jemand um mich.

T: Ja, das tut gut … was fühlen Sie noch?

K: Ich fühle mich beschützt *(wird traurig und weint)*.

T: Ja, Fürsorge und Schutz haben Sie zu wenig in Ihrer Kindheit (von Ihren Eltern) erfahren. Sie haben sich eher um die Familie gekümmert.

K: Ja, genau, die sind so bedürftig.

T: Ja. Glauben Sie, dass Ihr Partner genauso bedürftig ist wie Ihre Eltern oder Geschwister?

K: *(schaut verblüfft)* Da habe ich noch nicht so drüber nachgedacht … vielleicht ja nicht.

T: Ja, vielleicht. Und vielleicht möchte Ihr Mann auch mal den Schirm halten, aber Sie laufen ja den ganzen Tag mit offenem Schirm herum und vielleicht lassen Sie ihn gar nicht?

Im weiteren Verlauf wurden Situationen und Strategien erarbeitet, wie es der Klientin gelingen kann, Fürsorge anzunehmen und den »Schirm nicht kontinuierlich über andere zu halten« (Reaktionsverhinderung).

1 Grundprinzipien der Arbeit mit Impact-Techniken

1.1 Begriffsklärung

Die Arbeit mit inneren Anteilen ist mittlerweile ein fester Bestandteil in verschiedenen Settings wie Psychotherapie, Coaching und Supervision. Auch in diesem Buch sind viele Impact-Techniken der Arbeit mit inneren Anteilen gewidmet. Ob wir von Modi, inneren Anteilen, Ego-States, dem inneren Team, Introjekten, Selbst- und Objektrepräsentanzen oder inneren Stimmen sprechen, hängt von unserer jeweiligen Therapieschule und unserem aktuellen Fokus ab. »Innere Anteile können verborgen oder sichtbar, fremd oder eigen, dissoziiert oder integriert, traumatisiert oder gesund, gesteuert oder ungesteuert, jung oder alt, kindlich oder erwachsen und vieles mehr sein« (Scheuffgen & von Ameln, 2019, S. 1). Das Bewusstmachen innerer Anteile ist ein wichtiger Bestandteil des psychotherapeutischen Prozesses. Nur, wenn Klienten ihre Anteile wahrnehmen können, können diese auch modifiziert werden.

Unsere Arbeitsweise basiert auf einer schematherapeutischen Haltung. Im Rahmen dessen nutzen wir in dieser Publikation durchgängig den Begriff »Modi« bei Impacttechniken, die zur Explizierung und Veränderung innerer Anteile der Patientinnen und Klienten dienen.

Info • Schema- und Moduskonzept

Young (2005) als Begründer der Schematherapie geht davon aus, dass Schemata wie ein Persönlichkeitsmerkmal (*trait*) situationsübergreifend Erleben und Verhalten beeinflussen. Ein Schema ist ein Komplex aus dysfunktionalen Glaubenssätzen (z. B. »Ich bin dumm und mache alles falsch«) und damit zusammenhängenden Gefühlen, Wahrnehmungen und Erinnerungen, die auf biografisch prägenden Erfahrungen basieren. Wird in einer konkreten Situation ein Schema aktiviert, zieht dies eine emotionale, kognitive, physiologische und verhaltensbezogene Reaktion nach sich, den sogenannten Schemamodus. Die Modi steuern das Erleben und Verhalten in einem konkreten Moment (*state*) und beschreiben einen affektiven Zustand, in dem entweder die ursprüngliche Emotion oder die Bewältigungsemotion eines Schemas oder mehrerer gleichzeitig aktivierter Schemata zum Ausdruck kommt. Die Schemamodi werden in vier Kategorien eingeteilt:

- die kindlichen Modi,
- die Elternmodi (zunehmend »innere Bewerter« genannt),
- die dysfunktionalen Bewältigungsmodi sowie
- den Modus des »gesunden Erwachsenen«.

Zur genaueren Erläuterung der Moduskonzepte verweisen wir auf die Ausführungen von Young et al. (2005) und Roediger (2016).

Abweichend vom ursprünglichen Modusmodell verwenden wir den Begriff *Erwachsenenmodus* anstelle des Begriffs »Modus des gesunden Erwachsenen«. Im Laufe der langjährigen Arbeit mit unseren Patientinnen und Patienten wurde deutlich, dass in Situationen, in denen es Patienten nicht gelungen ist, aus dem »gesunden Erwachsenen« zu handeln, dieser Begriff modusaktivierend wirken kann (z. B. Schema »Unerbittliche Standards«, »Strafneigung«, »Versagen«, »Unzulänglichkeit«). Vereinfacht gesagt: Wenn ich nicht aus dem gesunden Erwachsenen heraus handle, bin ich nicht gesund. In dem Versuch, dies zu entpathologisieren, verwenden wir den Begriff *Erwachsenenmodus*.

Zudem nutzen wir nicht mehr den Begriff *Elternmodus*. Der Begriff aktiviert bei Klienten automatisch das Konzept »Eltern«; andere prägende Bezugspersonen, Ereignisse, Kontexte, die einen strafenden oder fordernden Modus begünstigt haben könnten, werden überlagert.

Des Weiteren haben wir uns bewusst gegen die allgemeinen Begriffe *innerer Kritiker* oder *kritischer Elternmodus* entschieden. Pauschal von »dem Kritiker« zu sprechen, erscheint uns zu undifferenziert. Laut Definition ist Kritik die prüfende Beurteilung eines Zustandes, einer Situation, einer Handlung oder einer Leistung (einer oder mehrerer Personen) nach objektiven (messbaren), ggf. auch subjektiven Maßstäben. Kritik ist also zunächst nichts Negatives. Entscheidend ist, wie Kritik geäußert wird. Kritik kann konstruktiv sein, d. h. sachlich, lösungsorientiert und respektvoll. *Konstruktive Kritik* fördert die fachliche und persönliche Entwicklung von Menschen und hat auch eine schützende Funktion. Sie bewahrt uns davor, die gleichen, wenig hilfreichen Handlungen zu begehen, die uns möglicherweise Nachteile bringen. Wenn Kritik prüfende Beurteilung bedeutet, dann gibt es auch *positive Kritik*, wenn wir Leistung loben, anerkennen und das Verhalten einer Person wertschätzen. Positive Kritik stärkt das Selbstwertgefühl. Sowohl positive als auch konstruktive Kritik sind wertvolle Rückmeldungen, die uns helfen, unsere Leistung und unser Verhalten in soziale Zusammenhänge einzuordnen. Wir ordnen diese Formen der Kritik einer gesunden, erwachsenen Selbstreflexion zu.

Kritik kann aber auch destruktiv, d. h. problemorientiert, missbilligend, verurteilend, persönlich und damit verletzend sein. Wenn vom *inneren Kritiker* die Rede ist, scheint meist diese Art der verinnerlichten Selbstkritik bzw. Selbstabwertung gemeint zu sein. Ein *destruktiver Kritiker* erzeugt Gefühle von Unzulänglichkeit, Wertlosigkeit, Hilflosigkeit, Unsicherheit oder sogar Angst. Er blockiert Veränderungen und behindert uns in unserer Entwicklung. Deshalb verwenden wir in diesem Buch bewusst den Begriff *destruktiver Kritiker*. Die Übungen in diesem Buch zielen darauf ab, den destruktiven Kritiker in Frage zu stellen, ihn einzuschränken und, wenn möglich, weitgehend zu entmachten.

1.2 Mnemotechnische Prinzipien als Grundlage für Impact-Techniken

Impact-Techniken, wie von Beaulieu (2017) beschrieben, folgen u. a. verschiedenen sogenannten mnemotechnischen Prinzipien, die Lernen und schnelles Zugreifen auf Gedächtnisinhalte fördern. Beaulieu bezieht sich in ihren Ausführungen auf die Grundideen zur Impact-Therapy nach Ed Jacobs (1994). Im Folgenden werden die von Beaulieu (2017) benannten mnemotechnischen Prinzipien kurz erläutert:

- Multisensorisches Lernen
- Konkret statt abstrakt
- Nutzen bekannter Informationen
- Emotionen auslösen
- Interesse und Neugier wecken
- Lust und Spaß haben
- Kraft der Einfachheit
- Wiederholung

Multisensorisches Lernen

Die multisensorische Lerntheorie besagt, dass das Gehirn leichter lernt, wenn mehrere Sinne parallel angesprochen werden. Dadurch wird ein größeres neuronales Netzwerk aktiviert, das Gelernte kann besser abgespeichert und leichter wieder abgerufen werden (Mayer et al., 2015). Die Aktivierung mehrerer Sinneskanäle ermöglicht über die sprachlich-begriffliche Verarbeitung hinaus, Konzepte sichtbar, fühlbar, riechbar, tastbar, hörbar und spürbar – also mit allen Sinnen erfahrbar und erlebbar – zu machen. Denken Sie an die in der Einleitung vorgestellte Übung mit dem Regenschirm. Welche Sinneskanäle wurden da angesprochen? Um unseren multisensorischen Alltag im therapeutischen Arbeiten abzubilden, ist es sinnvoll, auch die therapeutischen Sitzungen so multisensorisch wie möglich zu gestalten (s. Abb. 1.1).

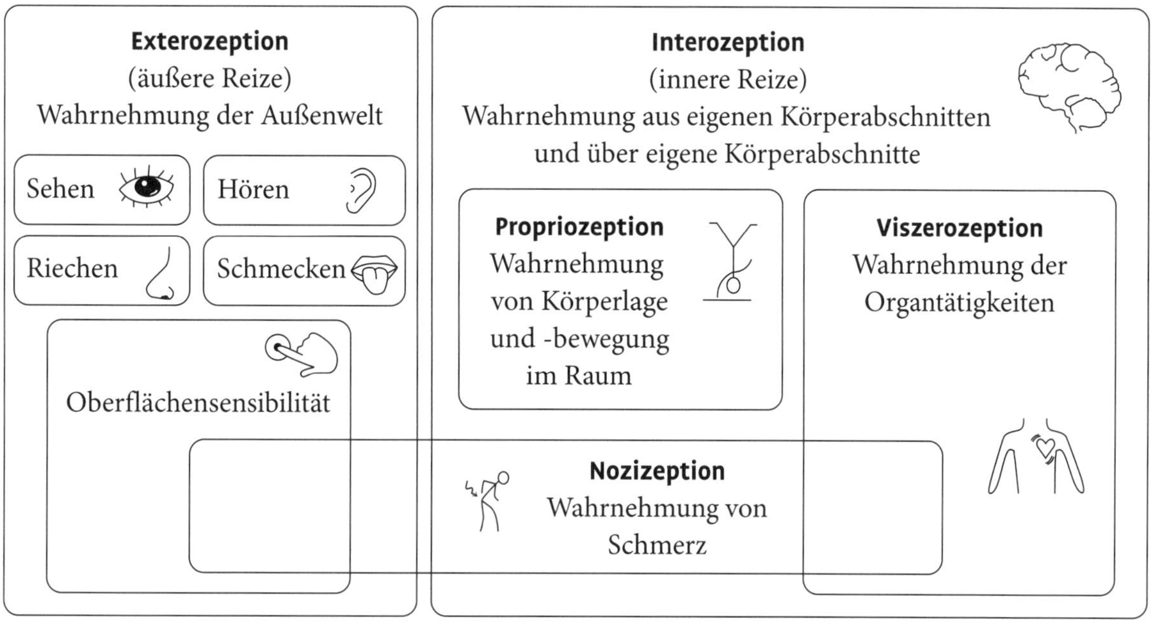

Abbildung 1.1 Schematische Abbildung der einzelnen Sinnesmodalitäten, die in der Psychotherapie von Bedeutung sein können. Adaptiert nach Cocniclip Studios (o. J.)

Durch den Einbezug möglichst vieler Sinne eignen sich Impact-Techniken insbesondere auch für Menschen mit Behinderungen oder körperlichen Einschränkungen. Fällt ein Sinn aus, z. B. bei Erblindung, ist die Wahrnehmung über die anderen Sinnesmodalitäten oft erhöht (Feldmann et al., 2019) – und auch die Wirkung von Impact-Techniken kann dann über diese Modalitäten verstärkt werden.

Wir haben bei der Gestaltung der Übungen versucht, neben der üblichen Wahrnehmung äußerer Reize (Exterozeption) auch die Wahrnehmung des eigenen Körpers und Teile des Körpers zu berücksichtigen (Interozeption). Da mit den Impact-Übungen auch eine emotionale Zugänglichkeit für den Klienten erreicht werden soll, spielt die Wahrnehmung von Organtätigkeiten (Viszerozeption) eine bedeutsame Rolle. Den Begriff *Wahrnehmung von Organtätigkeiten* haben wir als zu abstrakt erlebt, sodass wir uns entschieden haben, den Begriff *Somatosensorische Wahrnehmung* zu nutzen, um den Fokus auf das Erleben von Emotionen im Körper zu richten.

Wichtig

Alle Gefühle werden von körperlichen Reaktionen begleitet. Unterschieden werden

- **Grundemotionen** wie Freude, Ärger, Angst, Trauer und Ekel und
- **(komplexe) Gefühle**, die durch individuelle Sichtweisen, Werte, Normen, Erfahrungen, Wünsche und Ziele entstehen.

Während die Grundemotionen ihren Ursprung in der unmittelbaren Reaktion des Nervensystems haben, entstehen komplexe Gefühle durch Wahrnehmung und individuelle Interpretation von Ereignissen. Letztere haben ihren Sitz in der Großhirnrinde und können daher durch kognitive Umstrukturierung verändert bzw. gesteuert werden. Nummenmaa et al. (2014) weisen darauf hin, dass verschiedene emotionale Zustände mit topografisch unterschiedlichen und kulturell universellen Körperempfindungen verbunden sind und das somatosensorische Feedback bewusst emotionale Erfahrungen auslösen kann. Letztlich fungiert der Körper als Bühne für das Erleben von Grundemotionen und komplexen Gefühlen.

Den Ergebnissen dieser Studie folgend versuchen wir mit vielen Impact-Techniken, die Wahrnehmung aus eigenen und über eigene Körperabschnitte (Interozeption) zu fördern und das somatosensorische Feedback zu nutzen. Wenn z.B. ein Klient im ersten Teil der Übung bewusst wahrnehmen und körperlich spüren kann, wie anstrengend, einschränkend, behindernd sein (Problem-)Verhalten ist und im zweiten Teil der Übung bewusst erleben kann, welche positiven Gefühle bei verändertem Verhalten ausgelöst werden, werden dadurch Handlungsimpulse zur Veränderung generiert.

Konkret statt abstrakt

Was bedeutet Selbstwert? Was versteht man unter Empathie? Was ist Selbstfürsorge? All diese Begriffe und Konzepte haben Relevanz für den Alltag, bleiben allerdings oft durch eine rein kognitiv-sprachliche Kodierung abstrakt. Die Idee hinter dem Prinzip »Abstraktes konkret machen« ist es, Konzepte und Sachverhalte mithilfe von Bildern, Gegenständen, Handlungen anschaulich und möglichst auch emotional begreif- und erlebbar zu machen. Was bedeutet Perspektivwechsel? Gibt es nur eine Sichtweise und damit Richtig oder Falsch? Um bei Letzterem mit Klienten nicht in eine »Ja-Aber-Diskussion« zu geraten, greifen wir hier gerne auf bekannte Kippbilder oder auf eine simple Intervention zurück (s. Abb. 1.2).

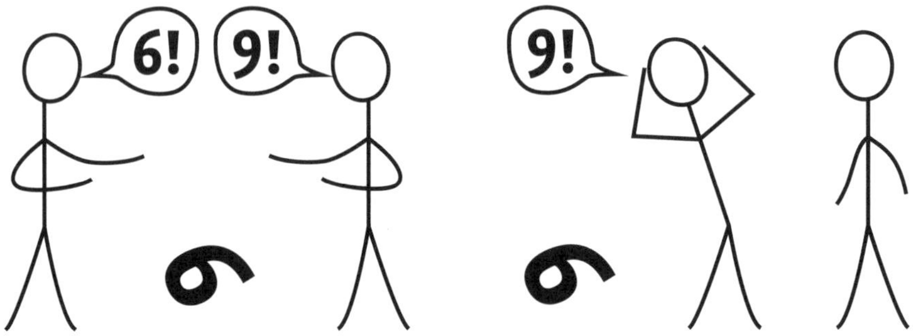

Abbildung 1.2 Perspektivwechsel anhand der »6 oder 9-Problematik« verdeutlicht

So lassen sich Sachverhalte einfacher vermitteln und erinnern. Ähnliches gilt für Metaphern: Sie aktivieren Emotionen, indem sie Abstraktes bildhaft machen, bleiben aber letztlich sprachlich. Impact-Techniken ermöglichen es, Metaphern »anzufassen«. Ein bekanntes Beispiel ist hier das »Tauziehen mit der Angst« (Eifert & Gloster, 2016) – wenn wir daraus im therapeutischen Setting ein reales Tauziehen machen, wird diese Metapher erfahrbar. Der Klient spürt die körperliche Anstrengung und die Dysfunktionalität seiner Handlung.

Nutzen bekannter Informationen

Bei diesem Prinzip wird versucht, an Alltagsgegenstände und die Lebenswelt der Klienten anzuknüpfen. Wir greifen auf die bereits vorhandene »Datenbank« des Klienten zu. Bekannte Informationen lösen viele kognitive, emotionale, visuelle und kinästhetische Reaktionen und innere Suchprozesse aus, die den Klienten primen und aufnahmebereit für Botschaften und Inhalte machen. Stellen Sie sich eine Klientin vor, die von Beruf Flugbegleiterin ist und dazu neigt, die Bedürfnisse anderer zu erfüllen, ihre eigenen Bedürfnisse oftmals zurückzustellt und infolge ihres »Aufopferungsschemas« immer wieder in die Erschöpfung gerät. Es ist offensichtlich, auf die Sicherheitshinweise im Flugzeug hinzuweisen, die sie bei jedem Flug ansagt (»Im Falle eines Druckverlustes fallen die Sauerstoffmasken automatisch von der Kabinendecke. Ziehen Sie in diesem Fall bitte eine der Masken zu sich heran und drücken Sie die Öffnung fest auf Mund und Nase. Erst dann helfen Sie bitte mitreisenden Kindern und anderen

Personen«). Die Botschaft ist klar: Nur wenn wir selbst gut versorgt und nicht erschöpft sind, können wir auch für andere da sein. Dahinter steht die Idee, dass Informationen leichter aufgenommen und abgerufen werden können, wenn die »neuen« Informationen in bereits bestehende neuronale Netzwerke integriert werden (vgl. Abschn. 1.3).

Emotionen auslösen

Emotionen haben einen hohen Attraktor-Wert und beeinflussen unser Erleben und Verhalten. Sie sind häufig symbolisch vermittelbar, damit schnell verstehbar und zugänglich. Es geht zum einen darum, Gegenstände, Fotos, Musik oder Geschichten zu verwenden, die für die Klienten emotionale Bedeutung haben und somit Gefühle aktivieren. Zum anderen, dass der Klient an diesem Gegenstand etwas erkennt, was er bisher so nicht wahrgenommen hat.

Denken Sie an die Intervention mit dem Regenschirm: Was passiert, wenn für die Klientin spürbar wird, wie anstrengend und wenig selbstfürsorglich es ist, den Schirm immer nur über andere zu halten, oder wenn die Therapeutin den Schirm über die Klientin hält?

Kleine Übung zur Selbsterfahrung

Was können Sie bei sich beobachten, wenn Sie an die folgenden Dinge denken?

- Denken Sie an Ihren letzten Urlaub.
- Denken Sie an Ihre letzte Geburtstagsfeier.
- Denken Sie an Weihnachten.
- Denken Sie an Ihre letzte Prüfung.

Welche Bilder oder Klänge kommen Ihnen in den Sinn? Gab es in dem Moment einen besonderen Geruch oder Geschmack, der sofort erinnert wurde? Welche Gefühle kommen hoch? Das Gedächtnis ist mit Sinnen und Gefühlen verbunden.

Interesse und Neugier wecken

Interesse zu wecken bedeutet nach Beaulieu (2017), sich Zugänge zunutze zu machen, die noch nicht »vergiftet« sind. Überraschungseffekte zwingen dazu, sich neu zu orientieren. Das Gehirn reagiert auf Unerwartetes und überraschende Ereignisse besonders stark. Denken Sie an die Übung mit dem Regenschirm – die Klientin wundert sich zunächst, warum die Therapeutin zwei Regenschirme holt. Wir versuchen das Neue und vom Kontext Abweichende zu verstehen. In Begriffen der Systemischen Therapie gesprochen, »verstören« wir das System, damit es sich neu organisieren muss, wodurch eine Veränderung entsteht (von Schlippe & Schweitzer, 2013). Unser Interesse lässt sich ebenfalls wecken, wenn die Dinge für uns eine persönliche Bedeutung haben. Sie werden dann leichter erinnert. Impact-Techniken erzeugen in aller Regel Neugier und Interesse, da der Klient den Einsatz von Objekten wie Luftballons, Bechern, Küchenrollen, Knetgummi, Seilen, Steinen, Wasserflaschen, Schirmen und vielem mehr nicht erwartet.

Lust und Spaß haben

Die Arbeit mit Symbolen, Gegenständen, Musik, Metaphern und Humor bringen sowohl für Klienten als auch für Therapeuten eine spielerische Komponente in die Arbeit. Lustgewinn ist eines der grundlegenden Bedürfnisse, denen wir folgen (Grawe, 2004).

Beispiel • Lust, Spaß und Neugier beim Aktivitätenaufbau

Einzelne angenehme und als positiv erlebte Aktivitäten werden mit dem Klienten in der Sitzung besprochen. Der Klient benennt die Aktivitäten, die ihn ansprechen, ihm Spaß machen können und auch umsetzbar sind. Diese Aktivitäten werden auf Zettel geschrieben oder visuell erfasst und dann zusammengefaltet (also nicht erkennbar) in einen kleinen Karton getan. Diese Aktivitäten-Kiste wird dem Klienten mit nach Hause gegeben mit der Aufgabe, täglich »ein Los zu ziehen«. Was passiert in den meisten Fällen? Richtig, diese Art des Aktivitätenaufbaus ist spielerisch, macht Spaß, die Klienten sind neugierig und ziehen ein weiteres »Los« aus der Kiste. Oftmals führen sie nicht nur eine dieser Aktivitäten aus, die positiv besetzt sind bzw. Belohnungswert haben.

Als angenehm erlebte Dinge wirken verstärkend und werden häufiger durchgeführt. Impact-Techniken aktivieren oft auch einen glücklichen Kindmodus durch spielerische Elemente, die Spaß machen. Dieser Stimmungswechsel kann den Klienten dabei helfen, spontaner zu handeln und sich aus der Vermeidungshaltung zu lösen.

Kraft der Einfachheit

Je einfacher Sachverhalte formuliert werden, desto leichter können sie erinnert werden. Wie oft haben Sie schon mit Klienten darüber gesprochen, welche Konsequenzen Aufopferung und fehlende Selbstfürsorge haben? Der Schirmhalter ist ein gutes Beispiel für die Kraft der Einfachheit. Hier wird die kognitive Auseinandersetzung »umgangen« und durch eine einfache und einprägsame Herangehensweise ersetzt.

Wiederholung, Wiederholung, Wiederholung

Wenn wir Dinge aus dem Alltag unserer Klienten nutzen, werden sie von ihnen immer wieder gesehen, gehört, gefühlt etc. Die in der Therapie verwendeten Gegenstände, die mit Bedeutung aufgeladen wurden, können diese Wirkung auch außerhalb des Therapieraumes entfalten und wirken wie ein Anker. Daraus ergibt sich automatisch ein Lernen durch Wiederholung im Alltag für das, was in der Therapie über die verschiedenen Sinne erlebt wurde. Es kann schneller gelernt und somit abgerufen werden. Wie oft werden uns wohl Regenschirme im Alltag begegnen?

Die gerade genannten mnemotechnischen Prinzipien werden nachfolgend anhand der Intervention »Der Schirmhalter« gekennzeichnet.

Beispiel • Der Schirmhalter

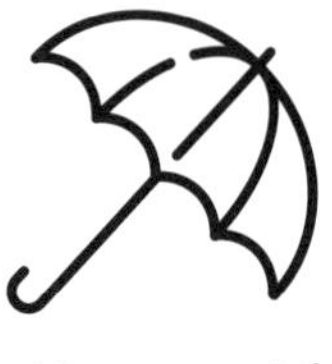

Intendierter Impact: Grundannahmen / Modi / innere Anteile personalisieren und durch Alltagsgegenstände spürbar werden lassen → z. B. schuldinduzierende Grundannahmen= emotional fordernder Modus

Hintergrund: Der Klientin ist bewusst, dass oftmals ein emotional fordernder Modus (»sich um andere kümmern müssen«) handlungsbestimmend ist. Ihre Überzeugungen sind z. B.: »Ich bin dafür verantwortlich, dass es anderen gut geht«, »Nur wenn ich für andere da bin, bin ich wertvoll«. Der Klientin sind Dysfunktionalität und »Kosten« kognitiv bewusst. Dennoch ordnet sie sich diesen Botschaften weiterhin unter, vernachlässigt Selbstfürsorge, weil sie »das schlechte Gewissen sonst nicht loslässt«, und gerät immer wieder in Erschöpfungszustände.

T: Darf ich mal veranschaulichen, was in diesem Modus passiert?

K: *(willigt ein, guckt fragend)*

T: *(holt einen bzw. zwei Schirme, damit T die Übung mitmacht und spiegelt)*
→ Prinzip: Interesse wecken. Überraschungsmoment: Klientin ist überrascht und neugierig, was nun passiert
Es ist so, dass Sie einen Schirm haben, und den halten Sie nicht nur über Ihre zwei jüngeren Schwestern, sondern über alle Menschen, die Ihnen wichtig sind. *(bittet Klientin, den Schirm aufzuspannen und neben sich zu halten; macht das Gleiche)*
→ Prinzip: multisensorische Aktivierung inkl. Nozizeption

T: Wie fühlt sich das an?

K: Noch geht's, aber ich merke es in der Schulter ein wenig.

T: Ihre Schwestern und alle anderen stehen geschützt unter dem Schirm … und nun stellen Sie sich vor, es regnet und Sie werden nass … der Wind bläst … es ist kalt … Sie frieren … der Arm wird immer schwerer … Wie fühlt sich das an?« *(Manche Klienten schaudern körperlich sogar ein bisschen.)*

K: Unangenehm … der Arm wird immer schwerer …

T: Wie noch?

K: Die Schulter schmerzt.

T: Was spüren Sie noch?

K: Der Nacken verspannt sich …

T: Was noch? Was fühlen Sie gerade?

K: Es ist anstrengend … es fängt an zu nerven?
→ Prinzip: multisensorische Aktivierung inkl. Nozizeption
→ Prinzip: Kraft der Einfachheit und Abstraktes konkret körperlich und emotional spürbar machen
(Bis zu dieser Stelle reagieren Klienten meist ähnlich. Bei der nächsten Frage kommt es erfahrungsgemäß zu unterschiedlichen Reaktionen.)

T: Was wollen Sie jetzt gerne tun?
→ Prinzip: multisensorische Aktivierung, hier somatosensorische Wahrnehmung. Dadurch Einbeziehen unbewusster Anteile = unwillkürliche Denkprozesse und Körperreaktionen
(Manche Klienten halten den Schirm geöffnet, winkeln aber den Arm an → durch das Anwinkeln wird die Schulter entlastet und der Klient ist zum Teil auch unter dem Schirm. Einige Klienten machen den Schirm zu [»Ich will mich nicht immer um andere kümmern«], andere Klienten lehnen den Schirm an die Schulter, sodass nur sie selbst unter den Schirm passen [»Ich sorge jetzt mal für mich«]. Wiederum andere Klienten verharren in der Position: »Das wird ja von mir erwartet, das ist meine Aufgabe.«)

T: Was wünschen Sie sich? Was würde Ihnen guttun?

K: Vielleicht, wenn jemand mal den Schirm über mich hält?

T: Darf ich mich mal zu Ihnen setzen und den Schirm über Sie halten? *(K stimmt zögerlich zu, T setzt sich neben K und hält den Schirm über K.)* Wie fühlt sich das an?
→ Prinzip: Emotion auslösen

K: Ungewohnt … aber auch gut.

T: Gut, was spüren Sie noch?

K: Es kümmert sich jemand um mich.

T: Ja, das tut gut … was fühlen Sie noch?

K: Ich fühle mich beschützt *(wird traurig und weint)*.

T: Ja, Fürsorge und Schutz haben Sie zu wenig in Ihrer Kindheit (von Ihren Eltern) erfahren. Sie haben sich eher um die Familie gekümmert.

K: Ja, genau, die sind so bedürftig.

T: Ja. Glauben Sie, dass Ihr Partner genauso bedürftig ist wie Ihre Eltern oder Geschwister?

K: *(schaut verblüfft)* Da habe ich noch nicht so drüber nachgedacht ... vielleicht ja nicht.

T: Ja, vielleicht. Und vielleicht möchte Ihr Mann auch mal den Schirm halten, aber Sie laufen ja den ganzen Tag mit offenem Schirm herum und vielleicht lassen Sie ihn gar nicht?

Im weiteren Verlauf wurden Situationen und Strategien erarbeitet, wie es der Klientin gelingen kann, Fürsorge anzunehmen und den »Schirm nicht kontinuierlich über andere zu halten« (Reaktionsverhinderung).

→ Prinzip: Wiederholung. Die Nutzung eines bekannten Alltagsgegenstands, der als Anker dient, ermöglicht eine konstante Wiederholung, weil uns Schirme im Alltag oft begegnen.

1.3 Neuropsychologische Grundlagen und Überlegungen

In Bezug auf die Wirkungsweise von Impact-Techniken werden wir in diesem Abschnitt einige Aspekte hervorheben, die den Nutzen der Arbeit mit diesen Techniken unterstreichen und zeigen, wie viele Teile des Gehirns aktiviert werden können, wenn wir nicht nur Sprache (Neokortex) verwenden.

Körper und Psyche bilden eine untrennbare Einheit – es gibt nicht, wie früher vor allem philosophisch angenommen, eine Trennung von Seele (Psyche) und Körper. Durch bildgebende Verfahren wissen wir heute, dass in unserem Körper neuronale Korrelate für psychische Prozesse existieren. Wir wissen auch, dass Schäden in Teilen unseres Gehirns dazu führen, dass psychische Prozesse beeinträchtigt werden. Mit Impact-Techniken sprechen wir die Psyche und den Körper als Ganzes an und steigern so den »Eindruck« auf das Gehirn.

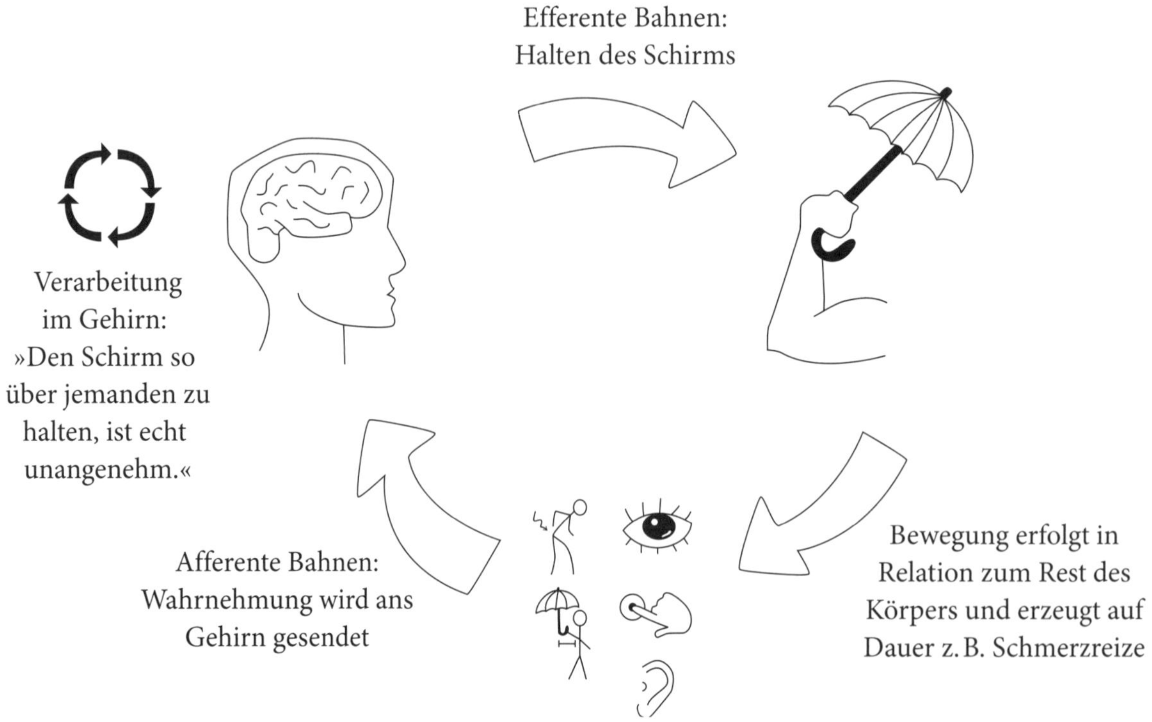

Abbildung 1.3 Vereinfachte Darstellung der Verarbeitung von Bewegungen, sensorischem Input und Integration im Gehirn

Greifen wir auch hier auf das Bild des Schirms zurück. Neurobiologisch wird das Greifen des Schirms efferent vom Gehirn aus gesteuert. Diese Signale werden über das Rückenmark geleitet, wodurch die entsprechenden Muskeln aktiviert werden und die Klientin den Schirm greifen lassen. Dadurch entsteht ein Gefühl an der Hand, ein sensorischer Input, der über afferente Nervenbahnen ein Signal an das Gehirn sendet. Die eintreffenden Reize durchlaufen zunächst das Rückenmark und werden dann über verschiedene Verschaltungskerne an »primitivere« Gehirnstrukturen weitergeleitet, bevor sie die primären sensorischen Kortizes erreichen. Dort erfolgt die erste Weiterverarbeitung dieser Informationen. Ein Teil dieser Informationen wird an motorische Areale weitergegeben, um Verhalten und Handlungen zu steuern. Andere Informationen werden an verschiedene Bereiche des Gehirns weitergeleitet, die für Gedächtnis, Emotionen, Impulskontrolle, Entscheidungsprozesse und andere psychische Funktionen zuständig sind (Birbaumer & Schmidt, 2010). Vereinfacht gesagt werden Innen- und Außenwelt über afferente und efferente Nervenbahnen verbunden.

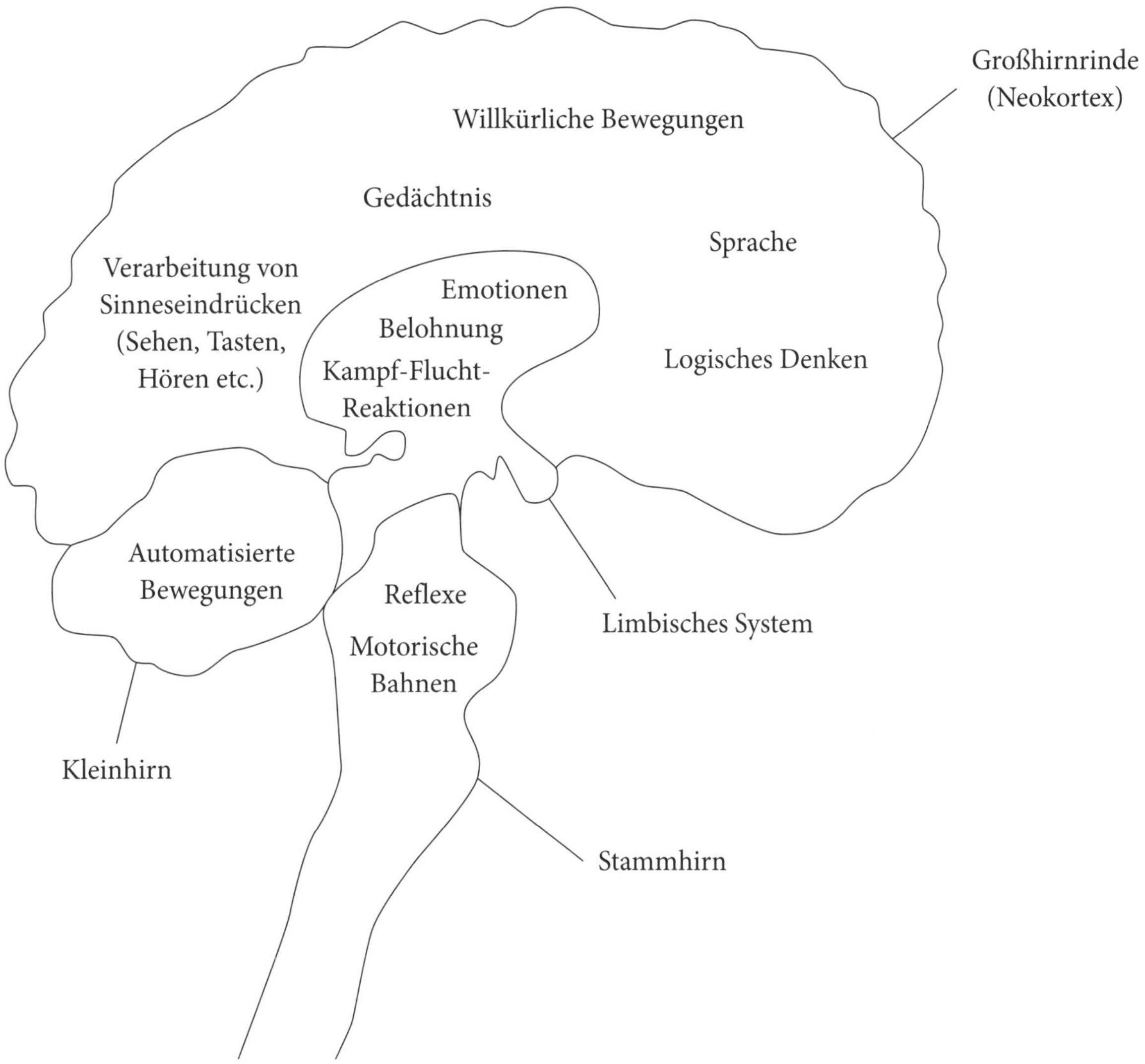

Abbildung 1.4 Aufbau des Gehirns mit Aufteilung gemäß der funktionalen Anatomie

Die einzelnen Gebiete des Gehirns stehen in Wechselwirkung, um das Erleben und Verhalten zu koordinieren. Indem wir Impact-Techniken einsetzen, aktivieren wir potenziell mehrere dieser miteinander verknüpften Bereiche. Das lässt sich einerseits auf den multisensorischen Input zurückführen, der mehrere Kortizes anspricht, und andererseits auf den Einbezug von Bewegung und vertrauten Elementen aus dem Alltag. Bekannte Gegenstände sind bereits im Gedächtnis verankert (Großhirnrinde, Neokortex), wir reagieren ggf. emotional darauf (limbisches System), wir »wissen« automatisch damit umzugehen (Kleinhirn) und können passende Bewegungen dazu ausführen (Stammhirn). Somit wird das Gehirn im Ganzen durch Impact-Techniken angesprochen, die älteren emotionalen (limbisches System), die neueren logischen und die bewegungssteuernden Teile (Neokortex).

Denken Sie nun mal an einen Moment an Weihnachten. Welche Gefühle kommen bei Ihnen auf (limbisches System)? Welche Bilder kommen in Ihnen auf (Hippocampus, temporale Areale im Neokortex)? Gibt es ein Lied, das Sie förmlich hören können (auditorische Kortizes), welches Gefühl geht damit einher (limbisches System)? Emotionen haben ebenfalls neuronale Korrelate im Gehirn und sind mit Gedächtnisstrukturen sowie Sinneseindrücken verbunden (Birbaumer & Schmidt, 2010; Tyng et al., 2017). Emotionen gehen zudem mit physiologischen Veränderungen im Körper einher (Levenson, 2003; Ekman et al., 1983) und sind eng mit Körperreaktionen verbunden, bspw. Organtätigkeiten, die uns eine Hilfestellung in der Wahrnehmung unserer Emotionen geben (Kreibig, 2010). Die Wahrnehmung unserer Organtätigkeiten, unseres physiologischen Zustandes und damit auch die Wahrnehmung unserer Emotionen ist individuell abhängig von der jeweiligen Introspektionsfähigkeit (Smith et al., 2019; Nummenmaa et al., 2014). Emotionen sind demnach nicht nur im Gehirn verankert, sondern wirken umfassend auf unseren gesamten Körper ein. Impact-Techniken wirken emotional aktivierend und somit ebenfalls im gesamten Körper. Auf Basis einer emotionalen Aktivierung werden im Gehirn und auch in den Muskeln Reaktionsbereitschaften für verschiedene Verhaltensweisen vorbereitet. Die konkrete Steuerung des Verhaltens wird über den Frontallappen gesteuert, der für die exekutiven Funktionen zuständig ist.

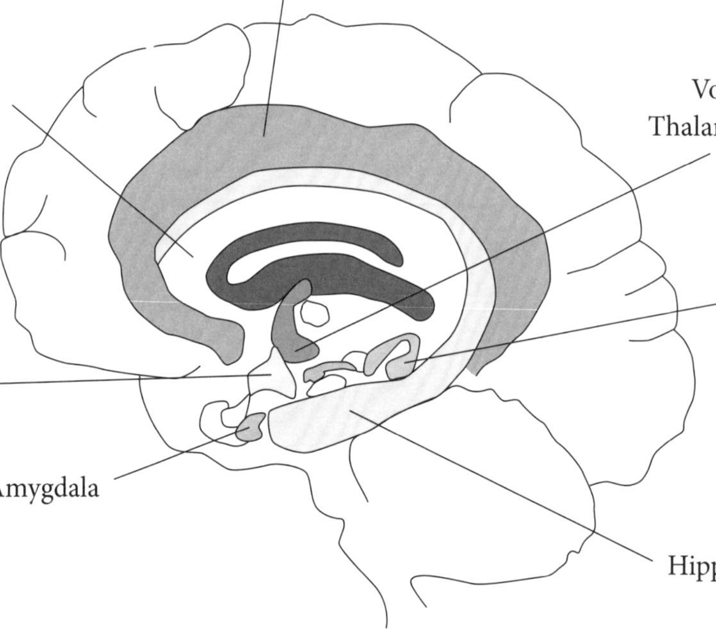

Abbildung 1.5 Vereinfachte Darstellung des limbischen Systems

Exekutive Funktionen, die wir ebenfalls in der Psychotherapie verändern wollen, wie Impulskontrolle, Handlungsplanung und logisches Denken, sind wesentliche Fertigkeiten, die wir in der Psychotherapie adressieren möchten. Das Gehirn muss durch unsere Maßnahmen als Einheit angesprochen werden, sowohl die evolutionär älteren, die neueren Strukturen und die Bewegungsplanung und Sensorik. Das Gehirn verfügt über Feedbackschleifen (Shams & Seitz, 2008). Reize von den Sinnen, der Körperoberfläche, dem Körperinneren und den Muskeln werden integriert und an das Gehirn weitergeleitet. Dort werden sie verarbeitet und es wird einerseits das Erleben auf die einkommenden Reize hin ausgerichtet bzw. von diesen abgewandt oder Verhalten wird geplant, initiiert und durchgeführt.

Die Psyche und der Körper bilden also eine untrennbare Einheit mit unmittelbaren Wechselwirkungen. Für die psychotherapeutische Arbeit bedeutet das, dass möglichst viele Modalitäten der Wahrnehmung und Motorik einbezogen werden sollten, wenn wir Veränderungen stabil verankern wollen, also das »ganze Gehirn« ansprechen möchten. Dabei geht es nicht nur darum, so viele Gehirnareale wie möglich per se anzusprechen, sondern auch das Potenzial zu nutzen, dass über den vielfältigen Input weitere Areale angesprochen und aktiviert werden können.

1.4 Wirkfaktoren der Psychotherapie und Impact-Techniken

Die Übungen dieses Therapie-Tools-Bandes eignen sich zur Integration in alle therapeutischen Verfahren. Als gemeinsamer Bezugsrahmen werden die Wirkfaktoren der Psychotherapie nach Grawe (2000) herangezogen, die verfahrensübergreifend sind und darüber hinaus auch im Coaching angewendet werden können. Die fünf Faktoren, die für den Erfolg einer Psychotherapie von entscheidender Bedeutung sind, können durch den Einsatz geeigneter Impact-Techniken gezielt angesprochen werden.

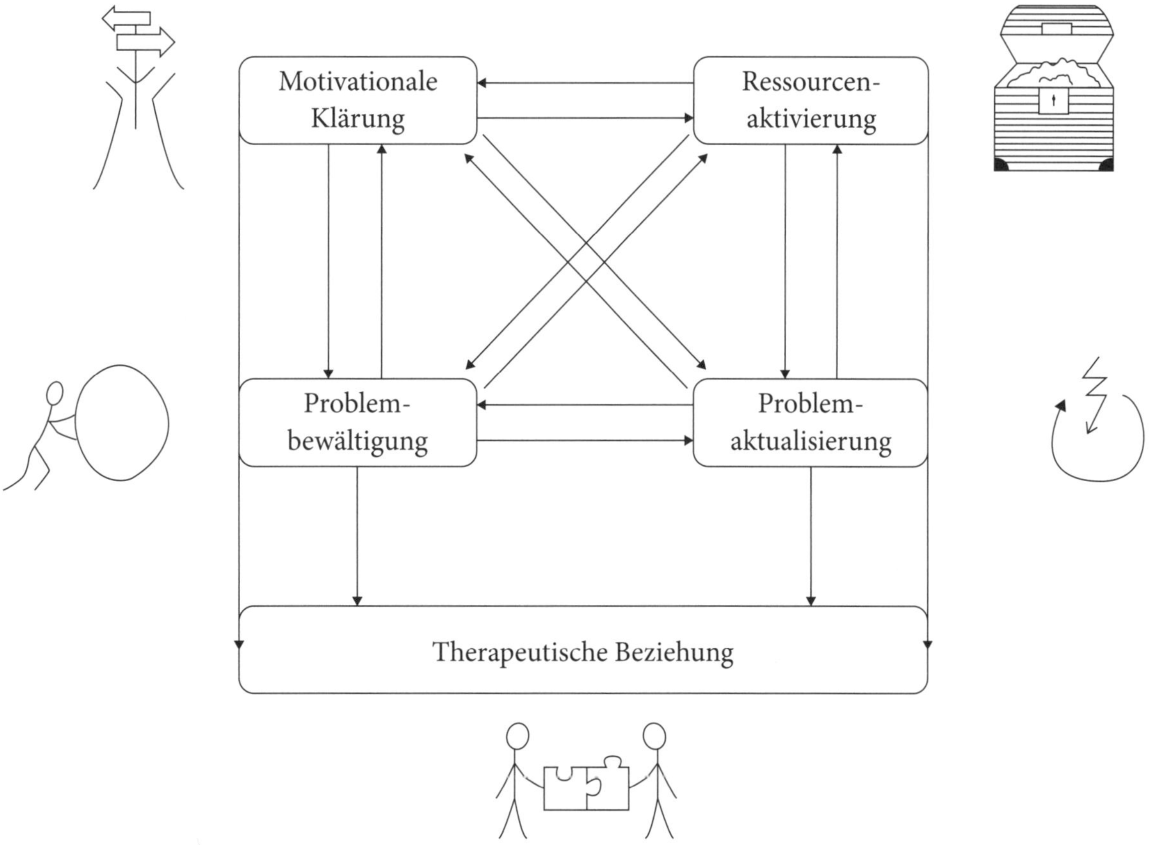

Abbildung 1.6 Vereinfachte Darstellung der Wirkfaktoren nach Grawe (2000), adaptiert nach Hautzinger & Eckert (2007)

Geht es darum, das zugrunde liegende Problem zu aktivieren, damit daran gearbeitet werden kann? Soll Einsicht in die Motive hinter dem Erleben und Verhalten erzielt werden? Soll eine Veränderung initiiert werden? Sind Ressourcen zu aktivieren? Im Folgenden werden die Wirkfaktoren und ihre Wechselwirkungen kurz skizziert.

Impact-Techniken haben den Vorteil, dass sie Einfluss über alle Wirkfaktoren nehmen. Je nach intendiertem Impact unterscheiden sie sich meist darin, in welchem Ausmaß die Wirkfaktoren angesprochen werden. So wirken einige Techniken mehr motivational klärend, andere eher problemlösend. Impact-Techniken sind aufgrund ihres breiten Wirkungsspektrums an jeder Stelle im Therapieverlauf einsetzbar. Nachfolgend werden alle fünf Wirkfaktoren kurz erläutert.

Therapeutische Beziehung

Studien zeigen, dass die therapeutische Beziehung der wichtigste Wirkfaktor einer Psychotherapie ist (Grawe, 2000). Deshalb ist es wichtig, dass Klienten sich von ihren Therapeuten einfühlsam verstanden, akzeptiert und wertgeschätzt fühlen. Darüber hinaus formulieren die Klärungsorientierte Psychotherapie und die Schematherapie weitere Annahmen darüber, wie die therapeutische Beziehung genutzt werden kann, um therapeutische Veränderungen herbeizuführen:

- In der **Klärungsorientierten Psychotherapie** wird der Begriff des *Beziehungskredits* genutzt, um zu beschreiben, dass auf Basis des entwickelten Vertrauens in der Therapie auch »konfrontative« Strategien möglich sind, die den Beziehungskredit in Anspruch nehmen (Sachse, 2018; Sachse et al., 2011). Die gemeinsame Problembewältigung hingegen kann dabei helfen, den Beziehungskredit (wieder) aufzubauen.
- In der **Schematherapie** wird die therapeutische Beziehung bisweilen ähnlich zu der Eltern-Kind-Beziehung konzeptualisiert. Das Vorgehen wird als »begrenzte Nachbeelterung« (Limited Reparenting) bezeichnet (Roediger, 2016). Die therapeutische Beziehung wird als Modell einer Beziehung gestaltet, in der alle emotionalen Grundbedürfnisse angemessen versorgt sind. Unter der Perspektive der Bindungsforschung können so neue und funktionale internale Arbeitsmodelle bzw. Schemata aufgebaut werden (Roediger, 2016). Diese können wiederum helfen, andere Beziehungen funktionaler und gesünder zu gestalten.

Nahezu alle der hier vorgestellten Impact-Techniken haben einen positiven Einfluss auf den Wirkfaktor »Therapeutische Beziehung«. Durch Impact-Techniken werden Gegenstände oder Bewegungen, die mit bestimmten Gefühlen und Situationen verbunden sind, zu Codes. Wann immer sie in einer Sitzung ins Spiel kommen, haben sie eine bestimmte, wichtige Bedeutung. Und da nur der Klient und der Therapeut sie kennen, werden sie zu »Komplizen«, was die therapeutische Beziehung stärkt. Denken Sie an die Übung mit dem Regenschirm: Wenn der Klient Ihnen gegenübersitzt und von einer Situation erzählt und dabei den Arm hebt, wissen Sie beide, welcher Modus handlungsbestimmend war, ohne dass Sie es explizit erwähnen müssen.

Problemaktualisierung

Das Erleben der Belastungen und der Problematiken im Hier und Jetzt ist ein weiterer Wirkfaktor (Grawe, 2000). Damit eine Veränderung möglich ist, ist die Aktivierung der zugrunde liegenden psychischen Prozesse notwendig. Entsprechende neuronale Muster müssen aktiv sein. Die therapeutisch intendierten Veränderungen setzen optimalerweise an (alten) dysfunktionalen Mustern an und sind nicht separat einzuüben (Grawe, 2000).

Das Sprechen über das Muster allein bedingt in der Regel kaum Veränderung. Die Veränderung muss spürbar sein.

> **Beispiel**
>
> Mit einer Klientin wird geübt, sich angemessen gegenüber ihren Kolleginnen durchzusetzen. Sie kann das im Kontext der Therapie Geübte anwenden. Sie geht am nächsten Tag zur Arbeit, spürt ein vertrautes Grummeln im Magen, wird nervös und fällt in das alte Muster zurück. Wird hingegen in der Therapie das Erleben von Nervosität und dem Grummeln im Magen aktualisiert und z. B. in einem konfrontierenden Rollenspiel geübt, sich auch durchzusetzen, wenn das Grummeln da ist, wird das Erleben (Nervosität und Grummeln) mit dem neuen Verhalten (sich durchsetzen) neuronal verknüpft.

Impact-Techniken machen die psychischen Prozesse des Problemverhaltens unmittelbar erfahrbar. Sie unterstützen die Problemaktualisierung, indem sie möglichst viele Sinne einbeziehen und neuronale Aktivierungen auslösen. Diese sind mit dem dysfunktionalen Muster verbunden und werden mit dem veränderten Erleben und Verhalten verknüpft.

Motivationale Klärung

Warum fühlt und verhält sich ein Klient so und nicht anders? Ziel der motivationalen Klärung ist es, die bewussten und unbewussten Motive für das Erleben und Verhalten des Klienten zu identifizieren und für die therapeutische Arbeit zugänglich zu machen (Grawe, 2000). Diese motivationale Klärung kann helfen, Ziele und Werte bewusster zu verfolgen, aber auch, bisherige Reaktionsmuster zu unterbrechen und zu modifizieren. Motivationale Klärung im Kontext psychodynamischer Ansätze wäre beispielsweise die Bewusstmachung von handlungsleitenden Konflikten, die sich im Hier und Jetzt in der Übertragung artikulieren (Gumz & Storck, 2018). Aus der entsprechenden Deutung von Übertragung und Gegenübertragung lässt sich ableiten, warum beispielsweise Kolleginnen abgelehnt werden, wenn sie sich ähnlich verhalten wie die Schwester, die von den Eltern immer bevorzugt wurde. Verhaltenstherapeutisch kann dies bedeuten, sich mit Ist-Soll-Diskrepanzen und idealen Wünschen im Sinne des Selbstbilds zu beschäftigen (z. B. Kanfer et al., 2012). Mit Blick auf die dritte Welle der Verhaltenstherapie ist die Orientierung an Werten (ACT; Luoma et al., 2012) und emotionalen Grundbedürfnissen (Schematherapie; Roediger, 2016) von Interesse. Letztere weist als integrativer Ansatz deutliche Bezüge zum Bedürfnisansatz von Grawe (2004) auf.

Vor diesem Hintergrund erscheint es sinnvoll, zwischen einer expliziten motivationalen Klärung (direktes Sprechen über Ziele, Werte, Bedürfnisse) und einer impliziten motivationalen Klärung (unbewusste Entscheidungen aufgrund automatischer kognitiver oder emotionaler Reaktionen) zu unterscheiden.

Problembewältigung

Beim Wirkfaktor Problembewältigung geht es um die Lösung und Veränderung von Problemen (Grawe, 2000). Es geht darum, Kompetenzen zu erwerben und anzuwenden, funktionale Kognitionen oder Verhaltensweisen zu verstärken oder dysfunktionales Erleben und Verhalten zu verlernen. Der Fokus liegt auf der Veränderung von Erlebens- und Verhaltensmustern oder Systemen. Dies ist wahrscheinlich der Wirkfaktor, den die meisten Klienten mit einer Psychotherapie verbinden. Es geht darum, dass »Dinge« anders werden als sie sind. Ziel ist, eine positive Bewältigungserfahrung im Umgang mit Problemen zu machen. Vermittelt werden einerseits störungsspezifische Kompetenzen (z. B. Reizkonfrontation bei Agoraphobie) und andererseits störungsübergreifende Kompetenzen, die bei verschiedenen Störungen eine Rolle spielen können (z. B. soziale Kompetenz, Kommunikation, Emotionsregulation; Linden et al., 2007).

Ein weiterer Vorteil von Impact-Techniken in Bezug auf den Wirkfaktor der Problembewältigung besteht darin, dass der Zielzustand bereits erlebt werden kann. Anders als bei vielen anderen Techniken werden die Emotionen, Bewegungen und Aktivierungen im Gehirn bereits während der Übung erlebt und machen den Zielzustand spürbar. Die Motivation, sich erneut so zu verhalten oder das Erleben danach auszurichten, wird attraktiver.

Ressourcenaktivierung

Bei der Aktivierung von Ressourcen werden Potenziale, Möglichkeiten und Fertigkeiten des Klienten gezielt in den Fokus gerückt, aktiviert und genutzt, um Veränderungen und Ziele zu erreichen (Grawe, 2000). Die Klienten können im Therapieprozess Fähigkeiten positiv erleben, die Selbstwirksamkeit und das Selbstwerterleben werden gestärkt. Bei der Aktivierung von Ressourcen ist u. a. an die systemische Haltung zu denken, dass Veränderungen aus den Systemen selbst heraus entstehen und nicht von außen herbeigeführt werden (von Schlippe & Schweitzer, 2013). Es geht nicht nur um eine Orientierung an Stärken im weitesten Sinne, sondern auch an bereits erreichten Erfolgen und die damit verstärkende Funktion. Hier können für den Klienten spezifische Fähigkeiten und Erfahrungen genutzt werden und sie können sich im Therapieprozess selbstwirksam erleben.

Wichtig

In unserer Arbeit legen wir Wert darauf, möglichst ressourcenorientiert zu handeln und positive Begriffe zu verwenden. Die im Alltag übliche Einteilung von Charaktereigenschaften, Persönlichkeitsmerkmalen oder Verhaltensmustern in »Stärken« und »Schwächen« halten wir grundsätzlich für wenig hilfreich. Viele Verhaltensweisen oder Eigenschaften waren in ihrem ursprünglichen Kontext biografisch funktional, auch wenn sie heute nicht mehr nützlich sind oder sogar schädlich wirken können, weil die Entstehungsbedingungen und die aktuellen Lebensumstände differieren. Es scheint daher sinnvoll, Eigenschaften und Verhaltensweisen in ihrem jeweiligen Kontext zu betrachten: Sie können in einer Situation nützlich sein, in einer anderen weniger. Zum Beispiel wird Ungeduld oft als Schwäche angesehen. Wenn ich einem achtjährigen Kind das Rechnen beibringe, ist diese Eigenschaft in diesem Kontext wenig hilfreich. Wenn ich in einer Teamsitzung sitze, in der jedes Argument von allen wiederholt wird und keine Entscheidung getroffen wird, kann der Ausdruck von Ungeduld dazu führen, dass der Handlungsbedarf wieder in den Fokus des Teams rückt.

Ein gesunder Selbstwert bedeutet, sich der eigenen Kompetenzen bewusst zu sein, sich konstruktiv selbstkritisch zu hinterfragen, eigene Muster und Verhaltensweisen zu reflektieren und gegebenenfalls anzupassen. Dies ist ein zentraler Bestandteil der Psychotherapie. Dysfunktionale Verhaltensweisen – also Verhaltensweisen, die in den gegenwärtigen Kontexten nicht mehr zum gewünschten Ergebnis führen – können wir dem Vergangenheits-Ich zuschreiben, das damals scheinbar keine andere Handlungsmöglichkeit hatte. Eine möglichst wertfreie Beschreibung dieser Verhaltensweisen kann das Selbstwertgefühl stärken und den negativen Folgen ständiger Selbstabwertung entgegenwirken.

Die gerade genannten Wirkfaktoren der Psychotherapie werden nachfolgend anhand der Intervention »Der Schirmhalter« sichtbar gemacht.

Beispiel • Der Schirmhalter

Intendierter Impact: Grundannahmen / Modi / innere Anteile personalisieren und durch Alltagsgegenstände spürbar werden lassen → z. B. schuldinduzierende Grundannahmen= emotional fordernder Modus

Hintergrund: Der Klientin ist bewusst, dass oftmals ein emotional fordernder Modus (»sich um andere kümmern müssen«) handlungsbestimmend ist. Ihre Überzeugungen sind z. B.: »Ich bin dafür verantwortlich, dass es anderen gut geht«, »Nur wenn ich für andere da bin, bin ich wertvoll«. Der Klientin sind Dysfunktionalität und »Kosten« kognitiv bewusst. Dennoch ordnet sie sich diesen Botschaften weiterhin unter, vernachlässigt Selbstfürsorge, weil sie »das schlechte Gewissen sonst nicht loslässt«, und gerät immer wieder in Erschöpfungszustände.

T: Darf ich mal veranschaulichen, was in diesem Modus passiert?

K: *(willigt ein, guckt fragend)*

T: *(holt einen bzw. zwei Schirme, damit T die Übung mitmacht und spiegelt)* Es ist so, dass Sie einen Schirm haben, und den halten Sie nicht nur über Ihre zwei jüngeren Schwestern, sondern über alle Menschen, die Ihnen wichtig sind. *(bittet Klientin, den Schirm aufzuspannen und neben sich zu halten; macht das Gleiche)*
→ Wirkfaktor: Therapeutische Beziehung

T: Wie fühlt sich das an?

K: Noch geht's, aber ich merke es in der Schulter ein wenig.

T: Ihre Schwestern und alle anderen stehen geschützt unter dem Schirm … und nun stellen Sie sich vor, es regnet und Sie werden nass … der Wind bläst … es ist kalt … Sie frieren … der Arm wird immer schwerer … Wie fühlt sich das an?« *(Manche Klienten schaudern körperlich sogar ein bisschen.)*

K: Unangenehm … der Arm wird immer schwerer …

T: Wie noch?

K: Die Schulter schmerzt.

T: Was spüren Sie noch?

K: Der Nacken verspannt sich …

T: Was noch? Was fühlen Sie gerade?

K: Es ist anstrengend … es fängt an zu nerven?

→ Wirkfaktor: Problemaktualisierung

(Bis zu dieser Stelle reagieren Klienten meist ähnlich. Bei der nächsten Frage kommt es erfahrungsgemäß zu unterschiedlichen Reaktionen.)

T: Was wollen Sie jetzt gerne tun?

(Manche Klienten halten den Schirm geöffnet, winkeln aber den Arm an → durch das Anwinkeln wird die Schulter entlastet und der Klient ist zum Teil auch unter dem Schirm. Einige Klienten machen den Schirm zu [»Ich will mich nicht immer um andere kümmern«], andere Klienten lehnen den Schirm an die Schulter, so dass nur sie selbst unter den Schirm passen [»Ich sorge jetzt mal für mich«]. Wiederum andere Klienten verharren in der Position: »Das wird ja von mir erwartet, das ist meine Aufgabe.«)

→ Wirkfaktoren: Ressourcenaktivierung, Problembewältigung

T: Was wünschen Sie sich? Was würde Ihnen guttun?

K: Vielleicht, wenn jemand mal den Schirm über mich hält?

T: Darf ich mich mal zu Ihnen setzen und den Schirm über Sie halten? *(K stimmt zögerlich zu, T setzt sich neben K und hält den Schirm über K.)* Wie fühlt sich das an?

→ Wirkfaktoren: Motivationale Klärung, Therapeutische Beziehung

K: Ungewohnt … aber auch gut.

T: Gut, was spüren Sie noch?

K: Es kümmert sich jemand um mich.

T: Ja, das tut gut … was fühlen Sie noch?

K: Ich fühle mich beschützt *(wird traurig und weint).*

T: Ja, Fürsorge und Schutz haben Sie zu wenig in Ihrer Kindheit (von Ihren Eltern) erfahren. Sie haben sich eher um die Familie gekümmert.

K: Ja, genau, die sind so bedürftig.

T: Ja. Glauben Sie, dass Ihr Partner genauso bedürftig ist wie Ihre Eltern oder Geschwister?

K: *(schaut verblüfft)* Da habe ich noch nicht so drüber nachgedacht … vielleicht ja nicht.

T: Ja, vielleicht. Und vielleicht möchte Ihr Mann auch mal den Schirm halten, aber Sie laufen ja den ganzen Tag mit offenem Schirm herum und vielleicht lassen Sie ihn gar nicht?

→ Wirkfaktor: Problembewältigung

Im weiteren Verlauf wurden Situationen und Strategien erarbeitet, wie es der Klientin gelingen kann, Fürsorge anzunehmen und den »Schirm nicht kontinuierlich über andere zu halten« (Reaktionsverhinderung).

Die Wirkfaktoren nach Grawe wurden für dieses Buch bewusst gewählt, um einen möglichst integrativen Ansatz der Psychotherapie zu repräsentieren. Da fast alle hier vorgestellten Übungen alle Wirkfaktoren ansprechen, haben wir auch aus Gründen der Übersichtlichkeit auf eine zusätzliche Auflistung der einzelnen Wirkfaktoren auf den Arbeitsblättern verzichtet. Im Hinblick auf Klienten mit Sinnesbeeinträchtigungen haben wir in den Arbeitsblättern der Auflistung der angesprochenen Sinne den Vorrang gegeben. Die Impact-Techniken sind schulenübergreifend anwendbar und fokussieren auf spezifische psychische Prozesse, Dynamiken und theoretische Hintergründe mit dem Ziel, diese erlebbar und nicht nur intellektuell verstehbar zu machen.

1.5 Zum Umgang mit den Materialien

Die Materialien stehen in der Reihenfolge, die den Phasen einer (Verhaltens-)Therapie entspricht: Vom *Therapiebeginn* mit Beziehungsgestaltung, Zielentwicklung und Psychoedukation über den *Therapieprozess* – die »Kernphase« der therapeutischen Arbeit – bis hin zum *Therapieende* mit Rückfallprophylaxe und Evaluation. Jede Impact-Technik haben wir an der Stelle eingeordnet, an der wir sie als besonders wirkungsvoll erleben oder wo uns ihre Anwendung am inhaltlich sinnvollsten erscheint. Dies bedeutet jedoch nicht, dass die Techniken ausschließlich an dieser Stelle angewandt werden können. Viele Übungen sind so konzipiert, dass sie situativ an unterschiedliche Themen angepasst und eingesetzt werden können und durch den spontanen Einsatz in ihrer Wirkung verstärkt werden.

Einige Techniken dienen der Therapieevaluation und der Markierung von Fortschritten. Es bietet sich an, diese Techniken zu verschiedenen Therapiezeitpunkten und auch wiederholt während des Therapieprozesses einzusetzen, um Veränderungen zu erfassen. Unsere Einordnung soll bei allen Übungen daher eher als mögliche Option verstanden werden, die Raum für individuelle Anpassung lässt.

Zur allgemeinen Anwendung von Impact-Techniken

Impact-Techniken sind zielführend und wirksam, wenn sie in geeigneter Weise zum geeigneten Zeitpunkt eingesetzt werden. Sie sollten als Intervention wohldosiert angewandt werden: spontan, geplant oder sogar kombiniert. Dabei sollte jeder Impact-Technik einige Zeit zum Nachwirken gegeben werden, der Klient also nicht mit Impact-Techniken »überschüttet« werden.

Besonders hervorzuheben ist, dass Impact-Techniken oft stark emotional aktivierend wirken, was einen großen Teil ihrer Effektivität ausmacht. Es ist daher essenziell, für einige Techniken ausreichend Zeit einzuplanen, um beispielsweise Modusaktivierungen angemessen aufgreifen zu können. Dies ist insbesondere in der Arbeit mit traumatisierten Klienten von großer Bedeutung.

Wichtig

Was bei einem Klienten wirkt, wirkt nicht zwangsläufig bei einem anderen, und umgekehrt. Genauso sind die Wahl und die Wirkweise der Impact-Technik abhängig von den jeweiligen Präferenzen und der therapeutischen Persönlichkeit des Behandelnden. Wählen Sie daher diejenigen Techniken, die sowohl zu Ihnen als auch zu Ihrem Klienten passen, und haben Sie den Mut, diese weiterzuentwickeln und neue Ansätze auszuprobieren.

Symbole in der Therapie

Die Einübung neuer Verhaltensweisen zwischen den Sitzungen ist entscheidend für den nachhaltigen Erfolg einer Therapie. Trotz einer hohen Therapie- und Veränderungsmotivation setzen Klienten dies jedoch häufig nur eingeschränkt um, da ein ständiger »Reminder« an die Therapie fehlt und das Gelernte im Alltag oft in den Hintergrund gerät. Unabhängig vom Störungsbild und der spezifischen Symptomatik empfiehlt es sich daher, symbolhafte Gegenstände in den therapeutischen Prozess einzubeziehen und mitzugeben und gemeinsam »Codewörter« zu entwickeln, also eine gemeinsame Sprache zwischen Therapeut und Klient zu schaffen. Diese Symbole dienen im Alltag als Erinnerungshilfen an besprochene Themen, erreichte Fortschritte, gewünschte Verhaltensänderungen oder neu erspürte Gefühle – z. B. den Stolz, den der Klient in der Sitzung durch ein neu eingeübtes Verhalten in einem Rollenspiel erlebt hat. Besonders hilfreich sind Symbole auch für Klienten mit einer schwachen Objektpermanenz, da sie als sogenannte »Übergangsobjekte« fungieren können. Dank der positiven Assoziationen, die während der Sitzungen aufgebaut werden, wirken die Symbole wie ein »liebevoller Begleiter« und dienen als Ressource, um auch herausfordernde Alltagssituationen zu bewältigen. Sie erinnern daran, dass die jeweilige Situation in der Sitzung bereits erfolgreich durchgespielt und gemeistert wurde – die notwendigen Kompetenzen sind also vorhanden. Dadurch stärken die Symbole die Selbstwirksamkeit. Ein weiterer Vorteil besteht darin, dass die Symbole ihre unterstützende Funktion auch über die Therapie hinaus beibehalten und somit das positive Nachwirken der Therapie fördern und aufrechterhalten. Sie rufen bestimmte Therapiesituationen, Fortschritte, Übungen und Ziele ins Gedächtnis und steigern somit die Therapie- und Veränderungsmotivation. Daher sollte, wenn möglich, den Klienten der verwendete Impact-Gegenstand mit nach Hause gegeben werden. Ein Beispiel für dieses Vorgehen ist die Übung »Das Dreieck«: Die Klientin trägt den Gegenstand im Alltag bei sich, zum Beispiel in der Hosentasche, spürt ihn und wird so an die in der Sitzung erlebte Bewältigungserfahrung erinnert. Die gewünschte und bereits eingeübte Verhaltensänderung lässt sich so leichter abrufen und umsetzen.

Info • Icons in diesen Therapie-Tools-Band

T = Arbeitsmaterial für Therapeuten

K = Arbeitsmaterial für Klienten

= Videogeeignete Impact-Techniken
Bei einigen Übungen kann es für die Anwendung im Online-Setting notwendig sein, den Klienten die Materialien vorab mitzugeben oder sie vor der Sitzung zu informieren, bestimmte Materialien greifbar zu haben. Videogeeignete Impact-Techniken sind in der Übersicht zu Beginn eines jeden Kapitels gekennzeichnet.

= Übungen zur Therapieevaluation
Impact-Techniken, die der Therapieevaluation dienen und zu verschiedenen Zeitpunkten des therapeutischen Prozesses eingesetzt werden können, sind in der Übersicht zu Beginn eines jeden Kapitels gekennzeichnet.

2 Therapiebeginn

Dieses Kapitel widmet sich dem ersten und einem sehr entscheidenden Abschnitt einer Psychotherapie: dem Therapiebeginn. Der Einstieg in den therapeutischen Prozess legt den Grundstein für den weiteren Verlauf der Behandlung und beeinflusst so maßgeblich den Erfolg der Therapie mit. Eine sorgfältige Gestaltung dieses Einstiegs ist daher zentral.

Die im Kapitel enthaltenen Arbeitsblätter fokussieren sich auf wesentliche Elemente des Therapiebeginns:

- Beziehungsaufbau
- Erarbeitung von Therapiezielen
- Psychoedukative Elemente
- Aktivitätenaufbau
- Förderung von Veränderungsmotivation

Die Übungen helfen dabei, den Therapiebeginn erfolgreich zu gestalten und eine solide Basis für den weiteren therapeutischen Verlauf zu schaffen, indem erste Veränderungen im Denken und Handeln angestoßen werden. Einige Übungen eignen sich zudem zum wiederholten Einsatz sowie zur laufenden Therapieevaluation.

Arbeits- und Informationsmaterial

AB 1 Ein Band, das verbindet

Diese Übung unterstützt Klientinnen, die Schwierigkeiten haben, stabile (therapeutische) Beziehungen zu erleben. Durch das Halten eines Bandes wird die therapeutische Beziehung symbolisch greifbar gemacht. Es wird erlebbar gemacht, wie eine sichere Verbindung aufgebaut werden kann und wie das Gefühl von Zuverlässigkeit und Unterstützung gestärkt wird.

AB 2 Die Walking Scale

Diese Übung dient der Erfassung und Evaluation von Therapiezielen und -fortschritt anhand einer Skala von 1 bis 10. Die Skala macht den Therapiefortschritt erlebbar, indem der Klient die Skala in mehreren Teilschritten abschreitet. Zudem werden Schritte zur Erreichung des nächsten Ziels besprochen, insbesondere zur Rückfallprophylaxe. Die Walking Scale kann mit der Übung von **AB 3** »Stück für Stück« kombiniert werden und darauf aufbauen.

AB 3 Stück für Stück

In dieser Übung werden vom Klienten genannte Problembereiche erfasst und mittels eines Kuchendiagramms visualisiert. Anschließend werden sie in positive, erreichbare Veränderungsziele umgewandelt. Die formulierten Ziele werden auf Karten festgehalten und regelmäßig überprüft, z. B. durch die »Walking Scale« (**AB 3**) oder durch den Vergleich eines neuen Problemkuchens mit dem ursprünglichen Diagramm.

AB 4 Auf zwei Beinen steht es sich besser

Diese Übung verdeutlicht den Vorteil einer Balance zwischen den Bedürfnissen nach Bindung und Autonomie metaphorisch durch das Stehen auf zwei Beinen. Eine Fokussierung auf ein Bedürfnis – das Stehen auf einem Bein – führt auf Dauer zu Instabilität, Anstrengung und Erschöpfung. Sowohl dem Bedürfnis nach Bindung als auch nach Autonomie nachzukommen – also das Stehen auf beiden Beinen – macht für den Klienten das Gefühl von Stabilität und Sicherheit spürbar.

AB 5 Bausteine des Wohlbefindens

Diese Übung dient der Personalisierung und Veranschaulichung des Vulnerabilitäts-Stress-Modells unter Einbezug von Klemmbausteinen. Das Bewusstsein für die Balance von Belastungen und Ressourcen wird gefördert.

AB 6 Das Dreieck

Diese Übung verdeutlicht den Zusammenhang zwischen Denken, Fühlen und Handeln. Das Dreieck als Anker erinnert an Therapieziele und unterstützt dabei, eine gewünschte Verhaltensänderung zu festigen, was langfristig das Wohlbefinden verbessert.

AB 7 Den Gefühlen auf den Grund gehen

Das Konzept der primären und sekundären Emotionen wird hier mithilfe einer Matrjoschka vergegenständlicht. Die Übung hilft, sich selbst besser zu verstehen und regt dazu an, Emotionen im Alltag bewusster wahrzunehmen und offener darüber zu kommunizieren. Dies fördert funktionales Ausdrucksverhalten und kann Konflikte reduzieren.

AB 8 Der Energiebecher

Die Übung eignet sich für Klienten, die häufig in Erschöpfungs- und Überlastungszustände geraten. Sie verdeutlicht, dass Energie endlich ist und regt dazu an, Energie überlegter / bewusster auf die einzelnen Lebensbereiche zu verteilen und diese auch für selbstfürsorgliche Aktivitäten zu nutzen.

AB 9 Spiel, Spaß, Spannung I

Die Übung dient dem Aufbau positiver Aktivitäten sowie dem vereinfachten Zugang zur Umsetzung dieser mittels einer »Aktivitätenkiste«, aus der »Lose« gezogen werden. Widerstände beim Aktivitätenaufbau können so umgangen werden.

AB 10 Spiel, Spaß, Spannung II

Diese Übung ist eine Variation der Übung von **AB 9** »Spiel, Spaß, Spannung I« und dient ebenso dem vereinfachten Umsetzen positiver Aktivitäten zur Steigerung des Aktivitätsniveaus und des Wohlbefindens. Die Übung benutzt Würfel als Material.

AB 11 Am laufenden Band

Der Zweck dieser Übung ist es, den Fortschritt auf dem Weg zu einem definierten Ziel mittels schrittweisen Abschneidens eines Bandes visuell und greifbar zu machen, was Motivation und Selbstdisziplin fördern soll. Gleichzeitig symbolisiert das Sammeln der Bandabschnitte die gesammelten Erfahrungen und Erfolge auf dem Weg dorthin.

AB 12 Du gehst nicht allein

Die »Bergmetapher«, die den therapeutischen Fortschritt mit einer gemeinsamen Bergwanderung von Klient und Therapeut vergleicht, wird spürbar gemacht, indem beide zusammen bspw. einen Hügel erklimmen und die Sitzung im Freien stattfinden lassen (Alternative: Treppe gemeinsam hochsteigen). Klienten erleben die Belohnung nach der Anstrengung (z. B. eine schöne Aussicht), was die Motivation und Ausdauer im therapeutischen Prozess stärkt.

AB 13 Gut Ding will Weile haben

Die Übung eignet sich für Klienten mit geringer Frustrationstoleranz und wenig Geduld. Durch das langsame Auflösen von Salz in kaltem Wasser wird verdeutlicht, dass Veränderungen Zeit und Geduld erfordern. Ziel ist, die Klienten für kontinuierliche Fortschritte und Ausdauer in der Therapie zu motivieren.

AB 14 Therapiepflanzen

Eine Pflanze, die der Klient pflegt, symbolisiert durch das Wachsen die stetigen Fortschritte und erinnert an die Notwendigkeit der Selbstfürsorge. Sie dient als tägliche Erinnerung an die Therapie und verankert den Fortschritt im Alltag. Geduld für Veränderungen wird gefördert.

Ein Band, das verbindet

Thema: Aufbau einer tragfähigen und spürbaren therapeutischen Beziehung

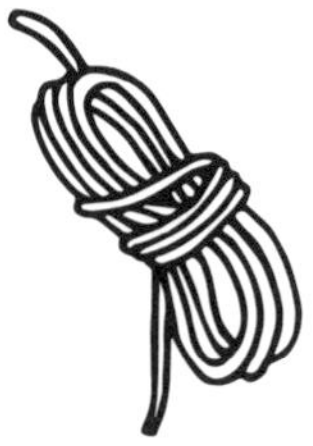

Material: festes, nicht allzu dickes Band (z. B. Makramee-Band), das mindestens so lang sein sollte, wie der Abstand zwischen Klient und Therapeutin, und zusätzlich ca. 10 cm Spielraum zu beiden Seiten hat

Sinne: **(1) Fühlen**
(2) Bewegung / Lage im Raum
(3) somatosensorische Wahrnehmung
(4) Sehen
(5) Hören

Therapiekontext

- wenig emotionale und im Alltag als verfügbar erlebte Beziehungsrepräsentanzen
- Schwierigkeiten beim Aufbau (therapeutischer) Beziehungen, v. a. bei Personen mit traumatischen Erfahrungen und Persönlichkeits- / Interaktionsstörungen
- Nutzung von Übergangsobjekten für therapeutische Beziehung in psychodynamischen Therapien nötig

Intendierter Impact

Eine tragfähige, wohlwollende und sichere therapeutischen Beziehung wird spürbar gemacht. Dem Klienten wird unter Wahrung von therapeutischer Abstinenz Nähe angeboten.

Beschreibung der Übung

Klient und Therapeutin halten ein Band so, dass beide genug »Spielraum« haben und ein Stück vom Band auf beiden Seiten runterhängt (ca. 10 cm).

Die Spannung auf dem Band wird von beiden variiert, es wird mal lockerer gelassen, mal mehr Spannung auf das Band gesetzt. Beide sollen spüren, wie sich die jeweiligen Zustände anfühlen, wobei der Klient explizit berichtet, wie er es erlebt. Unter einer kontrollierten therapeutischen Selbstöffnung kann auch die Therapeutin ihr Erleben mitteilen, sofern es sich zum Beziehungsaufbau anbietet und eignet.

Im nächsten Schritt schließen beide die Augen, variieren erneut die Spannung und schauen, wie sie sich koordinieren.

Daraufhin bittet die Therapeutin, den Fokus auf das Gefühl in der Hand zu legen. Sie variiert die Spannung allein: »Wie fühlt es sich an, zu spüren, dass jemand da ist? Dass jemand greifbar ist?« Sie lädt dazu ein, dass der Klient an dem Band zieht, sie selbst reagiert mit leichten (Gegen-) Zügen: »Wie fühlt es sich an, dass jemand so unmittelbar reagiert?«

T: Wie fühlen Sie sich nun, wenn Sie die Augen zu haben und spüren, dass dennoch jemand da ist, wenn ich an dem Band ziehe?

K: Ich fühle mich ruhiger. Es gibt mir ein Gefühl von Sicherheit. Auch wenn ich Sie nicht sehen kann, merke ich, dass Sie da sind. Das ist ein schönes Gefühl, das ich gerne mit nach Hause nehmen möchte.

Ein Band, das verbindet

Bei Bedarf kann erläutert werden, dass das Band
- die therapeutische Beziehung repräsentiert,
- nicht so einfach reißt und
- man einander aufeinander aufmerksam machen kann.

Zudem kann das abstehende Stück auf der Seite der Therapeutin abgeschnitten werden, während sie das Band noch festhält: »Sie sehen, ich schneide das Band nicht durch. Sie könnten immer noch spüren, dass ich am anderen Ende des Bands bin. Ich würde Ihnen gerne ein Stück des Bands als Symbol mitgeben.« Dann schneidet sie das Stück am Ende auf ihrer Seite ab und gibt es als Übergangsobjekt mit.

Das Band bietet sich bei In-sensu-Traumaexpositionen zur wiederholten Nutzung an, um Kontakt auch bei geschlossenen Augen wahren zu können und Dissoziationen z. T. entgegenwirken zu können. Auch eignet es sich für schematherapeutische Interventionen wie imaginative Überschreibungen oder Stuhldialoge zur Versorgung verletzlicher Kindmodi.

AB 2 • T

Die Walking Scale

Thema: Evaluierung von Fortschritten, Zielklärung

Material:
- mehrere Moderationskarten oder Papierblätter
- Fläche, auf der es möglich ist, hin und her zu gehen (größerer Raum, Flur, ggf. draußen)

Sinne:
(1) Bewegung / Lage im Raum
(2) Sehen
(3) Hören
(4) somatosensorische Wahrnehmung

Therapiekontext

- Zielevaluation zu verschiedenen Zeitpunkten im Therapieverlauf oder des gesamten Therapieprozesses
- Verdeutlichung von Fortschritten, Veränderungen und neuen Erfahrungen: Wenn wir etwas lernen, neigen wir dazu, im Nachhinein nicht mehr zu reflektieren, wie viel Mühe uns das Lernen gekostet hat. Der neue Zustand wird das neue »Normal«. Die Verdeutlichung unserer Erfolge und das Bewusstwerden über erreichte Änderungen sind aber wichtig, um uns für neue Veränderungen und Anstrengungen zu motivieren und »am Ball zu bleiben«.

Intendierter Impact

Für den Klienten werden Therapiefortschritte und -erfolge spürbar gemacht; die Übung dient auch dem Motivationsaufbau. Das Abschreiten der Walking Scale und das Verharren auf den einzelnen Punkten soll Selbstwirksamkeit fühlbar machen und vorhandene Ressourcen und Wie-Fertigkeiten erneut bewusst machen. Neue Perspektiven können entwickelt und aktuelle Schwierigkeiten im therapeutischen Prozess besprochen werden.

Beschreibung der Übung

Zu Beginn dieser Übung (adaptiert nach de Shazer et al., 2021) wird das Ziel, das auf der Walking Scale dargestellt werden soll, kurz besprochen.

Zunächst werden eine mit 1 und eine mit 10 beschriftete Karte (oder Blätter) ca. 10 Meter (abhängig vom Setting) auf einer gedachten Linie auseinandergelegt, sodass eine Skala entsteht. Die 1 steht dabei für die geringste Ausprägung des Ziels oder der Problematik und die 10 für den maximal erreichbaren Fortschritt.

Die Zahl 0 wird bewusst nicht verwendet, da es in Bezug auf die Symptomatik oder ein Ziel immer einen bestimmten Zustand gibt. Beispiel: Ich kann einen funktionalen Umgang mit Angst erlernen, das Gefühl selbst wird aber nie vollständig aus meinem Leben verschwinden – was gut und sinnvoll ist.

Die Walking Scale

Die Skala soll im Folgenden in mindestens drei Teilen abgeschritten werden:
- ▶ Zeitpunkt Therapiebeginn: aktueller Zustand
- ▶ aktueller Zustand: maximal erreichbarer Zustand
- ▶ aktueller Zustand: nächstes erreichbares Teilziel

T: Als wir uns kennengelernt haben, wie haben Sie sich bezogen auf das Ziel gefühlt oder eingeordnet? Versetzen Sie sich einmal in die Situation, wie es zu Anfang der Therapie für Sie war.

Dabei wird gemeinsam die Skala abgeschritten, und der Klient bleibt an der Stelle stehen, die seinem Zustand zu Beginn der Therapie entspricht. Der Klient wird dazu angeleitet, ganz genau die körperlichen Reaktionen, Gefühle und Gedanken zu erspüren, die aufkommen. Dies ist für jeden Schritt der Übung sehr wichtig. Der Therapeut stellt sich mit dem Klienten zusammen an die Position und bittet ihn, die Zahl der Position einzuschätzen. Sie wird mit einer entsprechend beschrifteten Karte (z. B. 3) markiert. Nun wird erfragt, wie der Klient sich zu diesem Lebenszeitpunkt gefühlt hat und aktuell fühlt, wenn er sich in diese Position und Situation hineinversetzt. Körperhaltung und Empfindungen werden besprochen.

T: Ich sehe, dass Sie traurig sind, Ihr Blick ist nach unten gerichtet und Sie lassen die Schultern hängen. Wie war das damals für Sie?

Dann wird der Klient gebeten, nach erneutem Abschreiten der Skala seine aktuelle Position dort einzunehmen, also wie er sich heute in Bezug auf das Ziel fühlt. Auch diese Position wird markiert und besprochen.

Nun wird der Weg zwischen der ersten und der zweiten Position mehrmals gemeinsam abgeschritten. Die zweite Position wird wieder eingenommen und der Klient schaut nochmal auf den Weg zwischen erster und zweiter Position.

T: Schauen Sie mal, so weit sind Sie schon gekommen! Wie haben Sie das erreicht?

Gefühle und Gedanken werden erfragt. Zielführend ist eine positive Assoziation des mit der Übung verdeutlichten Fortschritts. Die Position 10 wird zusammen eingenommen und erneut hineingespürt. Wichtig ist hier, auf die geschaffte Strecke zu schauen.

T: So fühlt es sich an, wenn Sie irgendwann Ihr Ziel erreicht haben. Was würde das Zukunfts-Ich dann sagen?

Manche Klienten erleben diese Position noch unangenehm, dies sollte validiert werden und dann zum nächsten Schritt übergegangen werden.

Der Klient wird gefragt, welche Position er als nächstes in der Therapie erreichen möchte. Auch hier wird die neue Position markiert und der Weg zwischen der aktuellen und der angestrebten Position gemeinsam abgeschritten. Hier ist es besonders wichtig, die Aufmerksamkeit und die Blickrichtung auf den zurückgelegten Weg zu lenken. Es wird darauf geachtet, das positive Gefühl des Fortschritts zu verstärken und zu verankern (z. B. mit einer Geste oder Körperhaltung).

Zuletzt wird besprochen, welche weiteren Schritte und Veränderungen notwendig sind, um die nächste Position zu erreichen.

Gerade zum Abschluss einer Therapie sollte im Sinne der Stabilisierung der Effekte und der Rückfallprophylaxe ein Fokus darauf gelegt werden, wie der Klient die Ziele erreicht hat.

AB 3 • T

Stück für Stück

Thema: Erarbeitung und Evaluation von Problembereichen und Veränderungszielen

Material:
- ▶ Whiteboard
- ▶ Stifte, Schere
- ▶ Moderationskarten, Pappe

Sinne:
(1) Sehen
(2) Fühlen
(3) somatosensorische Wahrnehmung
(4) Hören
(5) Bewegung / Lage im Raum

Therapiekontext

Klienten können sich durch viele verschiedene, sich summierende Belastungen überfordert und hilflos fühlen, dies kann zu Ängsten mit entsprechendem Vermeidungsverhalten führen. Sie erleben die Belastungen als »Chaos« oder als »zu viele Baustellen« und verharren in einer Lageorientierung. Andere bemerken im Gegenteil ihre vielfältigen Belastungen gar nicht.

Intendierter Impact

Veränderungsziele werden erarbeitet und damit die Handlungsorientierung gestärkt. Das Visualisieren und Ordnen der Probleme und Belastungen wirkt validierend, kann ein Gefühl von Kontrolle vermitteln und die Selbstwirksamkeit steigern. Die Zielkarten helfen bei der Strukturierung der Sitzungen und bauen auch dort Vermeidungsverhalten ab, z. B. Ablenkung auf irrelevante Themen, »quatschen« etc. Die Evaluation im Therapieprozess kann motivierend wirken und sie strukturiert, wirkt also gegen das Überforderungserleben.

Beschreibung der Übung

Zunächst werden alle Problembereiche, die der Klient aktuell empfindet, exploriert und am Whiteboard notiert. Die Bereiche werden nummeriert. Anschließend malt die Therapeutin einen großen Kreis: den »Problemkuchen«. Er stellt die Gesamtheit aller Belastungen als ein Kuchendiagramm dar (adaptiert z. B. nach Faßbinder et al., 2016; Müller, 2006).

Der Klient wird jetzt gebeten, für jeden Problembereich ein entsprechendes »Kuchenstück« einzuzeichnen und entsprechend zu nummerieren. Wenn alle Bereiche vergeben sind, schauen beide von weiter weg gemeinsam auf den Problemkuchen. Es werden Gedanken und Gefühle erfragt.

Die Belastungsbereiche werden nun in Ziele umformuliert: Was möchte der Klient erreichen und was kann er tun, um Probleme anzugehen? Die Ziele sollten als Annäherungsziele und nicht als Vermeidungsziele formuliert werden, um Vermeidungsverhalten abzubauen. Beispiel: »Ich möchte meine Stimmung stabilisieren«, »Ich möchte mit meinen Ängsten umgehen können.«

Jedes Ziel wird auf eine einzelne Karte geschrieben. Die Karten verbleiben in der Praxis und werden vor Beginn jeder Stunde an das Whiteboard gehängt oder auf dem Tisch oder Boden ausgelegt.

Auf zwei Beinen steht es sich besser

Thema: psychologische Grundbedürfnisse

Material: ausreichend Platz zum Stehen und Bewegen

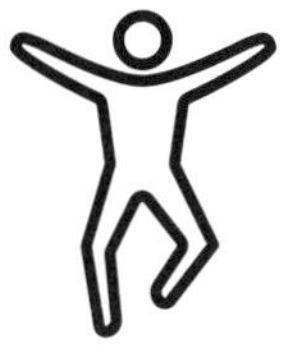

Sinne:
(1) Bewegung / Lage im Raum
(2) Schmerzwahrnehmung
(3) somatosensorische Wahrnehmung
(4) Fühlen
(5) Sehen
(6) Hören

Therapiekontext

Manche Klienten zeigen eine Dysbalance bezogen auf die psychologischen Grundbedürfnisse nach Bindung und Autonomie. Sie legen z. B. ihren Fokus auf die Aufrechterhaltung von Bindung und vernachlässigen ihr Bedürfnis nach Autonomie, indem sie sich häufig unterordnen. Andere zeigen ein starkes Streben nach Autonomie und vernachlässigen Beziehungen. Diese einseitige Bedürfnisorientierung kann auf Dauer zu psychischen Beschwerden oder Konflikten in der Interaktion mit anderen führen.

Das Ungleichgewicht und die Anstrengungen, die dieses Verhalten mit sich bringt, werden von Klienten meist nicht wahrgenommen. Meist sind sie auch davon überzeugt, dass sie sich Bindung z. B. nur durch Anpassung sichern können. Zudem fehlt mitunter die Erkenntnis, dass eine Bedürfniskategorie neben der bereits berücksichtigten existiert und ein entsprechendes Verhalten zur Befriedigung **beider** Bedürfnisse möglich ist.

Intendierter Impact

Die Belastung und auch die negativen Konsequenzen einer einseitigen Bedürfnisfokussierung werden erlebbar. Das Aufstellen auf beide Beine hingegen führt zu einer spürbaren Entlastung, einem angenehmen und stabilen Zustand: Der Verhaltensimpuls und die entsprechende Belohnung durch die Entlastung fördern eine Verhaltensänderung.

Beschreibung der Übung

Zur Einleitung der Übung (adaptiert nach Roediger, 2023) stehen die Therapeutin und die Klientin zusammen auf und stellen sich etwa hüftbreit auf. Die Therapeutin zeigt bei sich selbst kurz jeweils ein Bein und benennt: »Dies ist das Bindungsbein, das andere das Autonomiebein.«

Sie stellt sich auf ein Bein und kündigt an: »Ich habe den Eindruck, Sie stehen häufig nur auf Ihrem Bindungsbein, wenn Sie es z. B. wieder allen recht machen wollen.« Anschließend fordert die die Klientin zum Nachmachen auf: »Sehen Sie, eine Zeit lang geht das gut, aber was passiert, wenn Sie sehr lange so stehen? Was passiert, wenn uns von außen etwas aus der Bahn wirft?«

Dabei stupst sie die Klientin unter Umständen leicht an der Schulter an, sodass diese ins Wanken gerät – unbedingt vorher das **Einverständnis** einholen, dass die Berührung für die Klientin in Ordnung ist.

Auf zwei Beinen steht es sich besser

Die Therapeutin erfragt, was passiert und wie es sich anfühlt, vor allem die körperliche Wahrnehmung. Sie fragt dann, was passieren müsste, um stabiler zu sein, oder markiert, falls der Klient die Bewegung selbst ausgleicht (Aufstellen auf beide Beine, dabei kann ein Bein auch mehr vorne stehen).

T: Wenn wir auf beiden Beinen stehen, sind wir stabil. Dabei kann ich mal mehr auf dem einen, mal mehr auf dem anderen stehen, wie es mir gerade passt, das ist in Ordnung. Manchmal steht auch ein Bein mehr vorne, auch das ist gut. Für die Balance und unsere Kraft ist es nur wichtig, dass wir wechseln können, um stabil zu bleiben. Und gerade zum Laufen, damit wir vorankommen, brauchen wir beide Beine.

Bausteine des Wohlbefindens

Thema: Visualisierung und Individualisierung des Vulnerabilitäts-Stress-Modells

Material:
- Auswahl von Klemmbausteinen in verschiedenen Größen, Formen und Farben (zusammensteckbare, modulare Bausteine)
- entsprechende Basisplatte oder flache Unterlage für die Bausteine

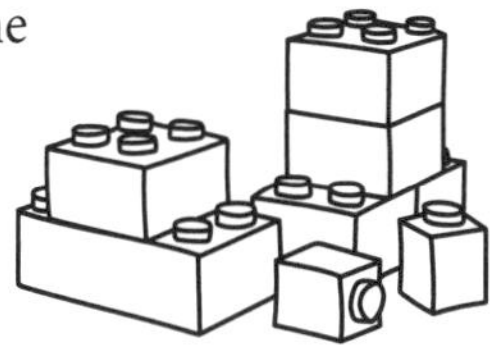

Sinne:
(1) Fühlen
(2) Sehen
(3) somatosensorische Wahrnehmung
(4) Hören

Therapiekontext
- Psychoedukation zum Vulnerabilitäts-Stress-Modell (Zubin & Spring, 1977)

Intendierter Impact

Diese Übung macht das Vulnerabilitäts-Stress-Modell greifbar und hilft, die Balance zwischen Vulnerabilitäten und Ressourcen zu visualisieren und zu verstehen. Durch die Personalisierung wird das Modell emotionaler und tiefer abgespeichert. Das Verwenden der Bausteine fördert die Handlungsorientierung, Probleme anzugehen. Ein glücklicher Kindmodus kann aktiviert werden.

Beschreibung der Übung
Der Therapeut erklärt das Vulnerabilitäts-Stress-Modell dem Klienten kurz vorab oder während der Übung.

Der Therapeut baut eine Basis aus Bausteinen auf die Unterlage. Diese Basis stellt die persönliche Stabilität oder Widerstandskraft (Resilienz) dar, die von Person zu Person unterschiedlich ist. Unterschiedlich große und farbige Steine werden verwendet, um zu verdeutlichen, dass jeder eine individuelle Basis hat.

Der Klient sucht sich einen Teil der Basis aus, von der er denkt, dass sie in etwa seiner Resilienz entspricht. Auf diesem Teil soll er nun selbst weiterbauen.

Die nächsten Steine symbolisieren persönliche Vulnerabilitäten wie genetische Veranlagungen, frühe Lernerfahrungen, frühe Traumata oder körperliche Faktoren. Diese Steine sollen nicht mehr so breit wie die Basis gebaut werden. Je mehr Steine vorhanden und je instabiler sie aufeinander gebaut sind, desto höher ist die individuelle Vulnerabilität. Unterschiedlich große oder farbige Steine repräsentieren verschiedene Arten von Vulnerabilitäten.

Nun baut er mit weiteren Bausteinen, die die aktuellen Stressfaktoren darstellen, wie z. B. belastende Arbeitssituationen, Erkrankungen, finanzielle Sorgen oder andere Herausforderungen im Alltag. Diese Steine können ebenfalls in Größe und Farbe variieren, je nach Intensität und Art des Stresses.

Bausteine des Wohlbefindens

Gemeinsam schauen Therapeut und Klient, wie stabil der Turm aus Bausteinen ist. Die Übung zeigt, dass bei einer hohen Anzahl von Vulnerabilitäten und Stressfaktoren der »psychische Turm« instabiler wird.

T: Was passiert, wenn noch mehr Stress hinzugefügt wird? Der Turm könnte kippen oder einstürzen, so wie Sie manchmal den Eindruck haben, unter zu viel Belastung zusammenzubrechen, oder wie es ist, wenn Ihre depressiven Symptome auftreten.

Gemeinsam überlegen Therapeut und Klient, wie die Basis stabilisiert werden kann, z. B. durch Hinzufügen von »Ressourcensteinen«, die positive Bewältigungsstrategien, soziale Unterstützung, Therapie oder Selbstfürsorge symbolisieren. Ressourcen wie Hobbys könnten auch dafür sorgen, dass Stressoren wegfallen, also »Stressorensteine« weggenommen werden können.

Zusammen wird besprochen, welche konkreten Maßnahmen im Alltag helfen könnten, Ressourcen zu stärken und Stress zu reduzieren.

AB 6 • T

Das Dreieck

Thema: Wechselwirkung zwischen Denken, Fühlen und Handeln; Ressourcenaktivierung

Material: ein kleines Dreieck (bspw. aus Holz, ggf. farbig)

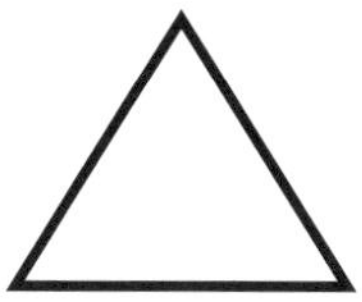

Sinne:
(1) Fühlen
(2) somatosensorische Wahrnehmung
(3) Sehen
(4) Hören

Therapiekontext

Klienten können im Alltag nicht immer auf Therapieinhalte zugreifen, vor allem zu Beginn einer Therapie. Dies kann dazu führen, dass wichtige Übungssituationen für eine langfristige Verhaltensänderung nicht genutzt werden.

Intendierter Impact

Das Fühlen des Dreiecks erinnert zum einen an den Zusammenhang von Denken, Fühlen und Handeln, zum anderen an gesetzte Ziele, eine gewünschte Veränderung und die Therapie im Allgemeinen. Klienten werden motiviert, eine Verhaltensänderung vorzunehmen und damit langfristig eine Verbesserung des Befindens zu erreichen. Das Dreieck erinnert zusätzlich an eventuell bereits durchgeführte Rollenspiele oder erste Erfolge im Alltag und kann so die Selbstwirksamkeit erhöhen. Insgesamt wirkt das Dreieck somit als »Anker«.

Beschreibung der Übung

Therapeut und Klient besprechen den Zusammenhang zwischen Kognitionen, Emotionen und Verhalten: Die drei Ebenen stehen in Wechselwirkung zueinander. Wenn ich z. B. mein Verhalten ändere, verändern sich auch meine Gefühle und meine Gedanken (z. B. Hautzinger, 2016).

Einführen des Holzdreiecks: Um hier die Wirkprinzipien der Impact-Techniken zu erhöhen, reicht der Therapeut dem Klienten eine Box mit Dreiecken an: »Möchten Sie sich eins aussuchen?«

Er bespricht mit dem Klienten kurz den o. g. intendierten Impact. Der Klient soll das Dreieck mitnehmen und idealerweise nah am Körper mit sich führen (z. B. in der Hosentasche), sodass es immer greifbar ist. Vor allem in als herausfordernd erlebten Situationen soll das Dreieck mitgenommen und »gespürt« werden.

Variation

Die Ecken des Dreiecks können zusätzlich beschriftet werden, um den Erinnerungseffekt und die Zielerreichung zu verstärken. Auf der Rückseite des Dreiecks kann ein motivierender Satz vermerkt werden, sodass das Dreieck als »liebevoller Begleiter« fungiert. Für Klienten, die sehr starke emotionale Zustände in herausfordernden Situationen erleben, wirkt das Drücken auf die Ecken des Dreiecks als »Skill«, um emotionale Anspannung abzubauen.

Den Gefühlen auf den Grund gehen

Thema: primäre und sekundäre Emotionen, Bedürfnisse

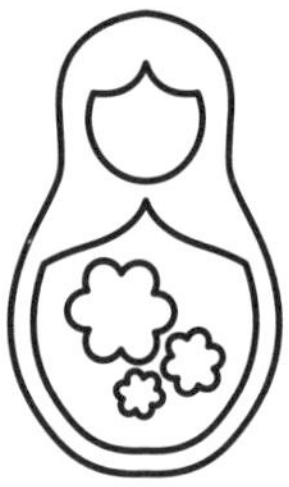

Material:
- Matrjoschka mit drei ineinanderpassenden Püppchen oder kleine Boxen aus Pappe
- ggf. Arbeitsblatt zur Psychoedukation von Emotionen

Sinne:
(1) somatosensorische Wahrnehmung
(2) Sehen
(3) Hören
(4) Fühlen

Therapiekontext
- mögliche Anwendungsgebiete: geringer Zugang zu eigenen Emotionen und folglich zu eigenen Bedürfnissen, häufige Konflikte mit anderen, Perspektivwechsel und Empathie für andere Personen erzeugen
- Klient handelt oft aus sekundären Emotionen heraus, äußert Emotionen und/oder Bedürfnisse nicht, ist wenig schwingungsfähig.

Intendierter Impact

Für den Klienten wird erkennbar, dass andere Personen nicht wissen, was in ihm vorgeht. Darüber hinaus wird die Bereitschaft, Emotionen und Bedürfnisse funktional zu äußern, gestärkt. Konflikte und erlebte Anspannung können sich als Konsequenz reduzieren. Es kann ein verletzlicher Kindmodus aktiviert werden.

Beschreibung der Übung
Psychoedukation zu Emotionen – z. B. die »Emotionszwiebel« (Eismann & Lammers, 2017, S. 65–67) – ist ggf. bereits durchgeführt, die Übung ist aber auch ohne Vorkenntnisse oder sogar als Ersatz für die »Emotionszwiebel« anwendbar.

Der Klient schildert eine Situation, die für ihn belastend war. Die Therapeutin erkennt, dass er in dieser Situation wahrscheinlich aus einer sekundären Emotion heraus gehandelt hat (z. B. Ärger als Distanzierung zur primären Emotion der Enttäuschung). Die Therapeutin nimmt die Matrjoschka. Jede Hülle der Matrjoschka steht für eine Emotion, wobei die äußerste Hülle die sekundäre Emotion, die mittlere Hülle die primäre Emotion und der Kern das Bedürfnis darstellt.

T: Sie waren ärgerlich, richtig? Gab es noch andere Gefühle? *(zeigt die Matrjoschka)*

K: Das war ja nicht das erste Mal, dass meine Freundin so kurzfristig abgesagt hat. Das lass' ich nicht mehr mit mir machen und das habe ich ihr auch gesagt.

T: Waren Sie auch enttäuscht?

K: Ja, ich hatte mich auf das Treffen gefreut – gerade, weil es mir nicht so gut geht.

T: *(nimmt die äußerste Hülle der Matrjoschka ab)* Verstehe ich Sie richtig, Ihr Bedürfnis war eigentlich Bindung – durch die Absage haben Sie sich allein gelassen gefühlt und waren traurig. *(Klient bestätigt, Therapeutin zeigt die innerste Puppe der Matrjoschka.)*

Den Gefühlen auf den Grund gehen

T: War das für Ihre Freundin denn sichtbar? Konnte sie darauf reagieren? Nach außen *(die äußere Hülle der Matrjoschka anzeigen oder die Matrjoschka wieder zusammensetzen)* haben Sie ja Ihren Ärger gezeigt.

K: Nein.

Mit dem Klienten wird besprochen, was er in der Situation wirklich gefühlt, gebraucht oder sich gewünscht hat. Implikationen werden erarbeitet:

- ▶ Wie kann der Klient seine Gefühle und Bedürfnisse besser äußern?
- ▶ Wie erreicht er seine Wünsche eher?
- ▶ Wie kann er anderen diese vermitteln?

Dabei wird immer auf den »Kern« der Matrjoschka, das Bedürfnis, verwiesen.

Variation

Statt der Matrjoschka können kleine Pappboxen, die ineinanderpassen, verwendet werden. Entsprechend können dann auch Zettel mit den Gefühlen und Bedürfnissen, die in der Situation aufkamen, mit in die Boxen gelegt werden.

AB 8 • T

Der Energiebecher

Thema: Erschöpfung

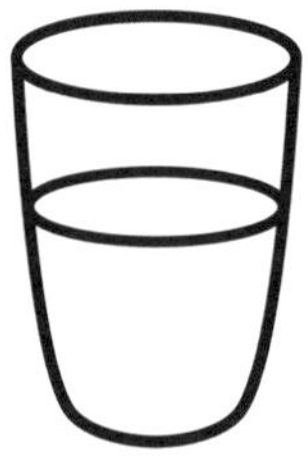

Material:
- ▶ mehrere durchsichtige Plastikbecher
- ▶ Stift oder Haftnotizzettel
- ▶ 0,5 Liter Wasserflasche

Sinne:
(1) Fühlen
(2) Bewegen
(3) Sehen
(4) Hören
(5) somatosensorische Wahrnehmung

Therapiekontext

Der Klient erschöpft immer wieder seine Energiereserven, geht über seine Leistungsgrenze hinaus (Überkompensation, Unterordnung, fordernder Modus, bedingte Annahmen), gerät in Erschöpfungszustände und entwickelt depressive Symptome.

Intendierter Impact

Für den Klienten wird erlebbar, dass seine verfügbare Energie und Kraft in Abhängigkeit von den täglichen Verpflichtungen, Verantwortlichkeiten und Rollen endlich ist. Durch eine veränderte Verteilung der Energie (Wasser) hat der Körper die Information über die Bewegung aufgenommen. Der Becher wird zum Messgerät, Becher begegnen uns täglich und erinnern (Wiederholung) uns daran, Energie bewusster und überlegter zu verteilen.

Beschreibung der Übung

Die Becher symbolisieren die einzelnen Lebensbereiche oder Rollen der Klienten, die Wasserflasche die zur Verfügung stehende Energie (Energie ist endlich). Der Klient benennt und beschriftet die Becher entsprechend den verschiedenen Rollen. Oftmals wird ein »ICH«-Becher gar nicht benannt – das kann an dieser Stelle oder nach der ersten Verteilung von der Therapeutin angemerkt werden.

Die Therapeutin bittet den Klienten, die Energie so zu verteilen, wie es derzeit ist: Welche Becher erhalten wie viel Energie vom Klienten? Erfahrungsgemäß bleibt für Becher wie z. B. Freunde, Sport, Hobbys wenig oder gar keine Energie mehr übrig. Wie reagiert der Klient darauf?

T: Wenn Sie das jetzt so vor sich sehen, wie ist das für Sie? Was würden Sie gerne ändern? Wie würden Sie die Energie gerne verteilen?

Auch wenn der Klient sich sträubt (»Wenn das so einfach wäre«), bittet die Therapeutin ihn, das Wasser so zu verteilen, wie er es sich wünscht. Die Therapeutin fragt den Klienten während der gesamten Intervention, welche Gedanken sich einstellen und welche Gefühle spürbar werden.

Sowohl von dem Ist- als auch von dem Wunsch- / Zielzustand der Energieverteilung kann ein Foto gemacht werden. Im weiteren Therapieverlauf kann immer wieder auf die Fotos bzw. Becher zurückgegriffen und hinterfragt werden: Welcher Becher (welcher Lebensbereich) bekommt zu wenig Energie, welcher zu viel?

AB 9 • T

Spiel, Spaß, Spannung I

Thema: Aktivitätenaufbau

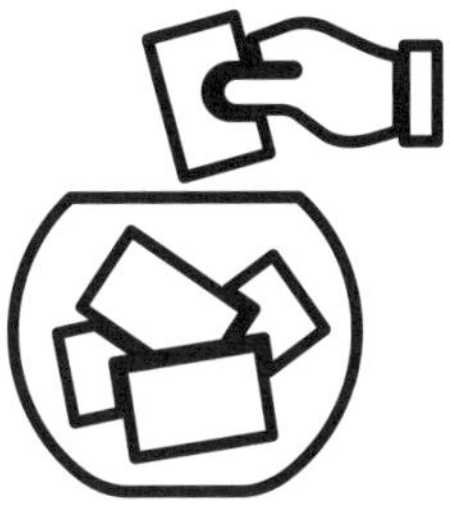

Material:
- Schuhkarton, Geschenkkarton etc.
- kleine Zettel, Symbole, Bilder, Fotos

Sinne:
(1) Fühlen
(2) Sehen
(3) Bewegung
(4) Hören
(5) somatosensorische Wahrnehmung

Therapiekontext
- Schwierigkeiten oder Reaktanz beim Aktivitätenaufbau
- Umgehen von Gewohnheits- und Erschöpfungswiderstand
- Umgehen von Entscheidungsschwierigkeiten

Intendierter Impact

Der Zugang zum Aktivitätsaufbau wird mithilfe von multisensorischer Wahrnehmung, Wiederholung, Neugier, Auslösen positiver Emotionen und Spaß vereinfacht. Die Übung fördert Spontaneität und kann den glücklichen Kindmodus aktivieren.

Beschreibung der Übung
Die Therapeutin stellt dem Klienten einen kleinen Karton, eine Kiste oder ein Glas (Aktivitätenkiste) zur Verfügung. Mithilfe von Aktivitätenlisten oder biografischen Informationen soll er jeweils eine Aktivität auf einen Zettel schreiben, die für ihn mindestens einmal am Tag umsetzbar ist. Jeder Zettel wird zusammengefaltet (wie ein Los). Davon werden mindestens sechs in einen Karton getan. Alternativ können auch Fotos oder Bilder in die Aktivitätenkiste gelegt werden.

Der Karton wird dem Klienten mit der Aufgabe mit nach Hause gegeben, jeden Tag einen Zettel bzw. ein Los zu ziehen und die Aktivität, die darauf notiert wurde, durchzuführen.

Oftmals sorgt Neugier dafür, ein zweites Los zu ziehen, und Klienten führen diese Aktivität zusätzlich durch – vor allem, weil nur Aktivitäten enthalten sind, die für den Klienten machbar sind und ihm grundsätzlich gefallen.

AB 10 • T

Spiel, Spaß, Spannung II

Thema: Aktivitätenaufbau

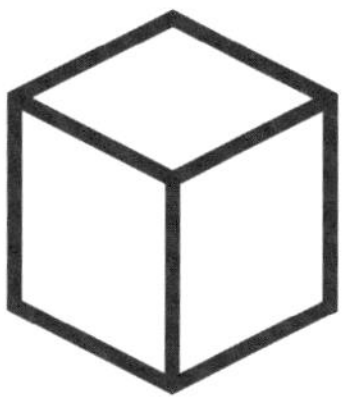

Material:
- kleine Holzwürfel ohne Beschriftung
- Stift

Sinne:
(1) Bewegung
(2) Fühlen
(3) Sehen
(4) Hören
(5) somatosensorische Wahrnehmung

Therapiekontext
- Schwierigkeiten oder Reaktanz beim Aktivitätenaufbau
- Umgehen von Gewohnheits- und Erschöpfungswiderstand
- Umgehen von Entscheidungsschwierigkeiten

Intendierter Impact

Der Zugang zum Aktivitätsaufbau wird mithilfe von multisensorischer Wahrnehmung, Wiederholung, Neugier, Auslösen positiver Emotionen und Spaß vereinfacht. Die Übung fördert Spontaneität und kann den glücklichen Kindmodus aktivieren.

Beschreibung der Übung

Die Therapeutin stellt dem Klienten einen oder mehrere kleine Holzwürfel ohne Aufdruck zur Verfügung. Mithilfe von Aktivitätenlisten oder biografischen Informationen wird jeweils eine Aktivität auf eine Seite des Würfels geschrieben oder symbolisiert.

Der Würfel wird mit der Aufgabe mit nach Hause gegeben, jeden Tag einmal zu würfeln und diese Aktivität durchzuführen.

Oftmals sorgt Neugier dafür, ein zweites Mal zu würfeln und Klienten führen diese Aktivität zusätzlich durch – vor allem, weil Aktivitäten umsetzbar sind und grundsätzlich gefallen.

AB 11 • T

Am laufenden Band

Thema: Bewusstsein für und Wahrnehmung von Veränderungen

Material:
- ▶ Band, auf das man mit einem Stift Markierungen machen kann
- ▶ Stifte, Schere

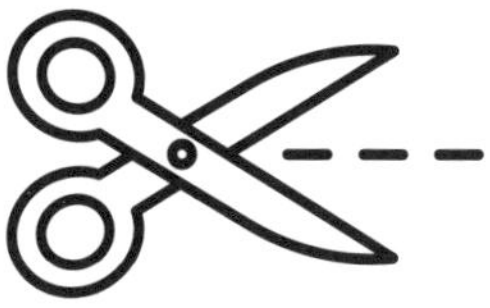

Sinne:
(1) Fühlen
(2) Bewegung / Lage im Raum
(3) Sehen
(4) Hören
(5) somatosensorische Wahrnehmung

Therapiekontext

- ▶ ungeduldiges Warten, geringes Durchhaltevermögen
- ▶ Schwierigkeiten bei der Verfolgung von Zielen, deren Erreichung anstrengend erscheint

Intendierter Impact

Für den Klienten wird achtsames Erleben fassbar und der Aufbau von Geduld zugänglich gemacht. Sich Zielen schrittweise zu nähern und achtsam einen Effekt auch für kleine Schritte zu erleben, wird greifbar gemacht. Bewusstsein und Wahrnehmung von und für Veränderung werden aufgebaut.

Beschreibung der Übung

Ein Band wird genommen und in Abschnitte unterteilt, die den einzelnen Schritten bis zum definierten Ziel entsprechen. Die Abschnitte orientieren sich an den Tagen bis zur Erreichung eines Ziels, einer Deadline oder an der Menge der Zwischenschritte oder -ziele auf dem Weg dahin. Sind es z. B. 25 Tage bis zum Erreichen eines gesetzten Ziels, dann sollte das Band insgesamt 25 Abschnitte enthalten.

Jeden Tag wird ein Teil des Bands abgeschnitten, um sich den Fortschritt zu verdeutlichen.

Weitere Möglichkeit: Es wird mit jedem erledigten Teilschritt ein Stück des Bands abgeschnitten. Die Übung wird dadurch ergänzt, dass jedes Stück, das abgeschnitten wird, in einem Glas oder einer kleinen Kiste aufbewahrt wird. Der Weg zum Ziel verkürzt sich, wie auch das Band. Die einzelnen Fortschritte werden gesammelt und auf diese gesammelte Erfahrung kann geblickt werden – es entsteht eine kleine »Trophäe«.

Variation

Es kann auch ein Glas mit z. B. Erbsen, trockenen Nudeln oder Steinchen nach und nach gefüllt werden – hier ist die erlebte Richtung allerdings anders. In dem hier genannten Beispiel mit dem Band wird »entlastet« – es wird weniger, kürzer. In der Variante mit dem Füllen eines Glases wird »investiert« – es wird über die Zeit mehr. Je nach Aufgabe oder Ziel bietet sich das Füllen eines Glases eher an als das Kürzen des Bandes.

Du gehst nicht allein

Thema: Verdeutlichung des Therapieprozesses

Material: Treppen, ein Hügel oder Berg in der Nähe

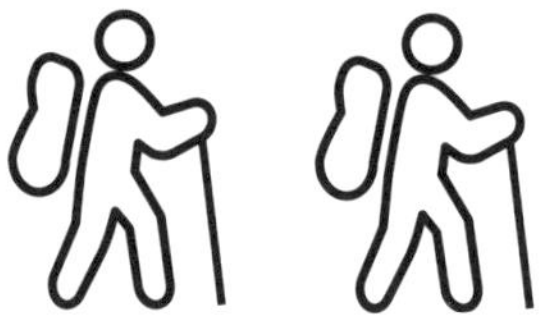

Sinne: **(1) Bewegung / Lage im Raum**
(2) Fühlen
(3) Sehen
(4) Hören
(5) somatosensorische Wahrnehmung
(6) ggf. Riechen

Therapiekontext

- Verdeutlichung des therapeutischen Prozesses zu Therapiebeginn oder falls Widerstände auftreten (mangelnde Therapie- oder Veränderungsmotivation), bei erlebten Rückschlägen
- Therapieevaluation
- bei für Klienten nicht spürbaren Erfolgen in der Therapie

Intendierter Impact

Für den Klienten wird erlebbar, dass die Therapie ein Weg ist und ein Ziel verfolgt und dieses auch erreicht wird. Der Klient spürt die Anstrengung beim Begehen einer Höhe, wird aber auch z. B. durch einen schönen Ausblick oder ein Gefühl von Stolz für die Anstrengung belohnt. Erlebte Anstrengungen für Verhaltensänderungen werden validiert und es wird im Falle einer Evaluation verdeutlicht, wie weit der Klient schon gekommen ist. Erlebte Rückschläge können aufgefangen werden: Nur weil der Weg ein Stück lang wieder runtergeht, heißt das nicht, dass wir nicht schon weit gegangen sind und auch weiter voran gehen.

Beschreibung der Übung

Zunächst wird die »Bergmetapher« besprochen (z. B. Hayes et al., 2011): Der therapeutische Prozess gleicht einer Bergwanderung, der Klient ist der Wanderer und die Therapeutin die Bergführerin – sie unterstützt und begleitet, aber jeder muss für sich alleine laufen – dieser Punkt sollte vor allem bei »konsumierenden« Haltungen in der Therapie markiert werden (Stichwort Eigenverantwortung des Klienten).

Die einzelnen Therapieziele können als jeweilige »Etappen« der Bergbesteigung dargestellt werden. Es eignet sich ein Vergleich zum Kilimandscharo, dieser Berg hat verschiedene Vegetationszonen, bei einer Besteigung muss man sich also besonders gut auf verschiedene Bedingungen einstellen. Dies gilt auch für die Therapie – für das Erreichen verschiedener Ziele benötigen wir verschiedene Techniken. Für jede Etappe packen wir also unseren »Rucksack« anders.

Mit dem Klienten sollte dann eine Sitzung im Freien als Spaziergang erfolgen, bei dem ein Berg oder ein Hügel in der Nähe bestiegen wird. Als Alternative kann eine Treppe in Nähe des Therapieraumes (z. B. Treppe im Gebäude oder auch draußen) bestiegen werden. Dies verdeutlicht den therapeutischen Prozess als Weg mit Höhen und Tiefen. Der Klient kann dabei häufig auf Empfindungen und Gedanken angesprochen werden, vor allem auf körperliches Erleben bei Anstrengung und bei lohnenswerten Momenten.

Du gehst nicht allein

Es empfiehlt sich, für den Spaziergang eine Doppelsitzung einzuplanen.

Ebenso ist es im Verlauf wichtig, den Klienten bei Herausforderungen immer mal wieder auf die gemachten Erfahrungen anzusprechen und einen Vergleich zu ziehen. Zum Beispiel: »Auch bei unserem Spaziergang fanden Sie es zunächst anstrengend, aber dann sagten Sie, Sie freuten sich und seien stolz. So könnte es sich auch jetzt entwickeln, nur gerade ist es eben noch anstrengend. Am Ende wird es sich lohnen.«

Im Therapieverlauf ist es empfehlenswert, regelmäßig eine Standortbestimmung vorzunehmen, die gemachten Erfahrungen zu reflektieren und einen Vergleich zu ziehen. Dies gilt insbesondere für Therapiesituationen und Veränderungsziele, die der Klient als herausfordernd oder sehr schwierig erlebt.

T: Auch bei unserem ersten Spaziergang empfanden Sie die Situation zunächst als anstrengend, jedoch haben Sie im Anschluss gesagt, dass Sie sich gefreut haben und stolz auf sich waren. Es kann sein, dass es sich jetzt auch so entwickelt, obwohl es gerade noch anstrengend ist. Was glauben Sie, wird es sich lohnen?

Variation

Für Klienten mit Gehbehinderungen kann die Übung am Whiteboard durchgeführt werden. Die Darstellung des Bergs mit Etappen und Zielen kann daran gestaltet und festgehalten werden. Dies ermöglicht im Therapieverlauf eine Einordnung (»Wo sind wir gerade? Was haben wir schon erreicht?«).

Der Therapieprozess kann auch durch Bauen (z. B. mit Legosteinen) oder Malen eines Hauses veranschaulicht werden, wobei jedes Zimmer für ein Therapieziel steht. Auch hier kann in schwierig oder anstrengend erlebten Therapiephasen auf die Anfänge zurückgegriffen werden:

T: Können Sie sich noch erinnern, wie schwer es Ihnen gefallen ist, ein Konzept für Ihr Therapiehaus zu erstellen und den Grundriss zu markieren? Jetzt hat das Haus schon drei Zimmer.

Gut Ding will Weile haben

Thema: Geduld für Veränderungsprozesse, Veränderungsmotivation fördern

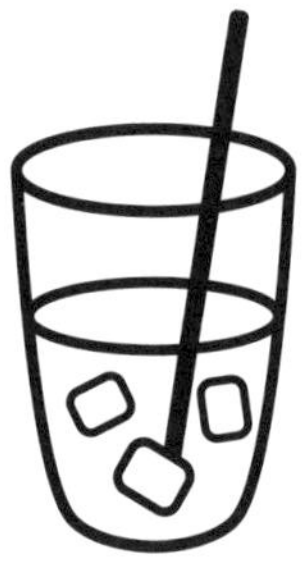

Material:
- Glas gefüllt mit sehr kaltem Wasser
- Salz oder Zucker
- Teelöffel

Sinne:
(1) Sehen
(2) Bewegung / Lage im Raum
(3) Fühlen
(4) Hören
(5) ggf. Riechen

Therapiekontext
- fehlendes Verständnis, dass Lernen durch Wiederholung stattfindet
- geringe Frustrationstoleranz, z. B. beim Einüben neuer Verhaltensweisen, um Veränderungen zu erzielen
- Klagen über »langsame« Fortschritte in der Therapie; wenig Geduld mit sich und den Veränderungen

Intendierter Impact

Die Übung soll zugänglich machen, dass Veränderungen wiederholt getätigt werden müssen, damit sich Dinge verändern oder Probleme sich lösen. Durch das lange Rühren kann man fassbar machen, dass Geduld und Frustrationstoleranz nötig sind und diese einzuüben sind. Zudem wird zugänglich gemacht, dass ungünstige Bedingungen mit mehr Aufwand zur Veränderung einhergehen können.

Beschreibung der Übung
Die Therapeutin überreicht der Klientin ein Glas mit sehr kaltem Wasser: »Manchmal ist es bei der Veränderung und dem Lösen von manchen Problemen wie mit diesem Glas Wasser und dem Einrühren von Salz«. Dann reicht sie ihr einen Esslöffel sowie Zucker oder Salz.

Die Klientin wird aufgefordert, das Salz oder den Zucker einzurühren, bis es vollkommen aufgelöst ist. Sie kann sehen und spüren, dass sich erst durch aktives Rühren überhaupt etwas ändert. Erfahrungsgemäß und physikalisch dauert es etwas, bis das Salz sich gelöst hat.

T: Wie ist das mit dem Problem, das Sie schildern? Lässt sich hier eine Parallele zum Einrühren des Salzes finden?

K: Es geht langsam voran, es verändert sich nur langsam etwas.

T: Was denken Sie, was das für unseren therapeutischen Prozess hier bedeutet? Worauf müssen wir uns einstellen oder was müssen wir erreichen?

Gut Ding will Weile haben

Die Frage kann, je nach Antwort der Klientin, als Ausgangspunkt genutzt werden, um zu eruieren, dass Veränderungen

- mehrfach angegangen werden müssen und entsprechendes Verhalten und Denken mehrfach wiederholt und geübt werden muss. Außerdem braucht es aktives Handeln (Eigenverantwortung in der Therapie; vgl. das Rühren);
- günstige Bedingungen brauchen (kaltes vs. warmes Wasser);
- die Erreichung des Zielzustands (Problemlösung) Geduld erfordern.

Gleiches gilt für die Therapie, die Symptome lassen sich meist erst nach einem längeren (Therapie-) Prozess reduzieren und nicht direkt in den ersten Sitzungen. Zu viele Wünsche oder Themen auf einmal können hingegen überfordern (zu viel Salz im Glas würde zu einer Sättigung des Wassers führen und nicht weiter aufgenommen werden), die Veränderungen werden dann trotz Umsetzung nicht mehr gut verarbeitet.

Variation
Verwenden Sie anschließend warmes Wasser, um zu zeigen, dass man auch günstige Bedingungen schaffen kann, darf oder muss, um sich Veränderungen zu erleichtern.

AB 14 • T

Therapiepflanzen

Thema: Verdeutlichung von Fortschritten in der Therapie, Therapie als Prozess

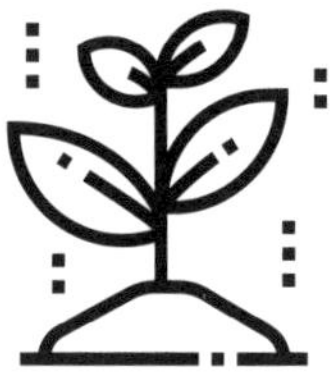

Material:
- eine kleine, junge Zimmerpflanze oder Keimlinge
- ggf. Topf, Stifte

Sinne:
(1) Sehen
(2) Bewegung / Lage im Raum
(3) Hören
(4) Fühlen
(5) ggf. Riechen
(6) ggf. Schmecken

Therapiekontext

- Therapie ist ein Prozess: Es geht häufig langsam, aber stetig voran. Manche Fortschritte zeigen sich oft erst nach Therapieabschluss. Einige Klienten sind ungeduldig, dass nicht »schnell genug« Fortschritte erreicht werden, oder Fortschritte aus therapeutischer Sicht werden von den Klienten nicht gleichermaßen erlebt.
- Klienten denken im Alltag häufig nicht genug an die Therapie und können dadurch Ziele oder Übungen aus den Augen verlieren.

Intendierter Impact

Die Pflanze wächst parallel zur Therapie und symbolisiert die Therapiefortschritte. Sie muss gegossen, gedüngt und gepflegt werden – genauso, wie ich mich auch regelmäßig bemühen muss, um Veränderungen und damit eine Besserung meines Befindens zu erzielen. Selbstfürsorge als kontinuierlicher Prozess wird dargestellt. Die Pflanze soll darüber hinaus an die Therapie erinnern und so die Umsetzung besprochener Inhalte im Alltag erhöhen. Die Pflanze kann im Sinne der Schematherapie also als »liebevoller Begleiter« wirken.

Beschreibung der Übung

Bei der Auswahl der Pflanze sollte auf die botanischen Fähigkeiten, das Funktionsniveau des Klienten sowie kulturelle Gegebenheiten, bspw. Aberglauben, geachtet werden. Unter Umständen sollten eher pflegeleichte Pflanzen ausgewählt werden, bspw. Sukkulenten, »Glücksfeder«, Kakteen etc.

Die Therapeutin bringt eine Pflanze im Topf zur Sitzung mit, was die therapeutische Beziehung stärken kann, oder sie fordert den Klienten dazu auf, sich eine Pflanze anzuschaffen.

Mit dem Klienten wird der o. g. Hintergrund besprochen. Der Topf kann zusätzlich bemalt oder beschriftet werden. Die Pflanze wird dem Klienten mit nach Hause gegeben. Sie soll vom Klienten über den Zeitraum der Therapie und darüber hinaus gepflegt werden.

3 Umgang mit kognitiven Inhalten und Prozessen

In diesem Kapitel steht die Umstrukturierung kognitiver Inhalte und Prozesse im Mittelpunkt – ein zentrales Element in der Psychotherapie. Gedanken beeinflussen maßgeblich unsere Emotionen und Verhaltensweisen, weshalb ein achtsamer und gezielter Umgang mit ihnen entscheidend für den therapeutischen Erfolg ist. Die Umstrukturierung kognitiver Prozesse ist jedoch häufig eher »trocken«, was dazu führen kann, dass emotionale und körperliche Aspekte vernachlässigt werden und Effekte sich erst langsam oder wenig nachhaltig einstellen.

Die Übungen, die in diesem Kapitel vorgestellt werden, zielen darauf ab, festgefahrene Denkmuster unter Einbezug körperlicher und emotionaler Kanäle zu erkennen und so langfristig und effektiv zu verändern. Klientinnen werden dabei unterstützt, ihre kognitiven Prozesse bewusst wahrzunehmen, deren Effekte zu spüren, sie zu hinterfragen und neu zu gestalten, um neue Perspektiven und Verhaltensmöglichkeiten zu eröffnen. Dabei können die vorgestellten Techniken in verschiedenen Phasen des therapeutischen Prozesses flexibel eingesetzt werden.

Anwendungsbereiche der Übungen dieses Kapitels:
- Umgang mit kognitiven Inhalten und Prozessen
- gedankliche Einengung
- Grübel- und Sorgenketten
- kognitive Umstrukturierung
- Akzeptanz, kognitive Defusion und Habituation

Arbeits- und Informationsmaterial

AB 15 Alte Narben bleiben
Der Zweck dieser Übung besteht darin, Klienten zu helfen, sich schrittweise von einer emotionalen Fixierung auf eine »alte Narbe« (z. B. Trauer oder andere belastende Erfahrungen) zu lösen, um Akzeptanz und einen gesunden Trauerprozess zu fördern. Indem sie den Blick auf einen Strich fokussieren und gleichzeitig auf andere, externe Reize reagieren, üben sie, sich von dieser Fixierung zu distanzieren und neue Erfahrungen zuzulassen. Dies fördert eine allmähliche Balance zwischen dem Gedenken an die Vergangenheit und dem Öffnen für das Leben im Hier und Jetzt.

AB 16 Aus den Augen, aus dem Sinn
Diese Übung soll Klienten helfen, ihre Entscheidungen unter Berücksichtigung sowohl der Vor- als auch der Nachteile einer Situation oder Reaktion zu reflektieren. Durch das bewusste Fokussieren auf beide Perspektiven wird verdeutlicht, wie einseitige Entscheidungen (nur Vorteile oder nur Nachteile) zu dysfunktionalen Gefühlen und Handlungsimpulsen führen können. Ziel ist es, eine ausgewogene Perspektive zu entwickeln, um hilfreiche Entscheidungen zu treffen.

AB 17 Der Tunnelblick
Depressiver »Tunnelblick«, verengtes Denken sowie starre Grundannahmen werden durch eine Küchenrolle vergegenständlicht. Die Klientin erlebt die gedankliche Einengung und kann erkennen, dass dann alles andere – auch Hilfreiches, Positives, Bezugspersonen – ausgeblendet und nicht mehr sichtbar ist. Die Übung soll einen Perspektivwechsel einleiten und eine Veränderung des Denkens initiieren.

AB 18 Die Skihocke
Diese Übung eignet sich für Klienten, die in einer Lageorientierung verharren, was eine ständige Beschäftigung mit zu treffenden Entscheidungen, ein ständiges Abwägen von Argumenten und endlose Gedankenschleifen mit sich bringt. Die Anstrengung und die Auswirkungen der sich wiederholenden

Gedankenschleifen werden dadurch spürbar, dass der Klient sich während der Aufzählung des Für und Wider weder hinsetzen noch aufrecht stehen darf. Durch die Entscheidung, sich zu setzen oder zu stehen, wird die Anstrengung beendet, der Klient spürt die Erleichterung und handelt aktiv (Handlungsorientierung).

AB 19 Den Fesselballon steigen lassen
Diese Übung eignet sich für Klienten, die in jeder Sitzung immer wieder auf ein und dasselbe Thema eingeengt sind und die damit verbundenen Anstrengungen, Behinderungen und Hemmungen nicht wahrnehmen und erkennen. Das Anbinden eines Luftballons am Handgelenk veranschaulicht das Problemverhalten bzw. den Verhaltensexzess. Durch das Entfernen des Luftballons, also das Loslassen des persistierenden Gedankens, wird für die Klienten erlebbar, wie es sich anfühlt, sich von dysfunktionalen Kognitionen zu befreien.

AB 20 Aufgeblasene Probleme
Geeignet für Klientinnen mit Grübel- und Sorgenketten, zeigt diese Übung, wie das Aufblasen von Gedanken ihnen »unnötig Größe« verleiht. Die Übung ist »Den Fesselballon steigen lassen« (**AB 19**) ähnlich. Die Klientin schreibt belastende Gedanken auf einen Ballon und kann durch Luftablassen deren Größe variieren. Ziel ist es, den zugeschriebenen Einfluss auf Gedanken aus einer metakognitiven Perspektive verändern zu können.

AB 21 Der gescheiterte Wahrsager
Klientinnen, die zu Grübeln und Sorgen neigen, können durch diese Übung zur Realitätsprüfung statt Grübeln / Sorgen ermutigt werden. Die Klientin soll durch Raten ihren dysfunktionalen Denkprozess simulieren. Im Rahmen der Übung wird gezielt Frust induziert, was eine proaktive Haltung fördern kann. Fokussiert wird hierbei die Erfahrung, proaktiv zu handeln, statt zu grübeln oder sich zu sorgen.

AB 22 Der Domino-Effekt
Die Übung hilft Klienten mit Gedankenspiralen und Grübelneigung, den Einfluss einzelner Gedanken auf die Gedankenkette zu erkennen. Durch das Aufstellen und Umstoßen von Dominosteinen wird der Zusammenhang von Gedanken erlebbar gemacht und durch alternative Anordnungen unterbrochen – mit der Idee, neue Perspektiven und Reaktionen im Umgang mit solchen Denkprozessen zu entwickeln. Die Variation der Übung kann zum Verdeutlichen des Vulnerabilitäts-Stress-Modells eingesetzt werden.

AB 23 Ich kreiere meine eigenen Monster
Diese Übung eignet sich für Klienten, die zum Katastrophisieren und zu Sorgenketten neigen. Durch das Aufblasen von Luftballons, die bewusst als »Monster« (bedrohlicher Charakter) gestaltet werden, wird das Aufblähen von Problemen und die daraus resultierende Unsicherheit und Angst greifbar gemacht. Ziel ist es, die Bedeutung negativer Gedanken zu relativieren und sich von dysfunktionalen Kognitionen zu lösen. Es wird erlebbar, dass die ständige Beschäftigung mit dysfunktionalen Kognitionen dazu führen kann, dass diese immer mehr Raum einnehmen, einengen und die Entscheidungs- und Handlungsfähigkeit einschränken.

AB 24 Registerkarten schließen
Klientinnen, die häufig in Grübeleien oder ablenkenden Gedanken versinken, lernen hier, Gedanken wie »Registerkarten im Browser« zu schließen. Sie erleben, dass sie sich von belastenden Gedanken distanzieren können, um sich auf das Wesentliche zu konzentrieren und kognitive Überlastung zu reduzieren.

AB 25 Alte Muster, neue Farben
Die Übung »Alte Muster, neue Farben« eignet sich für Klientinnen, die sich in unveränderlichen, dysfunktionalen Denkmustern und Verhaltensschemata gefangen fühlen und Schwierigkeiten mit einer akzeptierenden Haltung zu diesen Mustern haben. Sie hilft, alte Muster visuell darzustellen und durch farbiges Ausmalen neue Perspektiven zu schaffen.

AB 26 Der Soundtrack der Therapie

Diese Übung unterstützt Klientinnen dabei, sich von belastenden Gedanken und Gefühlen spielerisch zu distanzieren. Mithilfe von Soundmachines wird die kognitive Defusion geübt und ein humorvoller Umgang mit fordernden, destruktiv-kritischen und strafenden Denkinhalten gefördert. Bei häufiger Anwendung kann ein positives Gefühl zu dem vorher belastenden Erleben gegenkonditioniert werden.

AB 27 Die geschnittene Fassung

Hier werden negative Grundannahmen, selbstabwertende Gedanken o. Ä. auf einzelne Zettel oder ähnlich einem Drehbuch aufgeschrieben. Durch das gezielte Entfernen oder Ersetzen von besonders belastenden Wörtern oder Satzteilen erfahren die Klientinnen eine Entlastung. Der Prozess zeigt, wie Worte die Wahrnehmung von Situationen beeinflussen, und dass durch kleine Anpassungen bereits eine deutliche Veränderung im Erleben möglich ist.

AB 28 Akzeptanz statt heiße Luft

Über die Arbeit mit einem Luftballon wird dargestellt, dass Gefühle und Gedanken kommen und gehen und nicht immer unsere Aufmerksamkeit brauchen. Diese Übung fokussiert auf den Prozess der Habituation und der Akzeptanz: Die »heiße Luft« hinter dem Inhalt kann erfasst werden mit dem Ziel, durch Akzeptanz die Intensität und den Einfluss belastender Gedanken und Gefühle zu reduzieren und eine distanzierte Haltung zu fördern. In den Variationen der Übungen wird mit verschiedenen anderen Reaktionen zum Umgang mit dem »destruktiv-kritischen Anteil«, also dem Ballon, gearbeitet.

AB 29 Ich sehe Rot

Die Übung zeigt durch das Tragen einer gefärbten Brille, wie Grundannahmen oder starre Ansichten die Wahrnehmung beeinflussen können. Der Perspektivwechsel durch das Abnehmen der Brille verdeutlicht die Möglichkeit, neue und positive Sichtweisen zu entwickeln. Ein Verhaltensimpuls zur Verhaltensänderung wird gegeben (Veränderung der Grundannahme, Einbezug mehr Aspekte der Situation etc.). Die Variation kann für das häufige Eingehen dysfunktionaler Beziehungen nach einem ähnlichen Muster angewandt werden.

AB 15 • T

Alte Narben bleiben

Thema: gedankliche Einengung auf Verletzungen

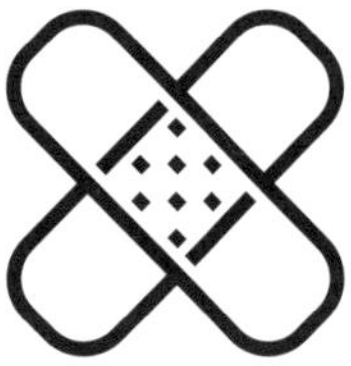

Material: Stift, den man auf der Haut auftragen und wieder abwaschen kann

Sinne: (1) Fühlen
(2) Sehen
(3) Bewegung / Lage im Raum
(4) Hören
(5) somatosensorische Wahrnehmung
(6) ggf. Riechen

Therapiekontext

- gedankliche Einengung auf die Vergangenheit / Verletzungen
- Grübeln vs. Leben im Hier und Jetzt
- Festhalten an alten seelischen Verletzungen / Wunden, Grübeln, in gewissen Rahmen auch Verbitterung und Trauer

Intendierter Impact

Der Fokus auf vergangene Ereignisse wird gelöst, was vorher verhindert, in der Gegenwart aktiv zu werden oder zu sein. Akzeptanz und ein angemessener, hilfreicher Trauerprozess werden gefördert.

Beschreibung der Übung

Mit dem Stift wird ein Strich entlang einer Handkante des Klienten gemalt. Dieser Strich symbolisiert die »alte Narbe« – ein Erinnerungsanker an eine vergangene Erfahrung oder Person. Der Klient wird gebeten, diesen Strich während der gesamten Übung ununterbrochen zu fokussieren, ohne den Blick abzuwenden.

Die Therapeutin kündigt an, dass sie den Klienten nun zu verschieden Handlungen auffordern wird, die er jedoch ausführen soll, ohne den Blick vom Strich abzuwenden. Anschließend zeigt sie auf verschiedene Objekte und fordert den Klienten auf, dort hinzuschauen; oder sie reicht ihm Gegenstände mit der Aufgabe, diese anzunehmen, ohne dabei jeweils den Blick von der »Narbe« zu lösen.

Der Klient wird gebeten, seine Erfahrung und Gefühle bei der Übung zu berichten. Wie gut gelingt es, auf die Umwelt zu reagieren, andere Dinge zu erleben und auch für sich andere Erfahrungen zu machen, wenn man nur auf die »Narbe« fixiert ist?

T: Was können Sie wahrnehmen, wenn Sie nur auf die »Narbe« fixiert sind?

K: Gar nicht allzu viel. Wenn ich das denke, wofür sie alles steht, die Verletzungen und Kränkungen, dann ist das aber auch nachvollziehbar.

T: Das kann ich gut verstehen. Die »Narbe« ist ja auch nicht grundlos entstanden.
Gleichzeitig frage ich mich, wie es jetzt für Sie ist, hier mit mir zu sprechen, wenn die »Narbe« so im Fokus ist.

K: Ich sehe Sie kaum. Und wenn die ganzen Gedanken und Erinnerungen aufkommen, bin ich auch gar nicht mehr so richtig in der Sitzung. Das fühlt sich auch nicht gut an.

Alte Narben bleiben

In einem weiteren Schritt wird der Klient dazu ermutigt, den Blick gelegentlich bewusst von der »Narbe« abzuwenden und sich anderen Dingen zuzuwenden. Besonders in Trauerprozessen kann dies hilfreich sein: Viele prolongiert trauernde Personen haben die Annahme, dass sie bei Verlassen der Trauerhaltung und beim Aufhören des Gedenkens an die Person respektlos sind [man beachte hier insbesondere kulturelle Unterschiede], dass sie damit zum Ausdruck bringen würden, die Person nicht ausreichend geliebt zu haben oder auch ein schlechter Mensch zu sein.

Diese Übung soll helfen, die Annahme zu überwinden, dass das Gedenken ausschließlich durch ständige Fixierung ausgedrückt werden muss. Ein schrittweises Lösen und eine zunehmend angemessene Rückkehr zu einer angemessenen Trauer und dem Gedenken kann hieran geübt werden.

Der Klient kann lernen, die Erinnerung flexibel zu gestalten: eine Balance zwischen der Trauer und der Rückkehr in ein aktives Leben finden. Dadurch, dass der Strich noch eine Zeit nach Sitzung auf der Haut bleibt, wird der Klient auch nach der Sitzung daran erinnert, dass die Verbindung zur Person oder Erfahrung bestehen bleibt und er sich jederzeit bewusst darauf einlassen und damit befassen kann.

Tipp

Diese Übung ist nicht nur bei Trauer hilfreich. Sie kann auch zur Verarbeitung anderer belastender Erfahrungen eingesetzt werden, um das Zusammenspiel von innerem Fokus und äußerer Wahrnehmung zu schulen und die Auseinandersetzung mit vergangenen Ereignissen zu erleichtern.

Aus den Augen, aus dem Sinn

Thema: gedankliche Einengung, Sucht

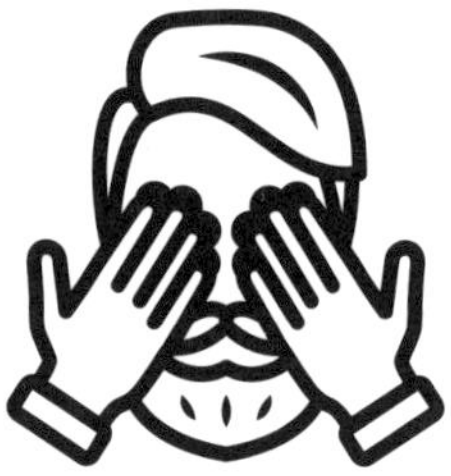

Material:
- bis zu zehn Notizzettel
- Stift

Sinne:
(1) Sehen
(2) Fühlen
(3) Hören
(4) Bewegung / Lage im Raum
(5) somatosensorische Wahrnehmung

Therapiekontext
- dysfunktionale Fokussierung auf nur einige Aspekte einer Situation, in der die Klientin sich Dinge immer wieder »schönredet« (Bsp.: »Einmal trinken ist keinmal.«)
- Notwendigkeit der empathischen Konfrontation bei Süchten und wiederkehrenden Verhaltensweisen, bei denen systematisch – z. T. bereits bewusst gemachte – Nachteile ausgeblendet werden

Intendierter Impact

Mit der Übung kann eine differenzierte Einschätzung von Situationen zugänglich gemacht werden. Vor- und Nachteile des eigenen Handelns oder einer Situation werden spürbar gemacht, sodass eine ausgewogene Sicht entstehen kann. Zudem kann die Übung helfen, »Selbstbetrug« zu begreifen und Gedanken zu berücksichtigen, die helfen, weniger dysfunktional zu reagieren.

Beschreibung der Übung

Auf Zettel werden die jeweiligen Vor- und Nachteile einer Situation oder Reaktion aufgeschrieben. Die Zettel mit Vorteilen sollten mit einem Smiley oder lächelnden Emoji versehen oder anderweitig markiert werden, z. B. durch grüne Farbe oder ein Plus. Entsprechend wird mit den jeweiligen Nachteilen verfahren.

Die Klientin legt die Zettel mit den Vorteilen vor sich, auf die sie sich zu fokussieren scheint. Die Nachteile bleiben außerhalb der Sichtweite hinter ihr ausgelegt. Das Gefühl dazu wird exploriert und gefragt, wie man auf die Situation reagieren würde, wenn man nur diese Aspekte vor sich sieht. Das Verhalten im Alltag, wenn man sich nur auf die Vorteile fokussiert, wird dann möglichst deutlich imaginiert. Auch hier werden Gefühle und die Handlungsimpulse exploriert.

Dann wird die Klientin gebeten, sich in die Richtung der ausgelegten Nachteile zu drehen, den Blick darauf zu richten und diese zu fokussieren. Die Veränderung des Verhaltens im Alltag, wenn die Nachteile berücksichtigt werden, wird imaginiert. Auch das Gefühl hierzu wird exploriert.

Es wird gebeten, mehrfach zu wechseln und erfragt, wofür die Klientin sich nun entscheiden würde, wenn sie den Fokus jeweils auf den Vor- und Nachteilen hat. Wichtig ist es, die Absurdität des ständigen Wechsels erlebbar zu machen.

Aus den Augen, aus dem Sinn

Darauf aufbauend kann die Klientin gefragt werden, ob sie mit den »nackten« Entscheidungen allein unter Berücksichtigung der Vorteile zufrieden ist [Anm.: meist die Entscheidung wider besseres Wissen]. Auch wird eruiert, wie zufrieden sie mit einer Entscheidung unter ausschließlicher Berücksichtigung von Nachteilen wäre.

Die Klientin kann die Erfahrung machen, dass Vor- und Nachteile beide zugänglich gemacht werden können und eine Perspektivänderung ermöglichen kann, beide zu sehen. Es kann auch der Handlungsimpuls entstehen, die Vor- und Nachteile beide vor sich zu legen. Letzteres passiert vor allem, wenn die Klientin nicht mehr ständig wechseln möchte oder auch, wenn sie »jetzt sowieso direkt daran denke, was da hinter mir liegt, und ich nicht sehe – oder vielleicht nicht sehen will«.

Abschließend wird die Klientin gebeten, jeweils zwei bis drei Vor- und Nachteile auszuwählen und vor sich zu legen und daran abzuleiten, wie sie in einer Situation damit umgehen möchte.

Der Tunnelblick

Thema: gedankliche Einengung, depressiver Fokus

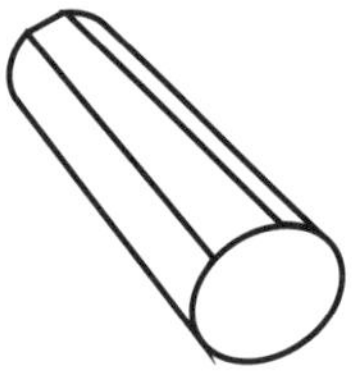

Material:
- eine leere Küchen- oder Geschenkpapierrolle
- Stift und Whiteboard

Sinne:
(1) **Sehen**
(2) Hören
(3) somatosensorische Wahrnehmung
(4) Fühlen
(5) Bewegung / Lage im Raum
(6) Riechen

Therapiekontext
- depressiver »Tunnelblick«, eingeengte Gedanken, starre Grundannahmen
- Viele Menschen mit depressivem Erleben fokussieren sich auf dysfunktionale Gedanken und verlieren den Blick auf neutrale oder positive Situationen, Erlebnisse und Interaktionen. Darüber hinaus interpretieren Menschen ihre Umwelt entsprechend ihrer Grundannahmen, was bei starren und negativen Grundannahmen zu einer dysfunktionalen Sicht auf die Welt führen kann. Gleichzeitig werden die Annahmen und dysfunktionalen Gedankengänge mit entsprechendem Empfinden aufrechterhalten.

Intendierter Impact

Die Klientin erlebt die gedankliche Einengung und die entsprechenden Konsequenzen. Sie wird zu einer diverseren Sichtweise und einem Verlassen des depressiven Fokus motiviert, um auf Dauer auch wieder neutrale und positive Erlebnisse und Gedanken wahrnehmen zu können. Küchenrolle, Geschenkpapierrollen und ggf. sogar Toilettenpapierrollen erinnern im Alltag an die Übung und somit auch an den Impuls, die Gedankeneinengung zu verlassen und den Fokus auf etwas Hilfreiches zu richten.

Beschreibung der Übung

Ein persistierender, negativer Gedanke wird auf dem Whiteboard als Satz notiert. Der Klientin wird die Küchenrolle überreicht und sie wird gebeten, durch die Rolle (wie durch ein Fernglas) auf den Satz zu schauen. Dabei ist auf den Abstand von Betrachtungspunkt und Whiteboard zu achten. Dies wird am besten im Vorhinein vom Therapeuten getestet. Es muss eine Rolle ausgewählt werden, durch die der Satz gut erkennbar, das Umfeld aber größtenteils nicht mehr zu sehen ist.

Die Klientin wird gefragt, was zu sehen ist und ob sie das Umfeld noch wahrnehmen kann. Nachdem die Klientin Ihre Wahrnehmung geschildert habt, beschreibt der Therapeut, was er sehen kann, weil er nicht durch die Rolle schaut.

T: Wie ist das für Sie, wie fühlt sich das für Sie an, wenn Sie das alles nicht sehen können?

Er wartet die Reaktion der Klientin ab, während er sie weiter »im Tunnelblick« lässt.

T: Zwar können Sie um sich herum gerade nichts sehen, aber wir wissen ja, dass es nicht nur den Satz auf dem Whiteboard gibt. Was würden Sie jetzt gerne tun?

K: … die Küchenrolle wegnehmen. Es wird unangenehm und auch anstrengend.

Der Tunnelblick

Der Therapeut fragt noch einmal, was die Klientin sehen kann und wie sie sich jetzt fühlt, wenn sie die Küchenrolle nicht mehr vor das Auge hält, keinen Tunnelblick mehr hat. Die Klientin erlebt die gedankliche Einengung und kann erkennen, dass dann alles andere – auch Hilfreiches, Positives, Bezugspersonen – ausgeblendet und nicht mehr sichtbar ist. Die Übung soll so einen Perspektivwechsel einleiten und eine Veränderung des Denkens initiieren. Die Küchenrolle kann mit nach Hause gegeben werden.

Variation
Die Übung kann nicht nur für Gedanken oder Grundannahmen verwendet werden, sondern auch für belastende Ereignisse oder Erinnerungen, die ggf. schon bearbeitet wurden, von denen es der Klientin aber schwerfällt, Abstand zu nehmen.

Die Skihocke

Thema: Lageorientierung → Grübeln, Gedankenschleifen, Entscheidungshemmung

Material:
- ▶ Whiteboard oder Blatt Papier
- ▶ Stifte

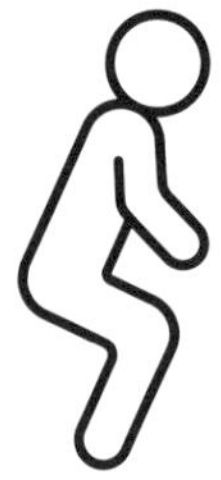

Sinne:
(1) Bewegung / Lage im Raum
(2) Schmerzwahrnehmung
(3) somatosensorische Wahrnehmung
(4) Fühlen
(5) Hören
(6) Sehen

Therapiekontext

- ▶ Eher lageorientierte Menschen (Kuhl, 2001) fokussieren die Lage, in der sie sich gerade befinden. Gefühle und Gedanken, die damit verbunden sind, können sie nur sehr schwer überwinden. Misserfolge attribuieren sie auf sich und zögern daher, den nächsten Versuch zu wagen bzw. »richtige« Entscheidungen zu treffen.
- ▶ Der Klient kann sich oft nicht entscheiden oder steht vor einer vermeintlich wichtigen Entscheidung, die er nicht trifft. Die Folge ist eine ständige Beschäftigung mit der Entscheidung und ein ständiges Abwägen von Argumenten, verbunden mit Unsicherheit und Selbstzweifeln, die wiederum eine Handlung blockieren.
- ▶ Die kognitive Erschöpfung durch ständiges Grübeln bestätigt den Klienten darin, dass er damit überfordert ist, eine Entscheidung zu treffen.

Intendierter Impact

Die Anstrengung und die Auswirkung durch ständiges Abwägen und endlose Argumente werden spürbar gemacht. Durch das Treffen einer Entscheidung bemerkt der Klient die Erleichterung, die dabei auftritt, und handelt aktiv (Handlungsorientierung). Dabei ist es nicht wichtig, für welche Option sich der Klient (letztendlich) entscheidet, sondern dass er von der Lageorientierung in die Handlungsorientierung wechselt.

Beschreibung der Übung

Die zu treffende Entscheidung sowie die sich immer wiederholenden Abwägungen dazu werden thematisiert. Die Pro- und Kontra-Argumente können vorab am Whiteboard notiert werden, bevor die Übung durchgeführt wird. Die Anstrengung und die Auswirkungen der sich wiederholenden Gedankenschleifen (Verharren in der Lageorientierung) werden dadurch spürbar, dass der Klient sich während der Aufzählung des Für und Wider weder hinsetzen noch aufrecht stehen darf – er ist wie in einer Skihocke.

T: Was passiert, wenn Sie sich nicht entscheiden? Wenn Sie immer und immer wieder die gleichen Gedanken und Argumente durchspielen? … Ich würde das gerne für Sie spürbar machen.

Die Skihocke

Die Therapeutin bittet den Klienten, gemeinsam mit ihr aufzustehen, und erklärt die Übung.

T: Sich für XY zu entscheiden, symbolisiert, sich aufrecht hinzustellen. Sich dagegen zu entscheiden, symbolisiert, sich hinzusetzen. Nun, Sie entscheiden sich ja nicht – also Sie setzen sich nicht hin und sie stellen sich nicht aufrecht hin. Sie verharren somit in einer Hockstellung.

Die Therapeutin geht in die Hocke und bitte den Klienten, dies nachzumachen.

T: Sie dürfen sich nicht setzen, da Sie ja keine Entscheidung für das Sitzen getroffen haben.

Danach folgt ein Argument für die Entscheidung. Dabei kommen Klient und Therapeutin etwas höher aus der tiefen Hocke, stellen sich aber nicht aufrecht hin. Das wird mit mindesten fünf Pro- und Kontra-Argumenten wiederholt. Der Klient und die Therapeutin bleiben dabei die ganze Zeit in dieser Haltung, die immer anstrengender wird.

T: Wie fühlen Sie sich? Wie noch? Was möchten Sie jetzt gerne spontan tun?

Die Therapeutin ermuntert den Klienten, seinem Impuls nachzugeben. Der Klient setzt sich z. B. hin.

T: Wie fühlt sich das jetzt an?«

K: Erleichtert. Es war anstrengend, ich bin ziemlich aus der Puste und ich habe auch irgendwie den Überblick verloren. Das ganze Hin und Her führt zu nichts.

T: Genau. Und es geht darum, eine Entscheidung zu treffen. Sollte diese Entscheidung irgendwann nicht mehr passen, können Sie jederzeit eine NEUE treffen. Also sich entweder hinsetzen oder hinstellen.

Danach wird ggf. noch eine motivationale Klärung vorgenommen, welcher Art Widerstand in Bezug auf das Treffen von Entscheidungen vorliegen könnte.

Den Fesselballon steigen lassen

Thema: gedankliche Einengung

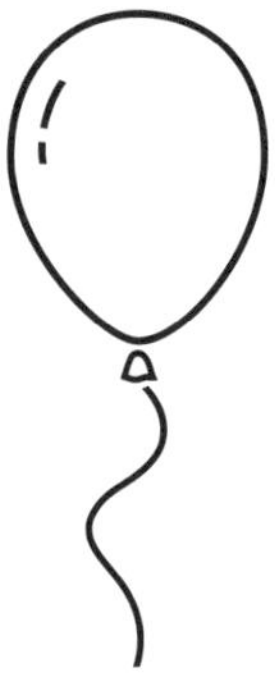

Material:
- Luftballon
- Stift
- Bindfaden, dünnes Seil

Sinne:
(1) Fühlen
(2) Bewegung / Lage im Raum
(3) somatosensorische Wahrnehmung
(4) Sehen
(5) Schmecken
(6) Hören
(7) Schmerzwahrnehmung

Therapiekontext
- kognitive Einengung auf ein Thema; Verharren in Sorgen bzw. in dysfunktionalen bedingten Annahmen, Überzeugungen, Kränkungen, etc.; der Klient wiederholt in jeder Sitzung immer wieder die gleichen Gedanken
- Klient nimmt nicht wahr, wie behindernd, hemmend und anstrengend die gedankliche Einengung ist

Intendierter Impact

Die Behinderung durch gedankliche Einengung wird erlebbar gemacht. Es wird spürbar gemacht, wie es sich anfühlt, sich von Themen zu befreien, die Veränderungen behindern. Dadurch können Selbstwirksamkeit und positive Emotionen erzeugt und Handlungsimpulse initiiert werden.

Beschreibung der Übung
Die Therapeutin bittet den Klienten, einen Luftballon aufzublasen und das persistierende Sitzungsthema (Zukunftsängste, Krankheit, Beziehung etc.) mit einem Stift auf den aufgeblasenen Luftballon zu schreiben. Dann wird der Luftballon mit einem Bindfaden direkt am Handgelenk des Klienten befestigt.

T: Wie fühlt sich das an? (…) Wie noch?

K: Etwas komisch … ich schau jetzt schon mehr auf den Ballon … aber noch stört es mich nicht richtig, weil ich ja jetzt nur hier sitze.

Die Therapeutin bittet den Klienten nun, mit dieser Hand z. B. einen Schluck Wasser zu trinken oder am Whiteboard zu notieren, wie er sich gerade fühlt, etwas aus seiner Tasche zu nehmen, sich seinen Schal um den Hals zu legen oder seine Jacke anzuziehen, was mit dem Ballon nicht gelingen wird.

Den Fesselballon steigen lassen

Der Fokus wird zunächst auf die Funktionalität des Verhaltens gerichtet.

T: Wie fühlt sich das an? Woran hindert Sie der Ballon? Hat das Vorteile?

K: Der Ballon nimmt viel Raum ein, er bekommt fast meine ganze Aufmerksamkeit und es wird dauerhaft anstrengend. Und er hindert mich daran, bestimmte Dinge zu tun. Ich kann meine Jacke nicht anziehen.

Der Klient nimmt die Fokussierung auf den Ballon, die unnatürliche Haltung (damit Anstrengung) und Behinderung wahr.

T: Was möchten Sie jetzt tun?

K: Ich würde den gerne abnehmen.

Nachdem der Klient den Luftballon vom Handgelenk entfernt hat, bittet die Therapeutin ihn, die gleichen Handlungen zu wiederholen. Sie fragt, wie sich das jetzt anfühlt und was er nun mit dem Ballon tun möchte. Oftmals möchten Klienten den Ballon aus dem Fenster werfen und den Gedanken »davonfliegen« lassen. Hier kann auch ein »glückliches Kind« aktiviert werden.

Manche Klienten haben auch den Impuls, den Luftballon zum Platzen zu bringen.

Aufgeblasene Probleme

Thema: Grübel- und Sorgenketten

Material:
- Ballons
- Stifte zum Beschriften der Ballons

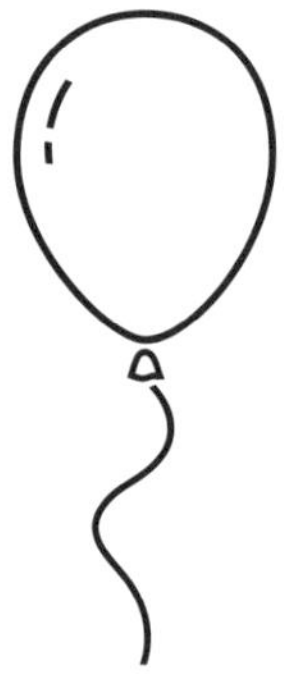

Sinne:
(1) **Sehen**
(2) Fühlen
(3) Bewegung / Lage im Raum
(4) somatosensorische Wahrnehmung
(5) Hören
(6) Riechen
(7) Schmecken

Therapiekontext
- Katastrophisierung
- übermäßige Attribution auf einen Faktor
- Klagen und Jammern

Intendierter Impact

Die Übung macht der Klientin zugänglich, dass die Menge an Energie, die in einen Gedanken gesteckt wird, diesen Gedanken größer erscheinen lassen kann, als er ist. Sie kann spürbar machen, dass man mit »aufgeblasenen Problemen« weniger von der aktuellen Situation wahrnimmt und auch weniger handlungsfähig ist.

Beschreibung der Übung

Die Klientin wird gebeten, einen Ballon aufzublasen und mit einem belastenden Gedanken zu beschriften. Sie soll den Ballon so stark aufblasen, wie es dem subjektiven Ausmaß des Problems entspricht. Je größer der Ballon, desto belastender wird das Problem erlebt. Über kontrolliertes Ablassen der Luft kann nun geprüft werden, wie das Problem wirkt, wenn es weniger groß und weniger »aufgeblasen« ist.

T: Wie fühlt es sich nun an, wenn das Problem weniger groß in Ihrer Hand ist?

K: Es wirkt kleiner und irgendwie leichter, auch wenn ein Ballon sowieso leicht ist.

T: Wie wirkt die Sorge vor dem finanziellen Ruin, den Sie auf den Ballon geschrieben haben?

K: Ich sehe, dass die Schrift kleiner ist. Der Gedanke wirkt noch genauso bedrohlich.

T: Wie fühlt sich das an?

K: Schon komisch, der Ballon ist kleiner, das Problem wirkt aber noch so real. *(lässt weitere Luft aus dem Ballon)* Komisches Gefühl. Es wirkt jetzt anders.

T: Anders inwiefern?

K: Die Schrift ist noch kleiner, der Ballon auch, das Problem jetzt aber auch. Wenn ich da Luft rauslasse, dann habe ich das Gefühl, auch irgendwie freier atmen zu können.

T: Was möchten Sie also mit Ihren Gedanken machen?

K: Weniger Energie da reinstecken. *(lässt noch mehr Luft raus und kichert)* Ich möchte mir vergegenwärtigen, dass es erstmal ein Gedanke ist, der nur größer wird, wenn ich ihn aufblase.

Aufgeblasene Probleme

Liegt der Fokus auf Katastrophisierungen oder Klagen / Jammern über ein Problem, wird der Ballon aufgeblasen gelassen. Es bieten sich zwei Optionen:

(1) Zwischenmenschliche Erfahrungen werden durch Katastrophisieren oder Klagen / Jammern beeinträchtigt. Die Klientin hält den voll aufgeblasenen Ballon vor dem Gesicht (ggf. den Ballon zwischen die Zähne geklemmt):

T: Was können Sie sehen, wenn das Problem so nah an Ihnen dran ist?

K: *(nuschelt etwas, weil sie den Ballon zwischen den Zähnen hat)* Sie sind ja witzig. Gar nichts.

T: Wie fühlt sich das für Sie an?

K: Ja, nicht gut. Ich sehe Sie nicht und das nervt. Und es riecht eklig nach Gummi. Ich will das Ding nicht so nah am Gesicht haben.

T: Was möchten Sie jetzt tun?

K: Das Ding weglegen. Bah. Ich will das nicht vor der Nase haben.

T: Was bedeutet das für Ihren Umgang mit dem genannten Problem?

(2) Handlungsoptionen werden durch Katastrophisieren oder Klagen / Jammern beeinträchtigt. Die Klientin hält den voll aufgeblasenen Ballon vor dem Gesicht (ggf. Ballon zwischen die Zähne geklemmt):

T: Bewegen Sie sich im Raum hin und her, ohne den Ballon aus dem Mund zu nehmen.

K: Das wirkt unsicher auf mich. *(T reicht ihr zusätzlich ein Kissen zum Halten)* So kann ich nicht durch den Raum gehen. Ich fühle mich ganz wirr.

T: Wie fühlt es sich noch an? *(reicht eine Taschentuchbox für die andere Hand)*

K: Überfordert. Die ganze Zeit das Ding vor der Nase, da kann ich nichts sehen. Dann noch ein Kissen und jetzt noch eine kleine Schachtel. Ne, das ist mir zu viel.

T: Welche Rolle spielt das Problem dabei?

K: Wenn ich es nicht im wahrsten Sinne des Wortes die ganze Zeit im Mund hätte … Okay, ich glaube, ich weiß, was sie meinen? Kann ich das alles wieder an seinen Platz legen?

T: Natürlich. Und wenn Sie das machen, wie fühlt es sich an?

T: Erleichternd. Ich habe endlich wieder freie Hände und eine freie Sicht.

K: Wenn ich Ihnen jetzt ein Kissen reichen würde, was wäre dann?

K: Oh, stimmt! Ich habe die Hände frei. Wenn jetzt etwas auf mich zukommt und ich mich nicht auf das Problem fokussiere, kann ich besser reagieren.

In den letzten beiden Fällen wird nachgespürt, wie es sich anfühlt, den Ballon bewusst wegzulegen, ihn weniger im Fokus zu haben und wie es sich auf die Interaktion mit dem Therapeuten oder auf die Möglichkeit, sich frei zu bewegen und mitzuteilen, auswirkt.

Variation

Die Übung ist in Online-Therapien gut nutzbar, um zu zeigen, dass Probleme den Blick auch vollkommen »versperren« können, indem Ballons, wie unten beschrieben, beschriftet und dann aufgeblasen werden und dabei darauf geachtet wird, dass der Bildschirm mit dem Interaktionspartner nicht mehr gesehen werden kann. Der Therapeut kann auch die Klientin hinter dem »aufgeblasenen Problem« nicht mehr erkennen. Mit Kamera und Bildschirm lässt dich dieser Effekt sogar deutlicher zeigen als im persönlichen Kontakt.

Der gescheiterte Wahrsager

Thema: Sorgenketten, ziehen voreiliger Schlüsse

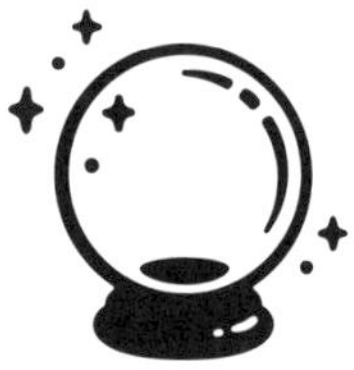

Material:
- einen kleinen Zettel aus dickem Papier, sodass man nicht durchsehen kann (z. B. Karteikarte)
- Stift, Whiteboard und Whiteboard-Stifte

Sinne:
(1) Sehen
(2) Hören
(3) Lage im Raum / Bewegung
(4) Fühlen
(5) somatosensorische Wahrnehmung

Therapiekontext
- Sorgen und voreilige Schlüsse, vor allem bei einer großen Neigung zu Vermeidung und wenig proaktivem Handeln
- bei großer Neigung zum Psychologisieren (s. Variation)

Intendierter Impact

Sorgen werden als wenig zielführend erlebbar und als handlungsleitend zugänglich gemacht. Es wird zu Realitätschecks ermutigt.

Beschreibung der Übung

Der Therapeut malt ein kleines Bild auf den Zettel, ohne dass die Klientin es sehen kann. Die Klientin soll nun raten, welches Bild zu sehen ist [analog zur Neigung zu ruminieren / sich zu sorgen]. Der Zettel liegt dabei umgedreht auf dem Tisch. Es können sich verschiedene Szenarien ergeben:

Die Klientin schaut direkt nach:
Die Gelegenheit kann direkt gefeiert werden und es wird gefragt, was das in Bezug auf den eigenen Alltag und die Sorgen bedeutet.

T: Sie haben direkt nachgeschaut und sich gar nicht so lange Gedanken gemacht.

K: Naja, warum sollte ich auch lange warten und überlegen, wenn ich doch nachschauen kann?

T: Da haben Sie vollkommen recht. Das geht schnell und Sie wissen, womit Sie es zu tun haben.

K: Ich könnte ja auch bei der ein oder anderen Sache mal eher »auf den Zettel schauen«.

T: Was meinen Sie damit genau?

K: Statt mir Gedanken zu machen, ob meine Kinder unzufrieden oder sauer wegen mir sind, kann ich sie fragen oder was mit ihnen unternehmen. Irgendwas Schönes. Statt da nur mit Gedankenkreisen zu sitzen und zu riskieren, dass meine Kinder wirklich einen Anlass haben, nicht mit mir auszukommen.

Der gescheiterte Wahrsager

Die Klientin schaut nicht direkt nach:
Der Therapeut schreibt zehn Vermutungen der Klientin darüber auf, was auf dem Zettel zu sehen sein könnte. Im nächsten Schritt erfragt er, ob und ab wann das Auflisten als wenig hilfreich erlebt wurde und ab wann als ggf. sogar nervig [Anmerkung: genervt zu sein als aktive emotionale Reaktion kann helfen, Vermeidung zu überwinden und aktiv zu handeln].

Das Ziel ist zu erfassen, was getan werden könnte, um herauszufinden, was auf dem Zettel zu sehen ist – ein direktes Nachfragen als Lösung ist das einfachste Vorgehen. Die Diskrepanz zwischen dem Raten (sich sorgen / Vermeidung) und einer konkreten Handlung wird darauf basierend herausgearbeitet und welche Gefühle schließlich zu einer proaktiven Handlung motivierten.

Variation
Vor allem bei psychologisierenden Klientinnen kann die die Übung genutzt werden, um konkretes Handeln anzureizen. Hierzu kann ein konkretes Ziel, das gerade von der Klientin verfolgt wird (oder werden sollte) auf den Zettel geschrieben werden – möglichst als Handlungsziel. Es werden dann zehn Begriffe von der Klientin genannt, worum es gerade aus ihrer Sicht in der Therapie geht. Werden vor allem konzeptuelle, abstrakte Annahmen genannt, werden diese auch so komplex schriftlich festgehalten, wie von der Klientin formuliert. Es kann dann exploriert werden, wie sich die Diskrepanz zwischen den abstrakten Konzepten und das konkrete Ziel beim abschließenden Anschauen auf dem Zettel anfühlt. Gemeinsam wird erarbeitet, dass ein konkretes Ziel eher einen Fortschritt bringt als sich nur Gedanken zu machen (zu psychologisieren).

Der Domino-Effekt

Thema: Grübel- und Sorgenketten durchbrechen

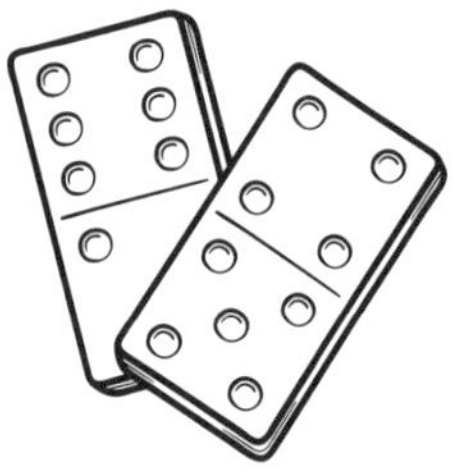

Material: Dominosteine

Sinne: **(1) Fühlen**
(2) Lage im Raum / Bewegung
(3) Sehen
(4) Hören
(5) somatosensorische Wahrnehmung

Therapiekontext

- Gedankenkreisen, Grübel- oder Sorgenspiralen
- geringe und fehlende Achtsamkeit bzw. Beobachterperspektive
- Metakognitive Therapie

Intendierter Impact

Achtsamkeit für Gedanken und deren Verlauf werden zugänglich gemacht. Die Erfahrung, dass Gedanken einander nicht unbedingt beeinflussen müssen, wird spürbar gemacht: Wenn ein Gedanke wegfällt, kann die ganze Gedankenkette unterbrochen werden.

Beschreibung der Übung

Die Klientin benennt die ablaufende Gedankenspirale, die als belastet erlebt wird. Für jeden Gedanken wird ein Dominostein aufgestellt. Stehen alle Steine, werden die einzelnen Gedanken erneut nachvollzogen sowie das Gefühl exploriert. Der erste Stein wird umgestoßen, der Domino-Effekt wird beobachtet und mit der Gedankenspirale und den damit verbundenen Gefühlen in Verbindung gebracht.

Im zweiten Durchgang wird die Klientin gebeten, etwas anders zu machen und zu kommentieren, was das für die Gedankenspirale bedeutet. Sollte sie selbst keine Optionen entwickeln, können folgende Ideen durch geleitetes Entdecken eingebracht werden:

- Steine mit größerem Abstand auseinanderstellen → langsamer die Gedanken beobachten und beschreiben
- Steine im Zick-Zack stellen → andere Gedanken bewusst einbauen
- Steine hinlegen statt sie zu stellen → Gedanken aus einer anderen Perspektive betrachten

Die Effekte unter einer oder mehrerer dieser Varianten können beobachtet und das Gefühl exploriert werden. Es können hierüber mehrere achtsamkeitsbezogene, kognitive oder metakognitive Interventionen gebahnt werden.

Der Domino-Effekt

Variation
Die Dominosteine können zur Veranschaulichung des Vulnerabilitäts-Stress-Modells oder von Störungsmodellen herangezogen werden: Verschiedene Faktoren (die ersten paar Dominosteine) sorgen dafür, dass eine Kettenreaktion ausgelöst wird (die ganze Reihe kippt um), die nicht unbedingt aufhaltbar ist (Vulnerabilität). Was verändert werden kann, ist der Umgang mit Stressoren. Ein Teil der Dominosteine wird Stressoren zugewiesen und kann, wie oben beschrieben, auf unterschiedliche Arten aufgestellt werden. Damit kann der Endpunkt der Kettenreaktion – der Ausbruch eines Rezidivs – verhindert werden, auch wenn Vulnerabilitäten vorliegen. Außerdem wird verdeutlicht, dass wir die Auslöser für Symptome oder Erkrankungen nicht immer kennen: Am Ende der Kette (Auslösung einer Krankheit, auch körperlich oder das Auftreten von Symptomen) kann nicht immer nachvollzogen werden, welche Faktoren genau zur Problematik geführt haben, oder es liegt ein großer zeitlicher (in der Übung räumlicher) Abstand zwischen auslösenden Faktoren und Symptomatik.

AB 23 • T

Ich kreiere meine eigenen Monster

Thema: Katastrophisierungen, Sorgenketten, gedankliche Einengung

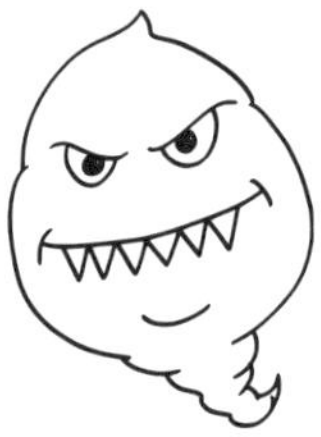

Material:
- Luftballons, ggf. mit Monstergesichtern oder Ghostface
- Stift
- Nagel, Nadel

Sinne:
(1) somatosensorische Wahrnehmung
(2) Fühlen
(3) Schmecken
(4) Riechen
(5) Sehen
(6) Hören
(7) Bewegung / Lage im Raum

Therapiekontext

- Die ständige Beschäftigung mit einem Problem oder Thema führt dazu, dass es immer größer wird, an Bedeutung gewinnt und die Klienten in einer Lageorientierung verharren. Wenn die Gedanken auf eine Lösung gerichtet sind, wird das Problem nicht größer und kann durch Handeln reduziert werden.
- negativer Denkstil, sich Sorgen, irrationale Ängste, histrionisches Verhalten

Intendierter Impact

Das Problemverhalten (Dinge werden »aufgeblasen«) wird vergegenständlicht und die daraus resultierenden Konsequenzen (sich selbst Angst machen) werden greifbar. Ziel ist, Handlungsimpulse zur Problembewältigung zu erzeugen und zu lernen, die Bedeutung von Dingen zu relativieren und sich von dem zu lösen, was dysfunktionale Kognitionen suggerieren.

Beschreibung der Übung

Für jeden genannten negativen / dysfunktionalen Gedanken bittet die Therapeutin den Klienten, einen Luftballon aufzublasen. Entweder hat der Luftballon ein Monster / Ghostface aufgedruckt oder es kann ein entsprechendes Gesicht auf den Ballon gezeichnet werden. Alternativ können auch Sorgenthemen, dysfunktionale Überzeugungen oder histrionisches Verhalten auf den Ballon geschrieben werden.

Die vielen Luftballons umgeben den Klienten, die Aufmerksamkeit wird darauf gerichtet. Zusätzlich kann die Therapeutin dem Klienten Ballons ohne Kommentar zuwerfen. Manche Klienten fangen diese auf und halten sie fest (ohne die Aufforderung dafür bekommen zu haben); andere Klienten lassen diese einfach abprallen.

Die Therapeutin fragt den Klienten, was er denkt, fühlt und was er gerne tun möchte. Manche Klienten stechen mit der Nadel rein, andere machen das Fenster auf und werfen die Ballons hinaus.

Registerkarten schließen

Ziel: Achtsamkeit, Beobachterselbst, kognitive Last und Sorgen / Rumination reduzieren

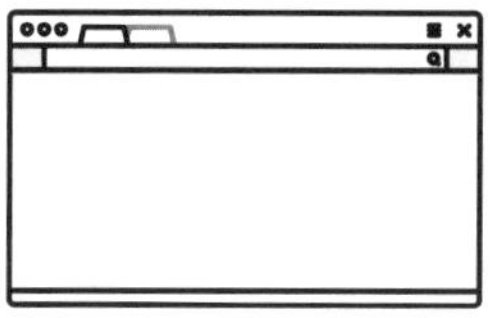

Material:
- Karteikarten
- Stift

Sinne:
(1) Sehen
(2) Lage im Raum / Bewegung
(3) Fühlen
(4) Hören
(5) somatosensorische Wahrnehmung

Therapiekontext
- fehlendes Selbstmonitoring der eigenen Gedanken
- geringe Achtsamkeit und Akzeptanz
- Ablenkung durch belastende Gedanken oder auch im Kontext von Prokrastination / ADHS
- Selbst als Kontext / Beobachterselbst (ACT)

Intendierter Impact

Die eigenen Gedanken und die Einschätzung ihrer Relevanz für das Hier und Jetzt, anfallende Aufgaben, Handlungen und Situationen werden erlebbar gemacht. Die Fähigkeit, sich von solchen Gedanken abgrenzen zu können und diese bewusster vorbeiziehen zu lassen oder deaktivieren zu können, wird begreifbar gemacht.

Beschreibung der Übung
Die Metapher der Registerkarten (Tabs) wie im Internetbrowser wird mit der Klientin erarbeitet.

T: So wie Sie das beschreiben, klingt es für mich wie mit den Tabs oder Registerkarten bei einem Internetbrowser. Es sind sehr viele verschiedene Sachen gleichzeitig offen. Hier läuft Musik, da ein Video, mehrere Websites mit Werbung und die Seite, die Sie eigentlich besuchen wollen, ist irgendwo dazwischen.

Sofern die Klientin dem zustimmt, kann mit der Übung fortgefahren werden. Die Gedanken der Klientin, die sich aufdrängen, werden gesammelt und auf den Karteikarten schriftlich festgehalten. Das kann mit kleinen Bildchen oder auch ganzen Sätzen erfolgen. Wenn einzelne Klänge passen, können auch Soundmachines mit eingesetzt werden, die damit noch einen weiteren Sinneskanal einbeziehen.

Alternative: Sie können Stichworte oder kurze Sätze in einen Browser eintippen lassen. Sollten Sie einen Laptop für z. B. Testungen in der Praxis haben, kann dieser genutzt werden, z. B. im Inkognito-Modus.

Registerkarten schließen

Nutzen Sie Zettel, werden diese ähnlich wie bei einem Internetbrowser angeordnet. Mit der Klientin werden Eindrücke und aktuell erlebte Gefühle gesammelt, »so viele offene Registerkarten« zu sehen (und ggf. zu hören).

Die einzelnen Karten werden auf ihre Relevanz für das, was der Klientin eigentlich wichtig ist, was gebraucht wird oder getan werden soll, geprüft und nach und nach bewusst beiseitegelegt und damit »geschlossen«. Das Erleben der Klientin nach dem »Schließen« wird exploriert – ebenso, wie dies im Alltag bei den Gedanken umgesetzt werden kann.

Abschließend wird das Gefühl exploriert, wenn nur die Registerkarte offen ist, auf die sich die Klientin eigentlich konzentrieren möchte. Zudem wird der daraus resultierende Handlungsimpuls erfragt und wie diesem im Alltag nachgegangen werden möchte.

Variation
Bei Entscheidungsschwierigkeiten und zur Werteklärung können nach und nach Registerkarten mit den zur Debatte stehenden Optionen und Werten gesammelt werden. Sie werden auf Karteikarten geschrieben. Gearbeitet wird wie oben beschrieben mit der Idee, bei einer Registerkarte und damit bei der höchsten Priorität anzukommen und zu erarbeiten, welches Handlungsziel daraus abgeleitet werden soll.

AB 25 • T

Alte Muster, neue Farben

Thema: Reframing und Rekontextualisierung

Material:
- Zettel
- Stifte in verschiedenen Farben

Sinne:
(1) Sehen
(2) Fühlen
(3) Hören
(4) Lage im Raum / Bewegung
(5) somatosensorische Wahrnehmung

Therapiekontext
- als unveränderlich erlebte, dysfunktionale Schemata
- fehlende akzeptierende Haltung zu eigenen Schemata

Intendierter Impact

Es wird spürbar gemacht, dass es alte Muster, Verhaltensweisen und Schemata gibt, die das Erleben und Handeln beeinflussen, und daraus neue Muster kreiert werden können. Reframing und Umbewertung von Erfahrungen werden begleitet und ermöglicht, gleichzeitig werden Selbstwirksamkeit, Selbstakzeptanz und Ressourcenaktivierung gefördert.

Beschreibung der Übung

Die Klientin wird gebeten, ein Muster in Konturen, wie z. B. den Umriss eines Mandalas (oder Vierecke ineinander verschachtelt), zu malen – in schwarz, ohne die Flächen auszufüllen. Das Muster kann frei gewählt werden. Es kann das Denkmuster oder die emotionale Erfahrung repräsentieren, muss es aber nicht. Die Klientin soll ermutigt werden, frei zu gestalten. Hier einige Bespiele:
- Ein Kasten mit Zick-Zack-Muster: Chaos im Kopf zu haben, wenn zu viel Stress erlebt wird
- Eine Spirale: Grübeln- oder Sorgenspiralen
- Eine Burg: Emotionale Vermeidung und andere ausschließen, damit man nicht verletzt wird
- Kreise, die sich überlappen: schwierige Familienverhältnisse, bei denen sich die Eltern und Geschwister immer einmischen

Mit der Klientin wird besprochen, dass dieses gemalte Muster das kognitive oder emotionale Muster repräsentiert, dass ihr Erleben und Verhalten dominiert und welches in der Vergangenheit geprägt wurde.

Die neuen Erfahrungen aus der Therapie werden mit verschiedenen Farben assoziiert. Mit diesen wird das Muster ausgemalt, ebenfalls ähnlich wie bei einem Mandala. Das Erleben, wie sich die Muster im Laufe der Therapie verändert haben, wird reflektiert: Manchmal bleiben Grundmuster erhalten, aber sie werden durch Veränderungen in Denken, Fühlen und Handeln verändert und »angereichert«, sodass sie zu neuen Erfahrungen und Wahrnehmungen führen.

Der Soundtrack der Therapie

Thema: Impulskontrolle, sich von Gedanken und Gefühlen distanzieren, Therapieerfolge sichern

Material: Soundmachines / Soundboxen

Sinne: **(1) Hören**
(2) Fühlen
(3) Bewegung / Lage im Raum
(4) somatosensorische Wahrnehmung
(5) Sehen

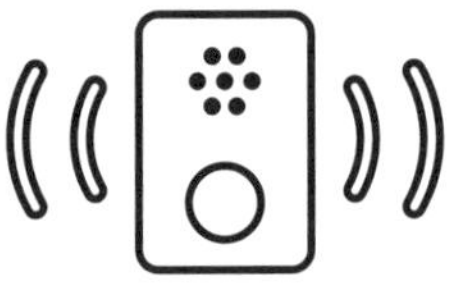

Therapiekontext

- Schwierigkeiten, Selbstinstruktion und hilfreiche Kognitionen im Alltag einzusetzen
- Schwierigkeiten, sich von belastenden Modi (Forderer, destruktiver Kritiker etc.) zu distanzieren
- spielerisches Übertragen von Therapieerfolgen in den Alltag

Intendierter Impact

Die Übung verdeutlicht, dass kognitive Defusion zur Reduktion der Kontrolle durch Modusaktivierungen eingesetzt werden kann. Klientinnen spüren emotionale Entlastungen. Ein spielerischer Umgang mit belastend-fordernden, kritischen oder strafenden Denkinhalten wird gefördert.

Beschreibung der Übung

Die Therapeutin arbeitet mit der Klientin dysfunktionale Muster heraus, in die sie reflexartig immer wieder hineingerät. Das Prinzip der Konditionierung wird besprochen.

Zur Unterbrechung von Mustern wird auf der Soundmachine ein passender Sound gemeinsam ausgewählt. Die meisten Soundmachines verfügen über ein »Nein« oder eine witzige Variante davon. Letzteres bringt den Vorteil, dass Humor meist eine aufmerksamkeitsbindende Funktion hat und Neugier und Spaß fördert. Auch die Auswahl eines ganz anderen Sounds zur Unterbrechung kann sich eignen.

Zunächst übernimmt die Therapeutin das Drücken des Knopfs, der ausgewählt wurde, um die entsprechende Reaktion zu unterbrechen und zu verlernen.

Gelingt es, dass die Klientin auf das Signal reagiert, übernimmt sie die Soundmachine und übt sich selbst im gleichen Maße zu unterbrechen, indem sie den Sound bei Auftreten der dysfunktionalen Reaktion drückt. Mit »Reaktion« ist hier auch die kognitive oder emotionale Reaktion gemeint. Da diese nicht unbedingt explizit erkennbar ist, muss für die Zeit des Übens jeder Gedanke und jedes Gefühl verbalisiert werden (»laut denken«).

Soll auf bestimmte Gedanken und Gefühle anders reagiert werden als bisher, können spezifische Sounds vereinbart werden, die als Reaktion genutzt werden können. Dieses Vorgehen kann die kognitive Umstrukturierung spielerischer machen und im Sinne der Schematherapie zu einer Aktivierung des glücklichen Kindmodus beitragen.

Der Soundtrack der Therapie

Beispiele

- Eine Klientin mit abwertenden Gedanken, die als strafender Anteil identifiziert wurden, nutzt Gewehrgeräusche, um dem Anteil einen letzten Warnschuss zu geben.
- Ein Klient wählt ein Rülpsgeräusch, um den leistungsfordernden Kognitionen etwas salopp entgegenzutreten.
- Eine Klientin verwendet ein Fanfarengeräusch, wenn sie etwas gut gemacht hat und sich dafür loben möchte.
- Ein Klient setzt das Geräusch einer fallenden und explodierenden Bombe ein, wenn es ihm gelingt, »Nein« zu sagen (»Ich schlage ein wie eine Bombe« war eine hilfreiche Kognition, die er in der Therapie entwickeln konnte).

Die geschnittene Fassung

Thema: Kognitive Umstrukturierung

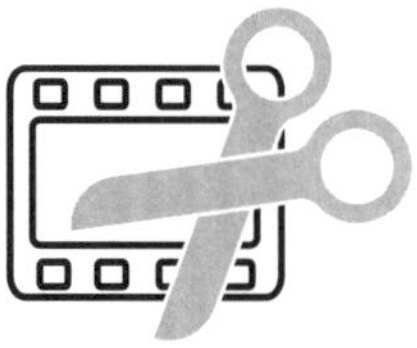

Material:
- Blatt Papier
- Stift
- Schere

Sinne:
(1) Fühlen
(2) Bewegung
(3) Sehen
(4) Hören
(5) ggf. Riechen
(6) somatosensorische Wahrnehmung

Therapiekontext
- alle Arten von Kognitionen, die als hinderlich, dysfunktional oder belastend erlebt werden
- ungünstige Narrative zur eigenen Person oder Situationen

Intendierter Impact

Die Übung macht die Kontrolle über die eigenen Gedanken begreifbar. Ein eigenes Narrativ kann zugänglich gemacht werden. Es wird spürbar, wie positiv sich die aktive Gestaltung der dysfunktionalen oder belastenden Kognitionen auswirken kann.

Beschreibung der Übung

Die Klientin erstellt eine Liste mit belastenden, dysfunktionalen Kognitionen über sich, eine Situation oder die Zukunft. Alternativ kann ein zusammenhängender Text genutzt werden, z. B. bei Sorgenszenarien.

Gemeinsam werden besonders belastende Worte oder Satzteile ermittelt und geprüft, warum diese besonders belastend erlebt werden.

T: Lassen Sie uns die Sätze nochmal durchgehen. Welche Worte machen die Sätze besonders belastend oder schwierig für Sie?

K: Der Satz »Du suchst immer nur eine passende Ausrede für dein Verhalten« ist besonders bedrückend. In meiner letzten Therapie habe ich gelernt, dass das Wort »immer« nicht gut sein soll. Das kann bestimmt weg.

T: Lesen Sie den Satz gerne nochmal vor, dieses Mal ohne das Wort »immer«.

K: »Du suchst nur eine passende Ausrede für dein Verhalten.« Er wirkt weniger bedrückend. Nicht mehr so allgemein gültig, sondern als ob ich mich aus einer bestimmten Situation rausreden möchte.

Die geschnittene Fassung

So wird mit weiteren Worten in den Sätzen verfahren.

Die Klientin schneidet die betreffenden Worte oder Satzteile im nächsten Schritt aus. Nach jedem Schnitt liest sie die entsprechenden Worte oder Satzteile noch einmal laut vor und spürt dem Effekt nach der Veränderung nach. Sollten weitere Worte oder Satzteile entfernt werden, dann ist der Vorgang zu wiederholen.

Erweitert werden kann die Übung, indem hilfreiche und positive Worte oder Satzteile in die Lücken eingesetzt werden. Dazu kann ein Blatt Papier hinter das mit den rausgeschnittenen Stellen gelegt und die positiven Inhalte in die Lücken eingesetzt werden.

Beispiel • Hilfreiche und positive Inhalte

- Ich *kann* zu Forderungen anderer Ja sagen.
- Wenn ich alles perfekt mache, erschöpfe ich mich mehr als nötig.
- Ein Mann darf Schwäche zeigen.
- Ich bin ein guter Vater / eine gute Mutter.

Das Beispiel »Wenn ich nicht mehr arbeitsfähig bin, geht es meiner Familie schlecht. Ich muss arbeiten, damit meine Familie nicht in der Gosse landet« zeigt, dass mit Klientinnen auch schrittweise vorgegangen werden und erst einmal die übermäßige Verantwortungsübernahme relativiert werden kann. Die weiteren Befürchtungen können in folgenden Schritten adressiert werden, um aufkommenden Widerstand gering zu halten.

Akzeptanz statt heiße Luft

Thema: Akzeptanz und Habituation

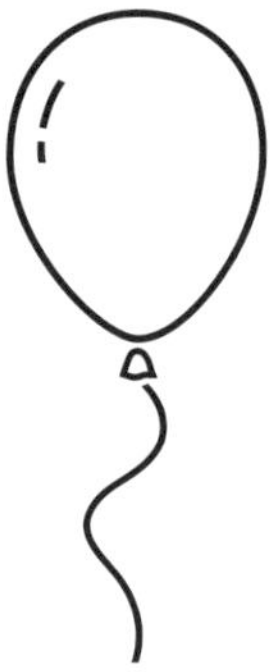

Material:
- ein bis zwei Ballons
- wasserfester Stift, mit dem man auf Gummi schreiben kann

Sinne:
(1) Sehen
(2) Schmecken
(3) Riechen
(4) Fühlen
(5) somatosensorische Wahrnehmung
(6) Hören

Therapiekontext
- Klientinnen können Gedanken und Gefühle nicht akzeptieren und »reiben sich daran auf«
- Klientinnen haben Schwierigkeiten, sich von Gedanken zu defusionieren
- ACT (kognitive Defusion und Akzeptanz und Selbst als Kontext / Beobachterselbst) sowie Externalisierung

Intendierter Impact

Die Übung macht zugänglich, dass die Klientin nicht »Urheberin« eigener Gedanken ist, und dass Gedanken und Gefühle akzeptierbar sind. Es muss nicht unmittelbar auf sie reagiert werden, vor allem, wenn diese als nicht hilfreich identifiziert wurden. Das Vorgehen verdeutlicht, dass Gedanken und Gefühle unter einer akzeptierenden Haltung als weniger bedrohlich erlebt werden können.

Beschreibung der Übung
Klientin und Therapeutin eruieren als belastend erlebte Gedanken und Gefühle. Sie schreiben einen besonders belastenden Gedanken oder ein besonders belastendes Gefühl auf einen Ballon. Die Therapeutin bittet die Klientin, den Luftballon aufzublasen und zu beobachten, was passiert.

T: Wie wirkt der Gedanke oder das Gefühl jetzt auf Sie?

Die Klientin soll den Ballon betrachten und in der Hand halten, die eigenen Gedanken und Gefühle in Bezug auf den Ballon richten und beschreiben.

Bei Gedanken kann, weil der Ballon *aufgeblasen* ist, bei der Exploration des Erlebens der Klientin auf die Heiße-Luft-Metapher hingearbeitet werden: »Stimmt, der Gedanke ist voller heißer Luft, es ist kein Inhalt dahinter.«

Die Therapeutin bittet die Klientin, den Ballon über die Sitzung hinweg bei sich zu behalten. Sie erfragt zwischendurch immer wieder, wie der Gedanke und das Gefühl von der Klientin erlebt werden, wenn sie »einfach nur da sind«, aber nicht darauf reagiert wird.

Akzeptanz statt heiße Luft

T: Wie erleben Sie das Gefühl jetzt, wenn Sie es neben sich sein lassen können?

K: Es wirkt anders, leichter, nicht so drängend.

T: Wie fühlt es sich noch an?

K: Als würde es nicht mein Handeln bestimmen.

Die Klientin nimmt den Ballon mit nach Hause, um zu weiter beobachten, was mit den Gedanken und Gefühlen passiert, wenn sie sie akzeptierend beobachtet.

Mit ein paar Sitzungen Abstand fragt die Therapeutin nach der Größe des Ballons und wie nun die Gedanken und das Gefühl auf die Klientin wirken. Fakt ist: Die Ballons schrumpfen. Die Übung macht damit erlebbar, dass nicht hilfreiche Gedanken und Gefühle unter Akzeptanz weniger groß sind – und damit weniger bedrohlich, intensiv etc., wenn wir ihnen keine Beachtung schenken.

Variation 1

Im Sinne der Schematherapie werden Sätze von strafenden, kritischen oder fordernden Anteilen auf den Ballons notiert. Diese werden zum Platzen gebracht, um die »aufgeblasenen« Sätze zu entmachten. Nebeneffekt: Die Sätze auf den Ballons sind ggf. nicht mehr intakt, nachdem der Ballon platzt, was sie weiter entmachten kann. Der Ballon kann auch mit einem kritischen Gesicht o. Ä. bemalt werden, um einen strafenden Modus zu verdeutlichen. Nach dem Zerplatzen kann ein Stück des Ballons mit nach Hause gegeben werden, der an die Übung erinnert.

Variation 2

Statt den Ballon zum Platzen zu bringen, können die Klienten auch befragt werden, was der Verhaltensimpuls nach dem Aufblasen ist. So möchten manche Klienten den Ballon bspw. aus dem Fenster fliegen lassen oder die Luft rauslassen. Letzteres kann zudem lustige Geräusche verursachen, setzt somit am Prinzip »Spiel und Spaß« an und wirkt zusätzlich entmachtend auf den strafenden Modus.

Ich sehe Rot

Thema: kognitive Defusion, starre Grundannahmen

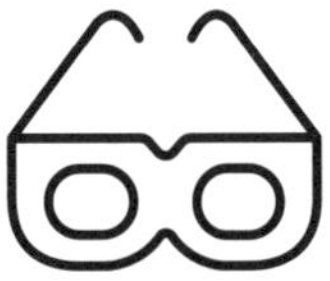

Material: zwei Brillen mit zwei gleichen, gefärbten roten Gläsern

Sinne:
(1) Sehen
(2) Bewegung / Lage im Raum
(3) Hören
(4) Fühlen

Therapiekontext

- Grundannahmen und Schemata sowie bestimmte Einstellungen prägen sich früh in Kindheit und Jugend aus und werden häufig nicht in Frage gestellt, da sie als »normal« erlebt werden.
- Ereignisse werden zugunsten der Grundannahmen interpretiert. Ereignisse, die gegen die Grundannahme sprechen, werden häufig ausgeblendet, sodass die Grundannahme bestehen bleibt und unter Umständen negativ auf das Erleben wirkt.

Intendierter Impact

Die Klientin erkennt, wie Grundannahmen die Interpretation der Umwelt beeinflussen können, und wechselt ggf. die Perspektive. Zusätzlich verdeutlicht die Übung, dass Gewöhnungseffekte eintreten, wenn man lange eine bestimmte Sichtweise erfolgt: Etwas zunächst ggf. Unangenehmes oder Ungewohntes wird dann »normal« (Habituation).

Beschreibung der Übung

Die Therapeutin bietet der Klientin zunächst die Brille an: »Was habe ich hier mitgebracht? Wollen Sie mal eine nehmen? Was könnten wir jetzt machen?« Gemeinsam werden die Brillen aufgesetzt und man schaut gemeinsam umher: »Was fällt Ihnen auf?«

Die Klientin beschreibt, dass alles rot erscheint, bspw. der Himmel oder die Pflanzen etc. – dies kann zuerst sogar bedrohlich wirken. Die Brille soll eine Zeitlang aufgelassen werden, während die Klientin weiter umherschaut. Sie darf dabei auch durch den Raum laufen.

Die Therapeutin weist auf den Kontrast zwischen der Wahrnehmung und dem Wissen über die Realität hin: »Wie sieht der Himmel denn normalerweise aus? Genau, er ist blau.« Sie gibt eine Hilfestellung zum Alltagtransfer: »Warum habe ich Ihnen das mitgebracht? Ja, manchmal ist es, als würden wir eine Brille im Alltag tragen. Wenn wir denken, dass uns keiner mag, dann nehmen wir vielleicht unsere Umwelt und die Ereignisse darin auch entsprechend wahr. Dinge, die gegen unsere Annahme sprechen, nehmen wir gar nicht wahr. Was könnten wir jetzt tun?«

Gemeinsam wird die Brille abgenommen. Die Therapeutin erfragt, wie es jetzt ist und was sich verändert. Implikationen für den Alltag werden besprochen.

In der gesamten Übung erfragt die Therapeutin stets die Außenwahrnehmung, aber auch nach Gedanken und Gefühle.

Ich sehe Rot

Variation

Die rote Brille kann auch bei Klientinnen eingesetzt werden, die wiederholt dysfunktionale Beziehungen eingehen. Hierbei stellt die Brille die sprichwörtliche »rosarote Brille« dar, die man am Anfang von Beziehungen trägt. So kann man Red Flags, also Hinweise auf Werte, Beziehungsmuster und Verhaltensweisen der anderen Person, die mit einem selbst auf lange Sicht nicht kompatibel sind, nicht bemerken – sie heben sich farblich nicht von der Umgebung ab. Auch hier ist es sinnvoll, die Brille »abzunehmen«, also den Eindruck von bspw. Freunden und Familien einzuholen oder selber zu reflektieren und verschiedene Perspektiven einzunehmen. Das Vorgehen ist analog zur oben beschriebenen Übung.

4 Umgang mit Emotionen

Neben der Anwendung kognitiver Techniken zur Reattribuierung dysfunktionaler Gedanken ist die korrigierende Arbeit an emotionalen Prozessen ein zentraler Bestandteil des therapeutischen Prozesses. Bei der überwiegenden Zahl psychischer Störungen sind als belastend erlebte oder unterdrückte Emotionen ein wesentlicher Teil der Symptomatik. Um lerngeschichtlich negativ konditionierte Emotionen nicht spüren zu müssen, vermeiden oder bekämpfen Klienten diese oftmals mithilfe dysfunktionaler Bewältigungsstrategien. Ziel ist es daher, die Einsicht des Klienten in vorhandene maladaptive emotionale Prozesse zu fördern. Zudem wird der Klient dabei unterstützt, Gefühle als wertvolle Hinweise auf eigene Bedürfnisse zu erkennen sowie einen funktionalen und akzeptierenden Umgang mit Gefühlen zu erarbeiten.

Die vorgestellten Impact-Übungen fokussieren bestimmte Gefühle, wie bspw. dysfunktionale Schuld, Ekel oder prolongierte Trauer. Sie können bei der Bewältigung von Verlusten und Anspannungszuständen helfen.

Arbeits- und Informationsmaterial

AB 30 Der Gefühlsknubbel

Die Übung eignet sich zur Verdeutlichung von summierten Belastungen, die in Anspannungszuständen, selbstverletzendem Verhalten, einem depressiven »Loch«, Wutausbrüchen o. Ä. enden. Durch Knete in verschiedenen Farben wird die Entstehung von Anspannung durch sich summierende, ungelöste Situationen und Gefühle visualisiert, was den Klienten helfen kann, Belastungen frühzeitig zu erkennen und zu lösen. Dies erleichtert die emotionale Regulierung und stärkt das Selbstverständnis.

AB 31 Botschaften in den Himmel schicken

Diese Übung eignet sich für die Trauerarbeit mit Klienten, die einen geliebten Menschen verloren haben. Der Schwerpunkt liegt auf der Aktivierung positiver Erinnerungen und Gedanken an den Verstorbenen. Mithilfe von beschrifteten Luftballons, die symbolisch »Botschaften in den Himmel schicken«, wird ein Ritual geschaffen, das auch positive Gefühle im Trauerprozess stärkt. Ziel ist es, schöne Erinnerungen an den Verstorbenen bewusst zu verankern.

AB 32 Ich schlage ein neues Kapitel auf

Bei Klienten, die Schwierigkeiten haben, die Vergangenheit loszulassen, ermöglicht diese Übung die Aufarbeitung biografischer Ereignisse. Mithilfe eines Fotoalbums ordnen sie belastende Erlebnisse ein und verarbeiten diese durch ein neues und systematisches Narrativ, um den Abschluss und die Akzeptanz der Vergangenheit zu fördern.

AB 33 Schuld zuschieben

Diese Übung ist für Klientinnen geeignet, die Schuldgefühle übermäßig auf sich beziehen. Mit Steinen wird die Verteilung der Schuld auf »Ich« und »Andere« visualisiert, wodurch eine realistische Einschätzung der eigenen Verantwortung gefördert wird. Ziel ist es, dysfunktionale Schuldgefühle zu vermindern und ein selbstbestimmtes Verhalten zu unterstützen.

AB 34 Bei Ekel ist man angeschmiert

Wenn dysfunktionaler Ekel in der Therapie im Fokus steht, insbesondere nach traumatischen Erfahrungen, kann diese Technik angewandt werden. Das Abwischen von Farbe auf einen Gegenstand, der als Symbol für das Problem dient, stärkt das Gefühl der Kontrollierbarkeit über den Ekel. Der Fokus liegt auf der Reduktion des Ekels und die Förderung der Selbstwirksamkeit.

Der Gefühlsknubbel

Thema: Verdeutlichung emotionaler Belastung, Anspannungszustände

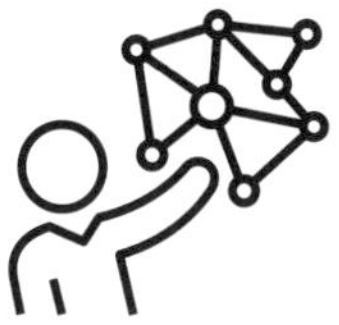

Material: Knete in verschiedenen Farben

Sinne: **(1) Fühlen**
(2) Sehen
(3) Bewegung
(4) somatosensorische Wahrnehmung
(5) Riechen
(6) Hören

Therapiekontext

- Anwendung: rezidivierende depressive Störung, emotional-instabile Persönlichkeitsstörung, Selbstverletzung
- Häufige intensive, emotionale Ausbrüche, z. B. Wutausbrüche, Anspannungszustände oder »in ein Loch fallen«. Dabei stauen sich über einen Zeitraum, bspw. eine Woche, unbearbeitete Situationen und entsprechende Gefühle auf oder »überlagern« sich. Der Klient ist sich dessen jedoch nicht bewusst und erlebt die Ausbrüche als »aus heiterem Himmel« kommend.

Intendierter Impact

Der Klient erkennt, dass emotionale Ausbrüche meist nicht grundlos auftreten, sondern sich über die Zeit durch herausfordernde Situationen und belastende Gefühle als Anspannung aufbauen und schließlich entladen. Nach der Übung ist er in der Lage, besser auf einzelne Situationen einzugehen, gefühls- und bedürfnisorientiert zu handeln und so ggf. den Aufbau der Anspannung zu verhindern. Der Klient geht mit einer Entlastung aus der Übung, weil er sich besser verstehen kann.

Beschreibung der Übung

Der Klient schildert, was in der letzten Woche passiert ist. Der Therapeut nimmt dabei für jede Situation oder jedes Gefühl ein Stück Knete in einer anderen Farbe und formt diese während des Erzählprozesses zu einer Kugel. Dabei können die Knetteile einfach ineinander gedrückt oder verwischt werden.

T: Also, Sie hatten in der Nacht kaum geschlafen *(nimmt grüne Knete)*, und am Morgen gab es eine kurze Auseinandersetzung mit Ihrem Partner *(nimmt rote Knete und vermischt sie mit der grünen Knete)*, Sie sind dann direkt zur Arbeit. Nach der Arbeit mussten Sie weiter zu einer Familienfeier *(nimmt gelbe Knete und vermischt sie mit den anderen)*.

Dieses Vorgehen wird fortgesetzt, bis eine Kugel aus Knete in verschiedenen Farben entstanden ist.

T: Sie sagten, am Abend sind Sie ganz plötzlich »ausgerastet«, aber Sie wissen nicht, wieso?

Der Gefühlsknubbel

Der Therapeut zeigt die Knetkugel und fragt, ob der Klient noch weiß, wofür welche Farbe stand und was das bedeutet. Dabei sollte er validierend bleiben.

T: Richtig, ich weiß auch nicht mehr genau, welche Farbe für welche Situation oder welches Gefühl stand. Ein ziemlicher Wirrwarr. Erleben Sie das bei Ihren Anspannungszuständen auch so? Ich habe aber verstanden, dass das alles ganz schön viel war. Es gab ja kaum Ruhepausen und ich habe den Eindruck, Sie konnten sich gar nicht um alles kümmern, z. B. erscheint mir der Streit mit Ihrem Partner nicht ganz gelöst. Was können wir jetzt tun? *(Die Reaktion des Klienten wird abgewartet.)*

Zuletzt ist es wichtig, mit dem Klienten lösungsorientiert zu schauen, wie die Situation verbessert werden kann: Einige Farben könnten wieder rausgelöst werden, falls möglich, und die Situationen können in kurzen Verhaltensanalysen untersucht werden. Auch ist es möglich, einen hilfreichen Umgang mit Gefühlen zu besprechen. Der Klient soll dazu motiviert werden, die Gefühle im Alltag stärker zu beobachten, um direkt auf diese eingehen zu können und so die starken, belastenden Zustände präventiv abwenden zu können.

Die Knetkugel wird mit nach Hause gegeben, um an die Sitzung zu erinnern.

Wichtig

Da Knete häufig stark riecht und der Geruch an die Kindheit erinnern kann, wird ggf. im Sinne der Schematherapie ein glücklicher Kindmodus aktiviert.

Variation 1

Die Anwendung kann auch zur Verdeutlichung leistungsbezogener Stressoren dienen, z. B. das Aufzeigen vielfältiger Belastungen bei einer »Burn-out«-Symptomatik.

AB 31 • T

Botschaften in den Himmel schicken

Thema: Trauerbewältigung

Material:
- Luftballons (ggf. Helium)
- Stift
- kleine Kärtchen
- Whiteboard, Flipchart

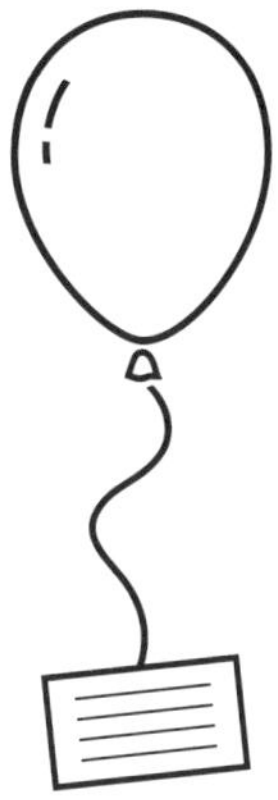

Sinne:
(1) Sehen
(2) Bewegung / Lage im Raum
(3) Fühlen
(4) Schmecken
(5) Hören
(6) somatosensorische Wahrnehmung
(7) Riechen

Therapiekontext
- Verlust eines wichtigen, geliebten Menschen
- Trauer scheint eng mit Vertrauen verbunden zu sein: Ich verliere etwas, das mir vertraut war. Tod und Verlust bedeuten Veränderung und lösen intensive Emotionen aus. Im Vordergrund stehen meist tiefe Traurigkeit, Hilflosigkeit, Schuldfühle, Angst, Verzweiflung und ähnliche Gefühle. Die Trauer und der Schmerz überdecken zunächst auch schöne und prägende Erinnerungen an die verstorbene Person.

Intendierter Impact

Es geht darum, positive Erinnerungen an einen verstorbenen Menschen zu aktivieren und zu pflegen. Dazu gehört, sich bewusst an schöne Momente zu erinnern und eine Möglichkeit für Zwiesprache mit der verstorbenen Person zu finden. So wird dieser ein angemessener Raum im Leben des Hinterbliebenen gegeben und mit positiven Gefühlen verknüpft.

Beschreibung der Übung
Anmerkung: Übung ist ggf. abhängig von Religion und Glauben des Klienten.

Die Therapeutin stellt dem Klienten drei Fragen:
(1) Was hat Ihnen [Name der verstorbenen Menschen] an wichtigen Dingen mitgegeben?
(2) Was sind die schönsten Momente [Name der verstorbenen Menschen], an die Sie sich erinnern?
(3) Was würden Sie [Name der verstorbenen Menschen] gerne noch sagen wollen?

Diese Aussagen werden gesammelt und dann vom Klienten auf die aufgeblasenen Luftballons geschrieben. Der Klient kann dann die Luftballons zum Himmel steigen lassen (im Christentum kommen die Toten in den Himmel).

Ich schlage ein neues Kapitel auf

Thema: biografische Einordnung und Loslassen

Material:
- leeres Fotoalbum
- Fotos, kleine Zettel, ggf. verschiedene Sticker oder andere Erinnerungsstücke, die eingeklebt werden können (oder Bilder / Kopien von diesen)
- Stifte

Sinne:
(1) Sehen
(2) Fühlen
(3) Hören
(4) Riechen
(5) Bewegung / Lage im Raum
(6) somatosensorische Wahrnehmung

Therapiekontext
- Schwierigkeiten, die Vergangenheit loszulassen
- wenig Akzeptanz der Gegenwart und geringe Zukunftsorientierung
- Probleme, die eigene Lebensgeschichte aus anderen Perspektiven zu betrachten
- Schwierigkeiten bei der Diskrimination zwischen vergangenen Ereignissen und aktuellem Erleben (Schemaaktivierungen)
- Therapiesituationen, in denen dysfunktionale Narrative das Erleben und Verhalten dominieren

Intendierter Impact

Die Übung macht vergangene Ereignisse emotional spürbar, wenn sie schwer losgelassen werden können. Die Vergangenheit kann als Vergangenheit spürbar und erlebbar gemacht werden (Assoziation: Fotoalbum, etwas Vergangenes betrachten). Erlebte Verluste können emotional prozessierbar werden, um einen Abschluss mit belastenden, vergangenen Dingen fühlbar zu machen.

Beschreibung der Übung
Für die Sitzung sollen verschiedene Inhalte vorbereitet werden. Dazu werden, falls vorhanden, Fotos aus der Zeit, passende Sticker als Repräsentanzen für Ereignisse aus der Zeit, entsprechend bemalte / beschriftete Zettel, Zeitungsartikel, ausgedruckte Nachrichten oder kleine Bilder gesammelt, die einzelne Meilensteine der Geschichte gut darstellen.

Ich schlage ein neues Kapitel auf

Ein Fotoalbum wird mit den zu verarbeitenden Inhalten gefüllt, diese werden als Geschichte erzählt (ausformuliert oder stichpunktartig). Die mitgebrachten Gegenstände werden in das Fotoalbum geklebt, während die Geschichte mit jedem eingeklebten Inhalt weitererzählt wird.

T: Was für ein Bild kleben Sie jetzt ein?

K: Das ist meine Einschulung.

T: Für welchen Teil Ihrer Geschichte steht das Bild? Erzählen Sie gerne, welche Bedeutung das für Sie hat.

K: An dem Tag war mein Vater nicht mit dabei. Ich weiß noch, dass ich ganz traurig war. Alle Kinder wirkten so glücklich. Sie hatten ihre Eltern dabei, beide. Meine große Schwester war da, meine Großeltern, sogar die, die weiter weg wohnen, die Eltern von meinem Papa *(weint)*. Selbst seine Eltern waren da, nur er nicht. Ich habe mich an dem Tag so von ihm allein gelassen gefühlt. Es war ein schreckliches Gefühl.

Die Gefühle zu den einzelnen Abschnitten der Geschichte werden exploriert. Durch geleitetes Entdecken kann zusätzlich ein anderes Narrativ ermöglicht werden, welches eine differenzierte und positivere oder zumindest differenziertere Sichtweise auf die eigene Biografie und damit eine bessere Verarbeitung ermöglichen kann.

T: Wie ging es an dem Tag der Einschulung weiter?

K: Alle waren zum Kaffeetrinken bei uns. Da war dann auch mein Papa. Er war nicht nüchtern, aber er war da. Er wollte wohl nicht betrunken von den anderen gesehen werden. Seine Sucht hat immer wieder ein schlechtes Bild auf unsere Familie geworfen. Das blieb uns und mir an dem Tag erspart. Es klingt komisch, aber darüber bin ich etwas dankbar, wenn ich so darüber nachdenke.

Am Ende der Erzählung wird durch die Klientin eine Schlussformel geschrieben: z. B. das Wort »Ende« oder ein Satz wie »So endet dieser Abschnitt der Geschichte«, »Hiermit verabschiede ich dich«, »Damit mache ich endgültig Schluss«.

Ein weiterer wesentlicher Punkt der Übung nach dem Prozessieren des vergangenen Ereignisses ist das bewusste Wegstellen des Fotoalbums in ein Bücherregal oder einen anderen Aufbewahrungsort. Dabei soll vergegenwärtigt werden, dass die Ereignisse vergangen sind und als Erinnerungen weggelegt und ebenso als Erinnerungen wieder angesehen werden können.

Variation

Analog zum oben geschilderten Vorgehen wird eine positiv verlaufende Version der Geschichte geschrieben – ausgestaltet mit Bildern, Stickern u.v.m. – und bewusst auf dem Nachttisch oder Schreibtisch präsent gehalten, um das Auftreten positiver Gedanken und Gefühle zu unterstützen.

Schuld zuschieben

Thema: Umgang mit Schuldgefühlen

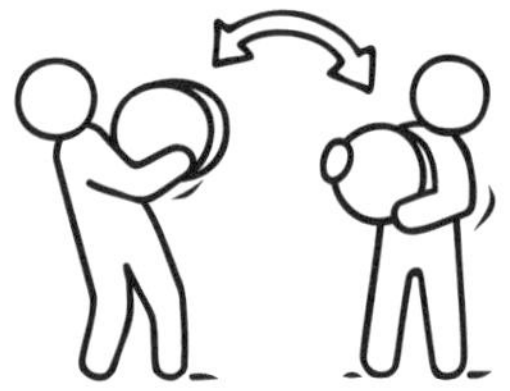

Material:
- ▶ 10 Steine oder Magneten für das Whiteboard
- ▶ Blatt Papier oder Whiteboard
- ▶ Stift (ggf. geeignet für das Whiteboard)

Sinne:
(1) Bewegung / Lage im Raum
(2) Sehen
(3) Fühlen
(4) Hören
(5) somatosensorische Wahrnehmung

Therapiekontext
- ▶ selbstwertfeindliche und dysfunktionale Attribution von Schuld auf die eigene Person
- ▶ deutliches Missverhältnis von realer Verantwortung und subjektiven Schuldgefühlen
- ▶ Redewendung »Jemandem die Schuld zuschieben« etwas *ernster* nehmen
- ▶ Umgang mit Schuldgefühlen (Vüst & Meisenzahl, 2022)

Intendierter Impact

Das Verschieben von Steinen macht erlebbar, dass dysfunktionale Schuld veränderbar ist, und vermittelt, dass die Bedingungen für Verantwortung und Schuld vielfältig sind. Dabei kann spürbar werden, dass man Verantwortung und Schuld aktiv von sich weisen kann, wenn sie dysfunktional sind. Dies kann den Impuls auslösen, (dysfunktionale) Verantwortung abzulehnen, Schuld zu reattribuieren und dadurch ein sichereres und selbstbestimmteres Verhalten zu entwickeln.

Beschreibung der Übung

Ein Blatt oder ein Whiteboard wird in der Mitte mit einem vertikalen Strich geteilt. Auf der einen Seite wird das Wort *Ich* oder der Name des Klienten geschrieben. Auf der anderen Seite stehen entweder die Namen der anderen Person(en), mit denen Verantwortung / Schuld geteilt wird, oder vereinfacht und ungerichtet »Die anderen« (alternativ können auch beschuldigende Modi im Sinne der Schematherapie eingesetzt werden).

Für die einzelnen Themen, bei denen es um Schuld geht, wird jeweils ein Stein auf die Seite des Klienten gelegt – sofern er sich selbst dafür die Schuld »zuschiebt«. Die Themen werden mit einem Wort oder sehr knappen Sätzen benannt und als Steine platziert. Das Gefühl nach dem Sammeln aller Themen und dabei zu sehen, dass die »ganze Schuld auf meiner Seite liegt«, wird exploriert.

Gemeinsam eruieren und disputieren Therapeut und Klient, mit wem Schuld geteilt wird oder wo die Schuld sogar eigentlich auf der anderen Seite liegen sollte. Dabei gehen sie die einzelnen Steine durch und ggf. verschiebt der Klient diese direkt.

Schuld zuschieben

T: Schauen wir uns den ersten Stein mal an. Sie haben gesagt, dass Sie allein schuld an dem Scheitern Ihrer Ehe sind. Sie hätten besser zuhören sollen *(zeigt auf den entsprechenden Stein, neben dem Zuhören steht)*.

K: Ja, das stimmt. So fühlt es sich zumindest an.

T: Was meinen Sie, wenn Sie sagen, dass es so anfühlt?

K: Mein Kopf weiß, dass das nicht stimmt. Meine Frau hat immer wieder gesagt, dass sie unzufrieden ist. Aber was ich genau tun kann, damit es besser wird, hat sie nicht gesagt. Ich war ein schlechter Ehemann, dass ich das nicht erkannt habe. Darum fühle ich mich schuldig.

T: Schauen wir uns dann direkt hierzu auch den passenden Stein mit der Schuld an. Wie sieht die Verantwortung für die Kommunikation in Ihrer Beziehung aus?

K: Na ja, idealerweise teilen wir das. Wenn ich etwas sage, hört sie mir zu und andersherum.

T: Was bedeutet das also für den Stein mit dem Zuhören?

K: Der muss in die Mitte *(schiebt den Stein in die Mitte)*. Wenn sie mir nichts sagt, dann kann ich auch nichts hören.

T: Das klingt sehr nachvollziehbar. Wie fühlt es sich an, diesen Stein in die Mitte zu schieben?

K: Das fühlt sich gerechter an. Damit kann ich aber auch nicht allein die Schuld am Scheitern der Ehe haben. Also in diesem Punkt.

T: Was möchten Sie jetzt tun?

K: Den Schuldstein verschieben *(schiebt den Schuld-Zuhören-Stein etwas von seiner Seite weg)*.

T: Wie fühlt sich das an?

K: Mmh, eigentlich gar nicht so schlecht. Ich weiß ja auch gar nicht immer so richtig, was sie genau von mir wollte.

T: Was können Sie nun mit dem Zuhören-Stein machen, der auf Ihrer Seite liegt, wenn Sie die Lage so beschreiben?

K: *(zögert)* Ich konnte ja nicht wissen, was ich falsch gemacht habe. Wenn sie es zumindest beim ersten Mal gesagt hätte, dann wäre es mir klarer gewesen *(schiebt den Stein noch weiter von seiner Seite weg)*. Das fühlt sich komisch, aber leichter an.

T: Was macht es leichter?

K: Um etwas zu hören, muss das Gegenüber reden. Sie hat was von mir verlangt, was ich nicht erfüllen kann, wenn sie mir nichts sagt. Irgendwie ärgert es mich das jetzt auch etwas. Das kann sie mir nicht allein unterschieben *(schiebt den Stein genau an die Linie zwischen sich und seine Ex-Frau)*.

Einzeln werden die Steine so auf die andere Seite geschoben und nach jedem geprüft, wie es sich anfühlt, aktiv jeweils die Schuld »von sich zu weisen« bzw. zu verschieben und zusätzlich, wie die eigene Seite mit den noch bestehenden Steinen wirkt und sich anfühlt.

Dieser Prozess wird mit allen Steinen durchgeführt, bis die Schuld oder Verantwortung angemessen verteilt ist.

Bei Ekel ist man angeschmiert

Thema: Reduktion von dysfunktionalem / hinderlichem Ekel

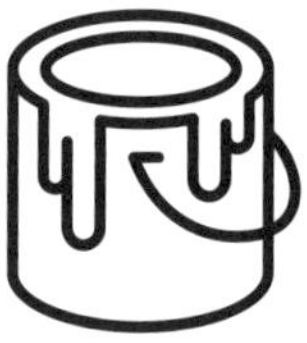

Material:
- ▶ Gegenstand, z. B. ein kleiner Karton
- ▶ Farbe, die man wieder abwaschen kann

Sinne:
(1) Fühlen
(2) somatosensorische Wahrnehmung
(3) Sehen
(4) Lage im Raum / Bewegung
(5) Riechen
(6) Hören

Therapiekontext
- ▶ Ekel als Gefühl nach übergriffigem Verhalten, vor allem als Signal, an sich minderwertig zu sein, weil man es »nicht anders verdient« habe
- ▶ Ekel als sozial-moralischer Ekel wird dysfunktional auf die eigene Person attribuiert (Lohr & Hauke, 2023)

Intendierter Impact

Die Reduktion von dysfunktionalem Ekel wird spürbar gemacht, vor allem im Kontext posttraumatischer Belastung und sozial-moralischen Ekels. Handlungsimpulse (körperlich), Grenzen neu oder anders zu setzen, werden generiert. Die Selbstwirksamkeit, sich von Ekel und Hilflosigkeit befreien können, wird erlebbar gemacht: »Ich habe eine Handlungsmöglichkeit«, »Ich kann das Gefühl wieder ›abgeben‹«

Beschreibung der Übung
Für diese Übung wird eine Thematisierung von Ekel, seinen Funktionen (adaptiver Wert) und Einfluss im Leben des Klienten vorausgesetzt. Vermittelt sollte sein, dass Ekel hilfreich ist, um Grenzen zu setzen und die körperliche Unversehrtheit zu wahren.

Die Therapeutin stellt Farbe zur Verfügung. Der Klient berührt diese mit der Handfläche einer Hand (Kontamination), während die auslösende Situation, die den Ekel bedingte, thematisiert wird.

Die Therapeutin erfragt das Gefühl und inwieweit dies dem Gefühl von Ekel gegenüber der Person entspricht, mit der der Klient ein Problem hat. Sie überreicht dem Klienten einen Gegenstand als Repräsentanz der Person, vor der er sich ekelt.

Bei Ekel ist man angeschmiert

Über geleitetes Entdecken wird der Klient herangeführt, die Farbe an den Gegenstand abzuschmieren. Dabei wird exploriert, wie es sich anfühlt, dass Teile des eigenen Erlebens von dieser Person kommen, sozusagen verinnerlicht sind, und diese wieder an die Person abzugeben und weniger Farbe an der Hand zu haben.

T: Wie fühlt es sich nun an, dass Sie das, was Sie so anwidert, nun an die Person zurückgeben?

K: Ungewohnt und irgendwie eklig. Ich will ihn nicht anfassen. Aber es an mir haben, an der Hand die kalte klebrige Farbe zu spüren, ist auch keine Option.

T: Was können Sie noch wahrnehmen?

K: Mit jedem Farbrest, den ich abschmiere oder zurückschmiere, wird es leichter.

T: Was meinen Sie mit leichter?

K: Er wird mir egaler, die Farbe ist auch weniger eklig. Es ist leichter, ihn nicht mehr emotional so an mich ranzulassen.

Wichtig

Hinweis: Bei Personen mit sexuellen Traumata kann das Gefühl zu sehr, je nach Konsistenz der Farbe, an Sperma erinnern. Ein solches exponierendes Vorgehen sollte entweder gut geplant und vorbereitet sein und ist je nach Behandlungsverlauf nur bedingt zu empfehlen.

Variation

Die verbleibende Farbe kann genutzt werden, um nachzuspüren, wie es ist, noch mit den restlichen Erinnerungen zu leben bzw. weiterhin in Kontakt mit der Person und ihrem Verhalten (sozial-moralischer Ekel) kontaminiert zu sein. Es kann genutzt werden, um die geringere Konzentration zu akzeptieren, bei gleichzeitiger Betonung, dass man das Verhalten der Person an sich ablehnt, jedoch mit den Folgen (die Farbe, die bleibt), leben lernt. Die Übung ist auch zur Förderung der Akzeptanz von Rest-Ekel und restlicher Unsicherheit bei Zwängen einsetzbar (z. B. weiterer Drang, Hände zu waschen).

5 Veränderung dysfunktionaler Verhaltensmuster

Dysfunktionale Verhaltensmuster spielen eine zentrale Rolle in der Entstehung und Aufrechterhaltung psychischer Belastungen. Diese Verhaltensweisen sind oft tief verwurzelt und bieten kurzfristig scheinbare Erleichterung oder Schutz, führen jedoch langfristig zu negativen Konsequenzen und verstärken die zugrunde liegenden Probleme. Zu häufigen Mustern gehören bspw. Verhaltensexzesse (z. B. zwanghaftes Verhalten oder Suchtverhalten) und Vermeidung (z. B. soziale Isolation oder Distanzierung von Emotionen), die sich auch als Widerstände in der Psychotherapie zeigen können. Um solche Muster zu durchbrechen, bieten Impact-Techniken einen effektiven Ansatz.

Dieses Kapitel thematisiert die Veränderung dysfunktionaler Verhaltensmuster durch den gezielten Einsatz von Impact-Techniken. Den Klientinnen wird ermöglicht, unmittelbare Einsichten in die Konsequenzen ihres maladaptiven Verhaltens zu gewinnen und emotionale Blockaden aufzubrechen. Die Übungen, die Vermeidung thematisieren, fokussieren darauf, die Vermeidung zu durchbrechen und in das Gefühl danach hineinzuspüren. So stellen die Impact-Techniken nicht nur eine kognitive Auseinandersetzung dar, sondern aktivieren durch körperliches Erleben tiefergehende emotionale Reaktionen, die den Veränderungsprozess und die Motivation fördern.

Arbeitsmaterial

AB 35 Der Jongleur

Diese Übung richtet sich an Klienten mit dysfunktionalen Verhaltensmustern und Überforderung. Indem der Klient während einer Rechenaufgabe mehrere Luftballons jonglieren muss, werden Verhaltensmuster sichtbar und überfordernde Verhaltensweisen bewusst gemacht. Ziel ist es, alternative, ressourcenschonende Verhaltensweisen anzuregen.

AB 36 Die Last der Überkompensation

Geeignet für Klientinnen mit übertriebenem Selbstdarstellungsverhalten, macht die Übung sichtbar, wie anstrengend dysfunktionale Selbstaufwertungsstrategien sein können. Die Klientinnen tragen Gegenstände, die ihre »Last« repräsentieren, um die Belastung zu spüren und die Kosten solcher Verhaltensweisen zu erkennen. Die Übung fördert eine realistische Selbstwahrnehmung.

AB 37 Ich führe Regie

Eingesetzt wird die Übung bei Klienten mit impulsiven Reaktionen und geringer Impulskontrolle. Sie lernen, sich durch »Regieführen« von automatischen Reaktionen zu distanzieren. Indem sie sich vorstellen, belastende Situationen zu verlangsamen (Slow-Mo-Technik) und neu zu interpretieren, steigert die Übung die Selbstwirksamkeit und fördert kontrolliertes Reagieren auf negative Emotionen.

AB 38 Ich verzettel mich

Stehen bei Klientinnen Zwangsneigungen oder Prokrastination im Vordergrund, kann diese Übung eingesetzt werden. Durch das Stapeln von Notizzetteln wird das »Verzetteln« mit Nebentätigkeiten erfahrbar gemacht. Ziel ist es, Prioritäten zu setzen und sich weniger ablenken zu lassen, um effizienter handeln zu können.

AB 39 Die Energiebohnen

Angelehnt an die »Spoon-Theory« (Miserando, 2003) wird mithilfe von getrockneten Bohnen die verfügbare Tagesenergie visualisiert, wodurch der Klient lernt, seine Tagesstruktur an Belastungsgrenzen anzupassen und Überlastung zu vermeiden. Selbstfürsorge wird gestärkt und Energie besser verwaltet. Langfristig fördert dies einen nachhaltigen Umgang mit den eigenen Ressourcen. Die Übung eignet sich besonders in der Arbeit mit chronisch Erkrankten.

AB 40 Kling, Glöckchen, klingelingeling

Diese Übung eignet sich für Klienten mit histrionischem Verhalten und unerfülltem Bindungsmotiv. Die Verwendung von kleinen Glöckchen an einem Band symbolisiert das histrionische Verhalten. Das Befestigen von Glöckchen an den Fußgelenken und das Umhergehen im Raum verdeutlicht die Dysfunktionalität: Die Aufmerksamkeit der anderen Personen wird dadurch von dem Klienten weg und auf die Glöckchen und Geräusche gelenkt Die Übung veranschaulicht, wie das histrionische Verhalten das Bedürfnis, wahrgenommen zu werden, boykottiert.

AB 41 Das Gras ist grüner auf der anderen Seite

Für Klientinnen mit »Fear of Missing Out« (FOMO) zielt die Übung darauf ab, Entscheidungsstress und die Nachteile durch ständiges dysfunktionales Abwägen verschiedener Optionen bewusst zu machen. Die Therapeutin legt vier ausgewählte Gegenstände, die verschiedene Lebensbereiche oder Prioritäten symbolisieren, in die Ecken des Raumes. Die Übung fördert ein schnelleres Treffen von Entscheidungen.

AB 42 Der Hemmschuh

Diese Übung eignet sich für Klienten, die die negativen Konsequenzen ihres Problemverhaltens zwar kognitiv verstehen, aber keinen emotionalen Zugang dazu haben. Die symbolische Belastung mithilfe beschwerter kleiner Säckchen, welche für hemmende Überzeugungen, Symptome oder destruktive innere Anteile stehen und an den Füßen befestigt werden, ermöglicht dem Klienten eine körperliche und emotionale Erlebbarkeit der Behinderung. Das Ablegen der Säckchen führt zu einem Gefühl von Befreiung und Leichtigkeit.

AB 43 Der Mauerfall

Diese Übung richtet sich an Klienten, die angstbesetzte Situationen durch Vermeidung umgehen und so in ihrer Komfortzone verharren. Mit symbolischen »Mauersteinen« (z. B. Kartons), die für Argumente der Vermeidung stehen, wird eine Barriere um den Klienten aufgebaut. Dadurch erlebt dieser, wie die Vermeidung zunehmend isoliert und Veränderung erschwert. Die Übung aktiviert Handlungsimpulse, indem der Klient die Barrieren entfernen kann, um den Schritt in die Veränderungszone zu wagen. Ziel ist es, dysfunktionale Vermeidung abzubauen und Selbstwirksamkeit sowie persönliche Entwicklung zu fördern.

AB 44 Der Rattenschwanz

Die Übung veranschaulicht, dass der kurzfristige Nutzen eines Bewältigungsverhaltens nicht im Verhältnis zu den langfristigen negativen Auswirkungen steht. Mithilfe von mehreren verknoteten Seilen, die die Nachteile symbolisieren, wird der »Rattenschwanz« an negativen Folgen, den das dysfunktionale Verhalten nach sich zieht, spürbar gemacht. Während der Klient durch den Raum geht, nimmt er bewusst wahr, wie er sich immer mehr verheddert und seine Energie darauf verwenden muss, mit diesen Konsequenzen zurechtzukommen. Ziel ist es, das Problemverhalten als nachteilig zu erleben und Handlungsimpulse für funktionale Handlungen zu aktivieren.

AB 45 Der Rucksack

Die Übung veranschaulicht die Wirkung individueller Verpflichtungen und Belastungen, indem sie in Form von Gewichten in einen Rucksack gepackt werden. Durch das schrittweise Hinzufügen und Entfernen der »Belastungen« wird die Wirkung dieser Lasten spürbar gemacht. Das Erlebnis der anschließenden Entlastung fördert die Bereitschaft zur Selbstfürsorge und das Setzen von Grenzen. Am Ende werden gemeinsam Möglichkeiten erarbeitet, wie einzelne Verpflichtungen reduziert oder delegiert werden können, um das Wohlbefinden zu steigern.

AB 46 Der (un)überwindbare Stuhl
Die Übung eignet sich bei häufiger Vermeidung oder Prokrastination. Ein Stuhl symbolisiert Hindernisse oder Widerstände, die die Klientin von der Umsetzung eines gewünschten Verhaltens abhalten. Das Ziel wird durch eine Schale voller Süßigkeiten o. Ä. dargestellt. Das Überwinden dieses Hindernisses stärkt die Selbstwirksamkeit und erleichtert den Transfer in den Alltag, sodass Vermeidungsverhalten abgebaut werden kann.

AB 47 Hindernislauf
Diese Übung verdeutlicht Klientinnen die Kosten des Problemfokus und die damit verbundene Handlungsunfähigkeit. Hindernisse werden symbolisch aufgestellt, um zu zeigen, wie belastend das problemorientierte Denken sein kann. Dieser Fokus regt Klientinnen zur aktiven Problembewältigung und zur Fokussierung auf Lösungsmöglichkeiten an.

AB 48 Sich die Waage halten
Für Klientinnen, die Vor- und Nachteile einseitig betrachten, hilft diese Übung, eine ausgewogene Haltung zu entwickeln. Symbolische Gegenstände repräsentieren Vorteile und Nachteile, um eine stabile Balance zu visualisieren. Sie werden angehalten, ausgewogene Entscheidungen zu treffen und zu spüren, wie sie die Konsequenzen gewichten wollen.

AB 49 Alles eine Frage der Haltung
Geeignet ist diese Übung für Klientinnen mit starren, wenig flexiblen Reaktionen auf Situationen. Durch das Einnehmen typischer Haltungen und das Reflektieren der Passung zum Kontext verdeutlicht sie, dass nicht alle Reaktionen in jeder Situation passend sind. Ziel ist es, flexiblere Verhaltensmuster zu fördern, die situationsgerecht sind und neue Handlungsoptionen schaffen.

AB 50 Der Beziehungsbecher
Diese Übung richtet sich an Klienten, die in ihren Beziehungen einen Mangel an Verbundenheit / Bindung empfinden und die Zuneigung, Komplimente und Wertschätzung des Partners oft in Frage stellen. Ein Becher symbolisiert die Beziehung, in den Wasser (Zuneigung und Liebesbekundungen des Partners) gegossen wird. Durch Löcher im Becher, die für das ständige Hinterfragen und Zweifeln stehen, läuft das Wasser wieder heraus, sodass der Becher nie ausreichend gefüllt ist. Ziel ist es, dem Klienten zu verdeutlichen, wie dieses Verhalten Bindung und Nähe verhindert. Das Annehmen von Zuneigung – keine Löcher in den Becher zu machen – wird als positiver Gegenimpuls vergegenständlicht.

AB 51 Der Bodyguard
Diese Übung eignet sich für Klienten, die sich der Schutzfunktion der Vermeidung bewusst sind und Angst vor Veränderung haben. Der Therapeut stellt sich symbolisch als »Bodyguard« vor den Klienten, der ihn vermeintlich schützt, aber auch einschränkt und isoliert. Der Klient erlebt so die Vor- und Nachteile des Vermeidungsverhaltens und wird ermutigt, Veränderungen einzuleiten, indem er den Bodyguard zur Seite schiebt und sich frei im Raum bewegt. Ziel ist es, auf diese Weise positive Gefühlszustände zu aktivieren, Selbstwirksamkeit zu fördern und Handlungsimpulse für soziale Interaktionen zu stärken.

AB 52 Die Macht der Gewohnheit
Diese Übung richtet sich an Klienten, die durch dysfunktionale Gewohnheiten blockiert werden. Durch das Verändern einer einfachen Geste erleben sie, wie unangenehm neue, aber hilfreiche Verhaltensweisen anfangs erscheinen können. Ziel ist die Förderung der Bereitschaft für Veränderungen trotz anfänglicher Ungewohntheit.

AB 53 Ja, aber!

Diese Übung richtet sich an Klienten, die durch häufiges »Ja, aber« im Widerstand bleiben sowie Hilfsangebote abblocken. Die Barrierebildung und emotionale Distanz, die durch dieses Verhalten entsteht, wird mithilfe von Schaumstoffquadern / Kartons symbolisiert, die für jedes »Ja, aber« zwischen Klient und Therapeut gestellt werden. Durch einen Rollenwechsel – der Therapeut reagiert auf Vorschläge des Klienten mit »Ja, aber« – erlebt der Klient selbst die Frustration und Blockade, die für andere entstehen kann. Ziel ist es, das Bewusstsein für den negativen Effekt des Verhaltens auf Beziehungen und die eigene Veränderungsbereitschaft zu fördern.

AB 54 Neglect

Die Übung richtet sich an Klienten, die emotionale Themen oder belastende Erfahrungen vermeiden und dadurch den therapeutischen Fortschritt behindern. In der Übung wird ein Stuhl mit hoher Lehne verwendet, der die Vermeidung symbolisiert und den der Therapeut zwischen sich und den Klienten stellt. Für den Klienten wird erfahrbar, dass die Vermeidung dazu führt, dass wesentliche Anteile und Erlebnisse für den Therapeuten nicht sichtbar werden und damit verbundene Probleme nicht gelöst werden können. Diese Einsicht soll die Bereitschaft fördern, sich in der Therapie mehr und mehr zu öffnen.

AB 55 Wenn du loslässt, hast du zwei Hände frei

Diese Übung eignet sich für Klienten, die an belastenden Gedanken oder Zwängen festhalten. Mit einem Stressball wird das Loslassen und die damit verbundene Entspannung erlebbar gemacht. Die Übung fördert Akzeptanz und eine entspannte Haltung gegenüber unveränderbaren Aspekten des Lebens.

Der Jongleur

Thema: Identifikation dysfunktionaler Muster und empathische Konfrontation

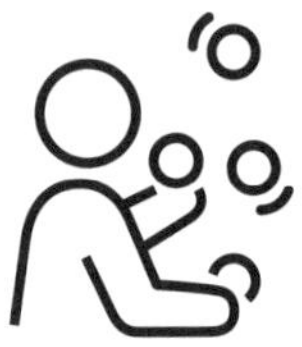

Material: mindestens vier aufgeblasene Luftballons

Sinne:
(1) Bewegung / Lage im Raum
(2) somatosensorische Wahrnehmung
(3) Sehen
(4) Fühlen
(5) Riechen
(6) Hören

Therapiekontext

- Neigung zu aktiver Vermeidung sowie Verhaltensexzessen
- geringes Verständnis für Kosten und Nutzen des eigenen Verhaltens
- empathische Konfrontation dysfunktionaler Modi im Sinne der Schematherapie

Intendierter Impact

Dysfunktionale Muster, vor allem leistungsfordernde Anteile, aktive Vermeidungsstrategien und Verhaltensexzesse (Kompensation) können identifiziert werden. Die Übung macht die Kosten und Nutzen dieser Modi und Verhaltensweisen, sowie die Anstrengung, die dadurch entsteht, deutlich. Die fordernden und unterordnenden Modi beinhalten oft automatische Reaktionen, die Klientin erlebt dies und bekommt einen Impuls zu einer alternativen Verhaltensweise.

Beschreibung der Übung

Der Klientin wird eine einfache Rechenaufgabe gegeben, wie zum Beispiel von der Zahl 100 immer wieder die Fünf zu subtrahieren. Das wird so lange durchgeführt, bis die Klientin die Zahl Null erreicht hat.

Im nächsten Schritt wird die Zahl 200 und die Subtraktion einer anderen, etwas schwierigeren Zahl (z. B. 3, 4, 6, …) vorgegeben.

Während die Klientin rechnet, wird ihr einer der aufgeblasenen Ballons zugeworfen. Instruktion der Therapeutin: »Der Ballon darf nicht den Boden berühren.« Der Ballon dürfte also auch einfach festgehalten werden.

Erfahrungsgemäß reagieren Klientinnen auf die Instruktion entweder mit einem fordernden Modus oder einem unterordnenden Modus und interpretieren die Aufforderung als »Jonglieren«. Sie neigen zu einer Unterwerfungsreaktion, indem sie versuchen, es der Therapeutin recht zu machen und die Ballons während der Übung in der Luft halten, während sie dem nächsten Schritt zusätzlich folgen.

Lässt die Klientin den Ballon zu Boden fallen, fragt die Therapeutin, warum sie so reagiert hat. Gleiches gilt, falls sie anfängt zu rechnen und dabei den Ballon in der Luft hält. In letzterem Fall kann die Leistungsbereitschaft bzw. der Verhaltensexzess thematisiert werden. Es kann auch ein Hinweis gegeben werden, dass das Jonglieren mit den Ballons nicht die eigentliche Instruktion war, um z. B. einen fordernden Modus zu thematisieren.

Der Jongleur

Nacheinander wird der Klientin ein Ballon nach dem anderen zugeworfen. Dieses Vorgehen wird mehrfach wiederholt. Sollte die Klientin im ersten Durchgang den Ballon in der Luft gehalten haben, wird die Übung so lange fortgeführt, bis sie versucht, alle Ballons gleichzeitig in der Luft zu halten und dabei zu rechnen. Es wird der Grad der Erschöpfung, der Überforderung oder der Anspannung erfragt. An dieser Stelle ist ein Abgleich mit dem Alltag möglich und wie andere Verhaltensweisen zu ähnlichen Ergebnissen führen, wenn man versucht, mehrere Dinge gleichzeitig zu tun, aktiv zu vermeiden oder allen Anforderungen gerecht zu werden.

Sollte die Klientin die Ballons während des Rechnens (an sich vorbei) fallen lassen, markiert die Therapeutin dies als mögliche Ressource und verstärkt, dass die Konzentration auf eine Aufgabe sinnvoll erscheint.

Um aktive Vermeidung gezielt zu thematisieren, können Therapeutin und Klientin herausarbeiten, dass zusätzlich durchgeführte Tätigkeiten, obwohl bereits ein Problem oder eine Aufgabe vorliegt, die Leistung verschlechtern oder den Zugang zu hilfreichen Ressourcen erschweren können. Die Übung ist daher besonders geeignet, um Prokrastinationsneigungen zu adressieren.

Variation

Diese Übung kann auch genutzt werden, um Menschen, die an ADHS leiden, zu verdeutlichen, welche Kosten es hat, sich in diversen Aufgaben zu »verzetteln«, und welche Vorteile es mit sich bringt, sich auf eine Aufgabe zu konzentrieren.

AB 36 • T

Die Last der Überkompensation

Thema: Empathische Konfrontation zur narzisstischen Selbsterhöhung

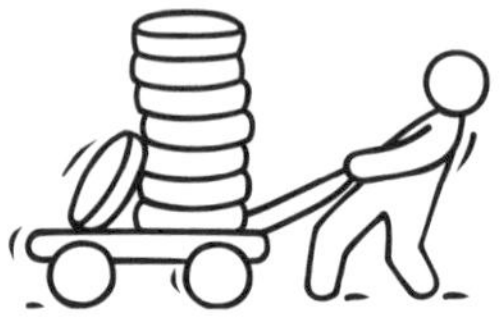

Material: mehrere Gegenstände, z. B. Bücher, Kissen, Eisenketten, Stifte

Sinne:
(1) Fühlen
(2) Bewegung / Lage im Raum
(3) Sehen
(4) Schmerzwahrnehmung
(5) Hören
(6) ggf. Riechen

Therapiekontext

- Die Klientin nutzt dysfunktionale Selbsterhöhung, wie Prahlen, Kompetitivität, Grandiosität, sich aufzublähen und Ähnliches, um sich selbst bzw. den Selbstwert zu erhöhen.
- schematherapeutische empathische Konfrontation überkompensatorischer Verhaltensweisen
- Konfrontation von Handlungen auf der Spielebene (Sachse, 2018)

Intendierter Impact

Die Übung verdeutlicht die Nachteile dysfunktional exzessiven Verhaltens oder gegenteilig zu den eigenen Bedürfnissen verlaufenden Bewältigungsreaktionen. Image und Erwartungen als mögliche Kosten werden sichtbar, die Klientin spürt die Anstrengungen der überkompensatorischen Strategien.

Beschreibung der Übung

Gemeinsam werden zuerst übermäßig selbstaufwertende Verhaltensweisen rekapituliert. Dabei wird das Erleben in solchen Situationen genau eruiert: Was denkt, fühlt und braucht man in der Situation, in der man sich »aufwertet«? Die Klientin wird gebeten, im Therapieraum auf- und abzugehen. Alle paar Schritte spricht die Klientin eine selbstaufwertende Reaktion aus und die Therapeutin reicht ihr einen Gegenstand, den sie tragen muss, während sie weiter umhergeht. Die Klientin wird gebeten, weiter auf- und abzugehen, selbstaufwertende Gedanken zu äußern und dabei immer mehr Gegenstände zu tragen, sich umzuhängen etc. Beide reflektieren das Erleben mit zunehmendem Umherlaufen: Wie leicht fällt es noch, sich zu bewegen? Wie gut kann die Umgebung wahrgenommen werden? Wie gut gelingt es, mit der Umwelt zu interagieren? Wie fühlt sich das Tragen »all der Last« im Vergleich zum Beginn der Übung an? Wie gut gelingt die Bewegung ohne die Selbstaufwertung?

Variation

Auch einsetzbar für Verhaltensweisen der aktiven Vermeidung, bei denen die Kosten der Ablenkung nicht erlebt werden und die Befriedigung der eigentlichen Bedürfnisse auf der Strecke bleibt. Ebenfalls einsetzbar bei Prokrastination, wenn die Ablenkungen zwar durchgeführt werden, aber belastend erlebt werden – auch Fernsehen oder Surfen wird als belastend erlebt, nicht nur die anfallende Arbeit.

AB 37 • T

Ich führe Regie

Thema: Impulskontrolle durch Selbstmanagement

Material: ggf. Regie-Klappe

Sinne:
(1) Hören
(2) Fühlen
(3) Bewegung / Lage im Raum
(4) Sehen
(5) somatosensorische Wahrnehmung

Therapiekontext

- geringe Distanzierungsfähigkeit von belastenden, traumatischen Inhalten
- geringe Achtsamkeit, geringe Impulskontrolle, geringer Alltagstransfer von Therapieinhalten
- Fähigkeit stärken, Musteraktivierungen und automatische Reaktionen im Alltag zu unterbrechen

Intendierter Impact

Der Klientin wird erlebbar gemacht, sich von Gedanken und Gefühlen lösen zu können und diese über metakognitive Prozesse beobachten und moderieren zu können. Die Musterunterbrechung wird als Verhaltensweise eingeübt und Selbstwirksamkeit damit gestärkt.

Beschreibung der Übung

Die Therapeutin bespricht und erstellt mit der Klientin ein Skript über eine belastende Situation, die eine dysfunktionale automatische Reaktion oder impulsive Verhaltensweise enthielt. Beide gehen das Skript einmal mit allen Details, die relevant für das Verständnis des maladaptiven Verlaufs der Situationen sind, *laut* durch.

Das erstellte Skript wird mit allen ermittelten Details nun *imaginativ* – »wie in einem Film« – durchgegangen: Die Aufgabe besteht für die Therapeutin darin, die Klientin im ersten Durchgang das Geschehen an den jeweiligen Stellen, an denen die Klientin auf ihre exekutiven Reaktionen, Selbst- und / oder Emotionsregulationsfähigkeiten zurückgreifen sollte, mit der Regie-Klappe, einem Klatschen oder der Anweisung »Slow-Mo« [Hinweis: Bei PTBS oder ähnlichen Störungen sind laute Geräusche ggf. zu meiden] zu unterbrechen. Die Therapeutin fordert die Klientin dann auf, den Teil der Sequenz imaginativ langsamer ablaufen zu lassen.

Dieses Vorgehen wird mit der Aufforderung für die Klientin wiederholt, an den entsprechenden Stellen selbst das Signal zur Verlangsamung vor dem geistigen Auge vorzunehmen. Sie macht die Erfahrung, als eigene Regisseurin auf die Gedanken und Gefühle zu reagieren. Dies stärkt das Selbstwirksamkeitserleben stückweise. Im darauf aufbauenden Schritt werden die Sequenzen ein weiteres Mal verlangsamt angeschaut und dann »rescriptet«, mit einer funktionalen Reaktion, die im Sokratischen Dialog erarbeitet werden kann.

Das Vorgehen wird mehrmals geübt, indem die Klientin die Unterbrechung zunehmend selbst vornimmt und sich die Anweisung zur Betrachtung in Slow-Motion ebenfalls selbst gibt. Sie lernt also, sich bei dysfunktionalen Verhaltensweisen selbst zu unterbrechen, Symptome als weniger überflutend und »langsamer« zu erleben und funktionale Verhaltensalternativen einzuüben.

Ich verzettel mich

Thema: zwanghafte Kontrolle, Zwangshandlungen, Prokrastination, Fokussierung

Material:
- ein kleiner Stapel Haftnotizzettel
- Stift
- ein sehr kleiner Gegenstand, z. B. eine Büroklammer

Sinne:
(1) Bewegung / Lage im Raum
(2) Fühlen
(3) Sehen
(4) Hören
(5) somatosensorische Wahrnehmung

Therapiekontext

- bei Zwängen, z. B. mehreren bzw. aufwändigen Zwangshandlungen mit vielen einzelnen Schritten, zwanghaften Persönlichkeitseigenschaften, zwanghafter Kontrolle; ggf. Perfektionismus
- bei Haften an Details, Prokrastination, »sich verzetteln« (auch bei ADHS), Schwierigkeiten beim Setzen von Prioritäten, Verlieren in Details, Schwierigkeiten, Wichtiges von Unwichtigem trennen zu können

Intendierter Impact

Diese Übung eignet sich dazu, zugänglich und sichtbar zu machen, dass viele Aufgaben und geringer Fokus auf das Wesentliche Situationen verkomplizieren. Zudem begreift die Klientin den Automatismus, sich mit Details, Kleinigkeiten oder auch Nebensächlichkeiten aufzuhalten und abzulenken. Sie spürt so das Zielverhalten, Handlungsimpulse zu priorisieren und zu fokussieren und ablenkende, aufhaltende Aufgaben oder Handlungen bewusst zu reflektieren und aufzugeben.

Beschreibung der Übung

Eine Aufgabe oder Handlung, die eigentlich zu erledigen ist, wird klar benannt und symbolisch als Büroklammer auf einen Tisch gelegt.

Die Klientin wird gebeten, eine Zwangshandlung, Detailaufgabe, Ablenkung oder Kleinigkeit zu benennen, die sie meist anstatt einer geforderten Aufgabe macht. Dabei wird sie gebeten, so kleinschrittig wie möglich den Vorgang zu beschreiben und die einzelnen Schritte auf jeweils einzelne Notizzettel zu schreiben. Die Zettel soll sie nach und nach auf die Büroklammer legen und zunehmend aufeinanderstapeln.

Ich verzettel mich

T: Sie sagen, dass Sie einen Anruf bei einer Kundin tätigen müssen. *(legt demonstrativ eine Büroklammer auf den Tisch)*

K: Genau. Und dann kommt eine Mail rein. Ich gucke dahin und lese sie erstmal.

T: *(nimmt einen kleinen Zettel und überreicht ihn K)* Schreiben Sie das kurz auf diesen Zettel und legen Sie diesen über die Büroklammer. Wie wirkt das auf Sie?

K: Das andere kommt zuerst. Ich muss ja priorisieren.

T: Das ist also, wie Sie es erleben?

K: Ja. Genau. Nur, dass dann noch mehr dazu kommt, bis ich zwei Stunden später merke, dass ich die Kundin anrufen muss. Und dann ist es meistens zu spät. Ich komme da einfach nicht raus.

T: Dann lassen Sie uns mal alle weiteren Sachen, die passieren und die Sie machen, auf weitere Zettel schreiben.

K: *(beschriftet weitere Zettel)* Eine Liste mit den Anliegen im Gespräch mit der Kundin anfertigen *(legt Zettel über den anderen)*; die Liste nach Prioritäten sortieren *(legt Zettel über den anderen)*, die Liste neu aufsetzen, damit sie leserlich bleibt *(legt Zettel über den anderen)* [...] zehnter Zettel: die Telefonnummer mehrfach kontrollieren *(legt Zettel über den anderen)*, elfter Zettel: die Telefonnummer dreimal ins Telefon eingeben *(legt Zettel über den anderen)*.

Mit jedem Zettel wird der Eindruck zur Situation erfragt und wie die eigentliche Aufgabe erlebt wird (ggf. wird auch fokussiert, als wie dringlich die eigentliche Aufgabe erlebt wird).

T: *(wenn der letzte Zettel platziert ist)* Wie fühlen Sie sich nun mit dem Stapel vor sich?

K: Erschöpft. Auch wenn es nur Zettel sind, aber das ist einfach zu viel. So laufen meine Tage ab. Hin und her, viel zu tun, dies und das erledigen. Nichts kommt richtig zu Ende.

Zudem sollte über geleitetes Entdecken eruiert werden, als wie hilfreich das Vorgehen erlebt wird und was der erste Handlungsimpuls ist, wenn die Situation so betrachtet wird, wie sie derzeit auf die Klientin wirkt.

Im nächsten Schritt wird die Klientin gefragt, welche Lösung sie sich nun vorstellt und umsetzen möchte. Wenn sie die einzelnen Zettel entfernen und evaluieren möchte, soll sie dies tun und dabei genau beachten, welche Eindrücke und Gefühle entstehen, erneut so kleinteilig vorzugehen. Kommt sie zu der Erkenntnis, dass dieses Vorgehen eigentlich dem hinderlichen Muster ähnlich ist, sollte sie für die Einsicht deutlich verstärkt werden. Erkennt sie das Vorgehen nicht als ähnlich, bietet es sich an, dies empathisch zu konfrontieren oder über geleitetes Entdecken zu dieser Erkenntnis zu gelangen. Alternativ kann es sein, dass sie alle Zettel auf einmal beiseitelegt, was zu verstärken ist. Es soll zudem deutlich das Gefühl beim direkten Vorgehen – also alle Zettel beiseitezulegen und die Aufgabe unmittelbar zu »ergreifen« – fokussiert werden.

Abschließend fasst die Therapeutin den Aufwand und die Kosten durch das ablenkende, detaillierte Vorgehen zusammen und betont den großen Nutzen des direkten Vorgehens. Sie vergegenwärtigt damit das Gefühl noch einmal. Die Klientin nimmt die Büroklammer als Erinnerungsstück mit nach Hause.

AB 39 • T

Die Energiebohnen

Thema: Selbstfürsorge, chronische Erkrankungen, Selbstmanagement

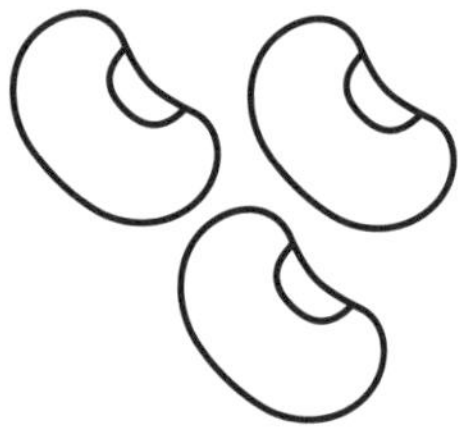

Material: trockene Bohnen oder andere kleine, gleiche Gegenstände (ca. 20 Stück)

Sinne:
(1) Fühlen
(2) Sehen
(3) somatosensorische Wahrnehmung
(4) Hören

Therapiekontext
- chronische Erkrankungen
- geringer Antrieb, depressive Störungen
- Neigung, wenig Rücksicht auf eigene Belastungsgrenzen zu nehmen und sich selbst zu überfordern

Intendierter Impact

Das Weglegen einer Bohne macht spürbar, wie viel Energie bestimmte Aktivitäten benötigen. Mit der Zeit lernt der Klient, besser einzuschätzen, wie er die Tagesstruktur anpassen kann, um Überlastung zu vermeiden. Er wird daran erinnert, eigene Belastungsgrenzen zu berücksichtigen.

Beschreibung der Übung

Jede Aktivität, die man im Laufe des Tages ausführt, kostet Energie. Energieeinheiten werden symbolisiert durch Bohnen, die dem Klienten mit nach Hause gegeben werden. Die Therapeutin bespricht mit ihm, wie viele »Energiebohnen« ihm an einem durchschnittlichen Tag zur Verfügung stehen. An einem guten Tag können dies vielleicht 18, an einem schlechten Tag vielleicht nur zwölf Bohnen sein, abhängig zum Beispiel vom Wohlbefinden, von der Krankheitsaktivität oder Schlafqualität. Der Klient überlegt jeden Morgen, wie viel Kraft ihm an dem Tag zur Verfügung steht. Die entsprechende Anzahl Bohnen nimmt er mit in seinen Tag. Für jede Aktivität legt er eine bestimmte Anzahl Bohnen weg, je nachdem, wie anstrengend die Aktivität für ihn ist. Beispiele:
- Aufstehen und sich fertig machen: 2 Bohnen
- Sport: 3 Bohnen

Pausen und Erholungszeiten einzulegen, füllt den Bohnenvorrat wieder auf. Nach Ruhezeiten oder positiven Aktivitäten bestimmt der Klient, wie viele Bohnen er zurückgewonnen hat.

Die Übung basiert auf der »Spoon Theory« (Miserando, 2003).

Wichtig

Man kann auch »über seine Grenzen« hinausgehen und Aktivitäten durchführen, obwohl keine Bohnen oder Energie mehr zur Verfügung stehen. Dies hat in der Regel zur Konsequenz, dass der nächste Tag mit weniger Energie, also Bohnen, begonnen wird. Dies kann zu einem Teufelskreis mit dauerhafter Erschöpfung führen.

AB 40 • T

Kling, Glöckchen, klingelingeling

Thema: histrionisches Verhalten, unerfülltes Bindungsmotiv

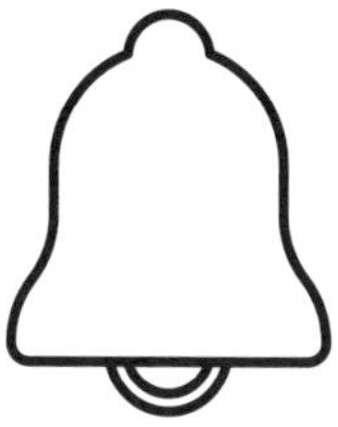

Material:
- mehrere kurze Seile
- Glöckchen oder Rasseln

Sinne:
(1) **Hören**
(2) Bewegung / Lage im Raum
(3) Fühlen
(4) Sehen
(5) somatosensorische Wahrnehmung

Therapiekontext
- Klientinnen, deren Bindungsmotive nach Anerkennung (Sachse, 2018) biografisch nicht erfüllt wurden und durch dysfunktionales Bewältigungsverhalten unerfüllt bleiben (Persönlichkeitsstörungen, Schematherapie)
- Klientinnen können bereits annehmen, dass ihr Verhalten eine gewisse Dramatik und Aufregung mit sich bringt, und sich wiederholende Verhaltensweisen benennen.

Intendierter Impact

Das Problemverhalten wird erlebbar gemacht, ebenso wie daraus resultierende Konsequenzen. Dadurch werden Handlungsimpulse zur Veränderung dysfunktionaler Verhaltensweisen erzeugt.

Beschreibung der Übung
Wenn eine Klientin von einer Situation berichtet, in der histrionisches Verhalten zu Ablehnung oder Distanzierung geführt hat, kann vorab eine SORCK-Analyse erfolgen.

Die Therapeutin bittet die Klientin, für typisch dramatische Verhaltensweisen ein Glöckchen oder eine Rassel an einem oder zwei Seilen zu befestigen, sich diese dann um das Fußgelenk zu binden und durch den Raum zu laufen. Sie fragt die Klientin, worauf nun die Aufmerksamkeit anderer gerichtet ist. Wie könnten andere die Lautstärke und Unruhe empfinden?

Die Klientin kann erkennen, dass ihr Verhalten von ihrer Person ablenkt, andere ihre Aufmerksamkeit auf die Glöckchen richten und sie als Person und ihre Bedürfnisse nicht wahrgenommen werden. Das Problemverhalten verhindert also die Bedürfniserfüllung.

Bei einigen Klientinnen fungiert dramatisches Verhalten auch als Schutzfunktion (»Die können nicht sehen, dass ich eine Mogelpackung bin«). Dies führt zur Bearbeitung der dysfunktionalen Überzeugung.

Das Gras ist grüner auf der anderen Seite

Thema: Fear of missing out

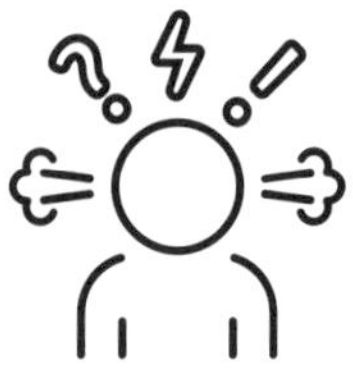

Material: Gegenstände, die vier wichtige Ziele der Klientin repräsentieren (z. B. Geldbeutel für finanzielle Interessen, Schlüssel für Ziele im Bereich Wohnen, Versichertenkarte für Gesundheitsthemen, Reisepass für Reiseziele, Foto des Partners für Ziele in der Partnerschaft etc.)

Sinne:
(1) Bewegung / Lage im Raum
(2) somatosensorische Wahrnehmung
(3) Fühlen
(4) Sehen
(5) Hören

Therapiekontext

- Angst davor, etwas Wichtiges zu verpassen (engl. Fear of missing out, FOMO)
- Schwierigkeiten, zu priorisieren und reale Erfahrungen zu machen und diese in Bezug auf Bedürfnisse und Werte zu evaluieren
- niedriges Selbstwirksamkeitserleben, weil keine Selbstwirksamkeitserfahrungen gemacht werden
- fehlende Akzeptanz, dass nicht alles jederzeit möglich ist; geringe Frustrationstoleranz

Intendierter Impact

Die Anstrengung, die das ständige Wechseln zwischen Optionen als Folge hat, wird spürbar gemacht. Im Kontrast dazu steht die Beruhigung, die erfahrbar wird, wenn die Klientin sich für eine Option entschieden hat. Sie erfährt, dass reale Erfahrungen Bedürfnisse befriedigen und es ermöglichen, Werte zu verfolgen. Die Übung kann zudem begreifbar machen, dass das Festhalten an Alternativen, die schlussendlich nicht gelebt werden, dafür sorgt, dass das Leben an einem »vorbeizieht« und auch der Moment nicht genossen werden kann.

Beschreibung der Übung

Die vier ausgewählten Gegenstände werden in allen vier Ecken des Raums platziert.

Die Klientin wird aufgefordert, sich in die Mitte des Raums zu stellen und sich zu überlegen, welche der Optionen am wichtigsten für sie ist. Sobald sie sich entschieden hat, soll sie sich in die Ecke mit dem korrespondierenden Gegenstand stellen.

Wichtig ist es, der Klientin wenig Chance zu geben, zu prüfen, wie sich die Entscheidung anfühlt und wie sie die Entscheidung erlebt, um den psychischen Prozess bestmöglich nachzubilden. Sie soll direkt bei Erreichen einer Ecke prüfen, ob nicht doch eine der anderen drei Optionen besser ist, und sich dann zu der genannten Option begeben.

Das Gras ist grüner auf der anderen Seite

Ein Beispiel:

T: Sie haben sich also für Ihre Gesundheit entschieden?

K: Ja, ist doch die Grundlage für alles.

T: Was ist denn mit Reisen?

K: Ach ja, stimmt, das ist sehr wichtig, wenn ich das nicht mache, dann geht es mir richtig schlecht. Dann leidet meine Gesundheit.

T: Dann gehen Sie nochmal in die Ecke, wo die Rechnung der letzten Reise *(ein ausgewählter Gegenstand)* liegt. *(Während K auf halber Strecke ist:)* Warten Sie, wenn ich Sie richtig verstanden habe, ist Geldverdienen aber auch wichtig. *(deutet auf die dafür ausgesuchte Ecke mit dem Portemonnaie, mit humoristisch-provokantem Unterton)*

K: *(wechselt abrupt die Richtung)* Das stimmt. Ohne Moos nichts los.

T: Aber wenn Sie zu viel arbeiten, leiden doch die Gesundheit und Ihre Partnerschaft *(zeigt in zwei Ecken gleichzeitig)*.

K: *(bleibt stehen und wirkt entrüstet)* Wissen Sie was, ich fange jetzt erstmal mit einem der Dinge an *(stellt sich in die Ecke, der Gesundheit zugeschrieben wurde, in der die Krankenkassenkarte liegt)*.

Das Gefühl während des Entscheidungsprozesses und / oder beim »Aufgeben« wird genau exploriert. Im letzteren Fall wird erfragt, welche Maßnahmen zu ergreifen sind, um ein verbessertes Gefühl zu bewirken. Durch geleitetes Entdecken kann die Wichtigkeit des *Treffens einer Entscheidung* betont werden, unabhängig davon, ob eine Entscheidung letztendlich optimal ist.

Wichtig ist, die Klientin für das Treffen einer Entscheidung zu verstärken und diese zu festigen, indem die Vorteile dieser Entscheidung erörtert werden. Handlungsoptionen zur Ausblendung der Alternativen werden erarbeitet, damit die Entscheidung möglichst konsequent aufrechterhalten werden kann.

Wichtig

Das Gefühl, sich für eine Option zu entscheiden und dabei zu bleiben, wird fokussiert. Meist tritt durch das Verweilen in einer der Ecken des Raums, also bei einer Entscheidung, eine Entspannung oder Erleichterung ein.

Der Hemmschuh

Thema: Behinderung und Hemmung durch Problemverhalten und Symptome

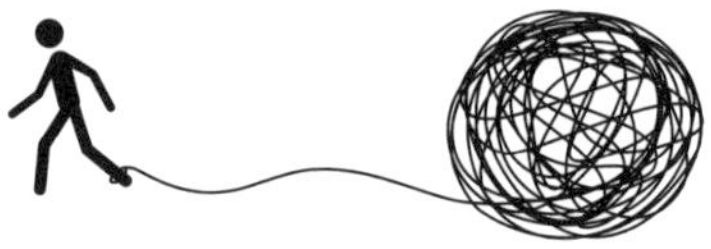

Material:
- mindestens zwei Säckchen gefüllt mit Steinen
- größerer Raum mit Fläche zum Laufen

Sinne:
(1) Bewegung / Lage im Raum
(2) Fühlen
(3) Schmerzwahrnehmung
(4) somatosensorische Wahrnehmung
(5) Sehen
(6) Hören

Hinweis: Gegebenenfalls nicht bei Klienten mit unverarbeiteten Gewalterfahrungen anwenden!

Therapiekontext
- Klienten sind sich negativen Konsequenzen rational bewusst; Stuhlübungen haben nicht gewünschte emotionale Aktivierung bzw. führen nicht zu einer Veränderung
- destruktiver Kritiker, strafender und / oder leistungsfordernder Modus, dysfunktionale Bewältigung wie Vermeidung oder Unterordnung; Symptome / Störungen wie z. B. Ängste, Zwänge, Depression

Intendierter Impact

Die entstehende Behinderung und Hemmung durch das Problemverhalten bzw. durch das Symptom (z. B. Ängste) sowie die sich daraus ergebenden negativen Konsequenzen werden erlebbar gemacht. Handlungsimpulse zur Problembewältigung und Veränderung werden erzeugt, sodass erwünschte Zustände herbeigeführt und aufrechterhalten werden (State-Management).

Beschreibung der Übung

Die Therapeutin thematisiert das Problemverhalten, schlägt eine Übung dazu vor, erklärt diese dem Klienten und leitet die Intervention ein. Ein Säckchen steht für das Problemverhalten, die Überzeugung oder die Störung (z. B. Zwang). Die Säckchen mit dem Bindfaden werden an den Fußgelenken des Klienten befestigt bzw. vorzugsweise vom Klienten selbst befestigt (so, dass er diese beim Laufen hinter sich herziehen kann). So kann er sich z. B. ein Säckchen für den destruktiven Kritiker und / oder eins für den leistungsfordernden Anteil an das Fußgelenk binden. Bei Klienten mit vielen unterschiedlichen Vermeidungsstilen (distanzierter Beschützer, Selbstberuhigung, ärgerlich-klagsamer Selbstschutz) können diese auch an beiden Fußgelenken befestigt werden.

Der Hemmschuh

Die Therapeutin bittet den Klienten nun, loszulaufen. Wie reagiert er? Welche Gedanken und Gefühle stellen sich ein? Was ist der Handlungsimpuls?

- »Wie ist das für Sie? Wie fühlt sich das an?« (Reaktion vom Klienten abwarten und aufgreifen)
- »Es ist schwer, sich so zu bewegen – das behindert ziemlich, oder? Was würden Sie jetzt gerne tun?«

Überwiegend fühlen sich Klienten gehemmt, eingeschränkt, genervt; teilweise auch ärgerlich bis wütend oder traurig (Therapeutin validiert). Sie haben den Impuls, die Säckchen abzumachen. Die Therapeutin ermuntert den Klienten, dies zu tun und danach nochmal durch den Raum zu gehen, mal schnell, mal langsam.

Die Therapeutin fragt anschließend erneut nach, wie sich das jetzt anfühlt. Das Erleben ist oftmals frei, befreit, leicht, unbeschwert, erleichtert, beschwingt.

Die Therapeutin fasst fragend zusammen: »Verstehe ich das richtig, jetzt fühlen Sie sich frei, beschwingt? Wie möchten Sie die jeweilige Erfahrung für sich symbolisieren – mit einem Wort, einem Satz, einer Metapher, einem Lied (z. B. frei wie der Wind, frei wie ein Vogel, beschwingt wie ein Tänzer – unstoppable)?«

Therapeutin und Klient versuchen, dies körperlich zu repräsentieren oder zumindest mental zu visualisieren. Sie schreiben es auf eine Karte oder verbinden es mit einem Lied. Dieser Abschluss dient dem State-Management.

Variation

Beispiel für Verbindung von Übungen: Mit dem Klienten wurde bereits die Übung »Der Schirmhalter« durchgeführt (**AB 83**). Zu einem späteren Zeitpunkt in der Therapie wurde dann die Intervention »Der Hemmschuh« durchgeführt. Der Klient gab an, sich sehr beschwingt und ungehemmt zu fühlen.

T: Da kommt mir gerade ein Bild und Lied in den Kopf. Kennen Sie das Lied »I'm singing in the Rain« und die entsprechende Filmszene dazu?
(Wenn nicht, den Klienten bitten, das mittels seines Smartphones aufzurufen, anzusehen und ggf. auch abzuspeichern).

Der Klient musste schmunzeln (glückliches Kind): »Ich halte den Schirm mal über mich und ich kann ihn zuklappen und ihn gar nicht halten … habe nichts an den Füßen, was mich bremst, und kann beschwingt und ungehemmt Spaß haben« (durch den Regen tanzen = glücklicher Kindmodus).

Der Mauerfall

Thema: Vermeidung von angstbesetzten Situationen

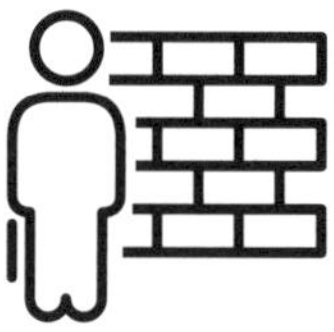

Material:
- ▶ Schaumstoffquader oder Kartons
- ▶ Schaubild zum Lernzonenmodell
- ▶ ggf. ein Seil oder Papier

Sinne:
(1) Bewegung / Lage im Raum
(2) Sehen
(3) somatosensorische Wahrnehmung
(4) Fühlen
(5) Hören

Therapiekontext
- ▶ Klientin und Therapeutin haben die Funktionalität des Problemverhaltens erarbeitet (Schutz vor angstbesetzen Situationen durch Vermeidung)
- ▶ Klientin kennt das Lernzonenmodell (Luckner & Nadler, 1997)
- ▶ Der schützende Anteil der Klientin argumentiert für das Verbleiben in der Komfortzone und verhindert Veränderung, Selbstwirksamkeitserleben und persönliche Entwicklung.

Intendierter Impact

Die Übung macht greifbar, dass vermeintliche Vorteile der Vermeidung (Schutz) den Mauerbau fördern, die Hürde immer höher wird, das Verlassen und Erreichen von Änderungszielen immer schwieriger wird und zu mehr Isolation führt. Sie generiert Handlungsimpulse zur Veränderung.

Beschreibung der Übung
Die Therapeutin verweist auf das Lernzonenmodell am Whiteboard.

T: Wir haben schon über die unterschiedlichen Lernzonen gesprochen und Sie haben festgestellt, dass es Ihnen schwerfällt, die Komfortzone zu verlassen. Ein Teil von Ihnen (der distanzierte Beschützer) findet immer wieder neue Argumente, um in der Komfortzone zu bleiben.

Die Therapeutin markiert einen Kreis auf dem Boden (z. B. mit einem Seil oder Blatt Papier) und bittet die Klientin, sich in den Kreis zu stellen. Anschließend bittet sie die diese, Argumente des vermeidenden Beschützers für das Verbleiben in der Komfortzone zu nennen. Für jedes Argument zum Verbleib stellt die Klientin einen »Mauerstein« (z. B. Karton) im Kreis um sich herum auf. Die Therapeutin fragt während dessen immer wieder: »Was passiert gerade? Wie fühlt sich das an?« Und je nach Reaktion der Klientin: »Was wollen Sie tun?«

Wenn die Klientin den Impuls hat, Steine wegzuräumen und sich eine Lücke zu schaffen, geht die Therapeutin mit ihr in die Veränderungszone und fragt wieder nach Gefühlen und Erleben. Wenn möglich, wechselt die Klientin mehrmals zwischen den Zonen und bleibt zum Abschluss in der Veränderungszone, bis Gefühle von Unsicherheit oder Angst abgeklungen sind.

Der Mauerfall

Lernzonenmodell

Das Modell (Lucker & Nadler, 1997) fokussiert den persönlichen Lernprozess. Es basiert auf der Annahme, dass neue Herausforderungen, Aufgaben und intendierte Veränderungsziele zu einem notwendigen Verlassen der Komfortzone in die Lernzone führen. In der Lernzone wird Neues ausprobiert und Herausforderungen werden gemeistert. Das schafft Selbstwirksamkeitserleben, Zufriedenheit und neue Kompetenzen, die in Verhaltensmuster eingebaut werden. Nicht nur die Lern- und Veränderungszone wird erweitert, sondern auch die Komfortzone, da das vorher Unbekannte jetzt bekannt und einschätzbar ist. Die Komfortzone ist ein Bereich, in dem man sich wohlfühlt. Dazu gehören Routine, Kontrolle, Vertrautheit und das Gefühl von Sicherheit. Das Verlassen dieser Zone ist meist mit einem gewissen Stresserleben verbunden. Sind Stress und Herausforderung jedoch zu groß, gerät man in die Panik- oder Überforderungszone, die außerhalb der Lern- oder Wachstumszone (im dritten Kreis) liegt. Hier findet kein Lernen mehr statt, alles ist nur noch auf das Überleben ausgerichtet. Ob und wie man Veränderungen im Leben erlebt, hängt auch davon ab, in welcher Lebensphase man sich befindet.

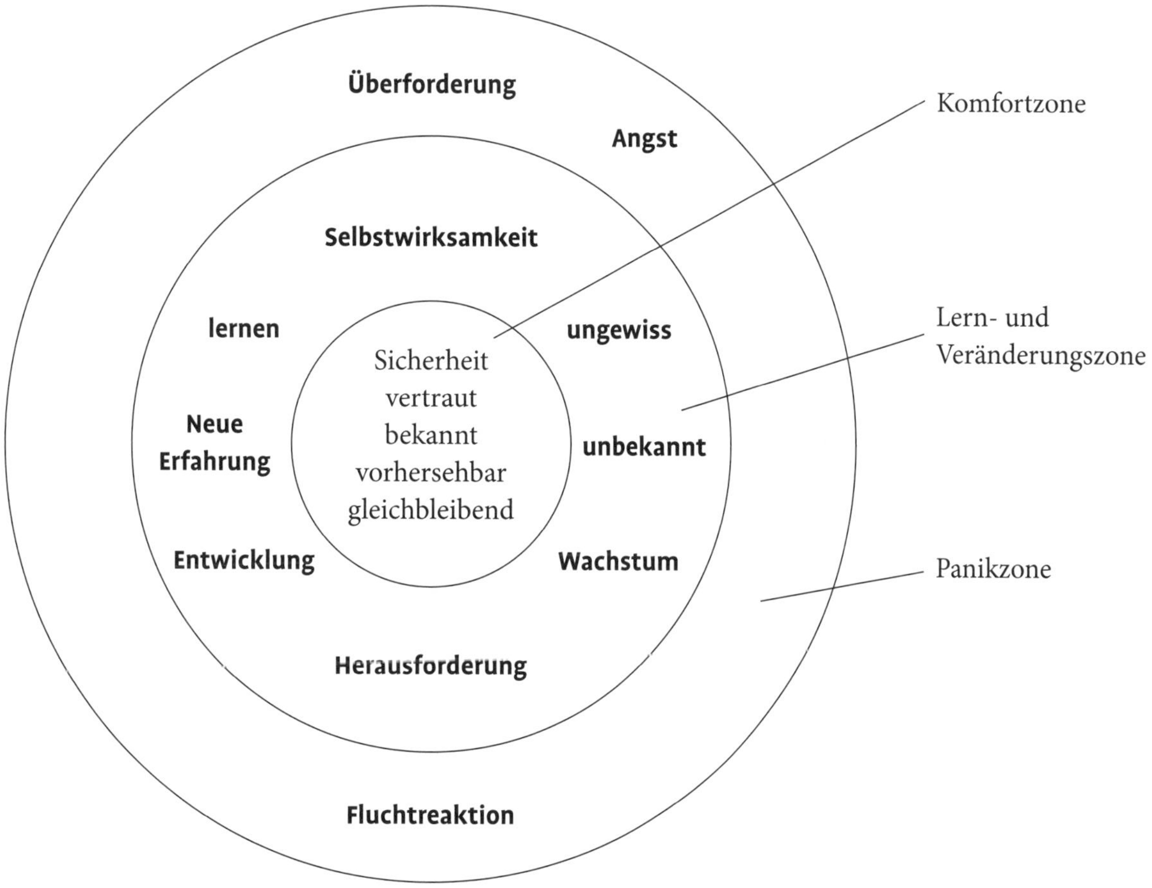

Lernzonenmodell adaptiert nach Luckner & Nadler, 1997

AB 44 • T

Der Rattenschwanz

Thema: Kosten / Nutzen von Problemverhalten, negative Konsequenzen spürbar machen

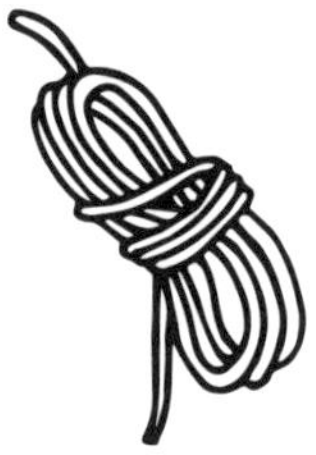

Material:
- mehrere kurze Seile
- Whiteboard

Sinne:
(1) Bewegung / Lage im Raum
(2) Fühlen
(3) Sehen
(4) somatosensorische Wahrnehmung
(5) Hören

Therapiekontext

- Klient hält an Dysfunktionalität des Problemverhaltens fest, weil negative Konsequenzen sowohl kognitiv als auch emotional nicht ausreichend zugänglich sind.

Intendierter Impact

Das Problemverhalten und die daraus resultierenden negativen Folgen (negative Konsequenzen addieren sich und sind hinderlich) werden begreifbar gemacht. Handlungsimpulse zur Problembewältigung und Veränderung werden initiiert, erwünschte Zustände werden herbeigeführt und aufrechterhalten.

Beschreibung der Übung

Mit dem Klienten werden mithilfe von SORCK-Analysen oder dem Modusmodell (aus der Schematherapie) die Funktion / der Vorteil des Verhaltens und die negativen Konsequenzen expliziert und gesammelt.

Jedes Seil stellt eine negative Konsequenz dar. Der Klient wird gebeten, die einzelnen Seile miteinander zu verknoten und an seinem Knöchel zu befestigen. Dann soll er durch den Raum gehen. Die Therapeutin fragt den Klienten mehrmals, wie sich das anfühlt und was er jetzt tun möchte. Meist verheddert sich der Klient, muss aufpassen, dass er nicht stolpert. Die Aufmerksamkeit und Energie sind auf das Zurechtkommen mit den negativen Konsequenzen gerichtet.

T: Verstehe ich das richtig, dass der kurze Nutzen des Bewältigungsverhaltens in keinem Verhältnis zu dem Rattenschwanz steht, den das Verhalten nach sich zieht?

Die Therapeutin fragt noch einmal, was der Klient jetzt tun möchte, ermutigt ihn, es zu tun und dann noch einmal durch den Raum zu gehen – mal schnell, mal langsam.

Therapeutin und Klient versuchen, das Ergebnis körperlich zu repräsentieren oder zumindest mental zu visualisieren und auf eine Karte zu schreiben oder mit einem Lied zu verbinden. Dieser Abschluss dient dem State-Management.

Der Rucksack

Thema: Verdeutlichung von Belastungen und deren Auswirkungen

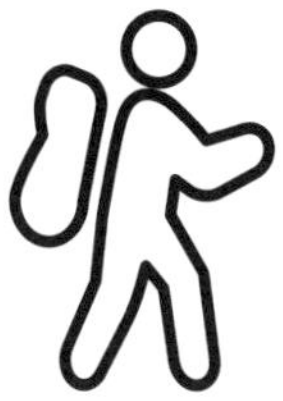

Material:
- ▶ Rucksack
- ▶ mehrere Beutel mit Steinen gefüllt, Wasserflaschen, Gewichte etc.
- ▶ einzelne Steine

Sinne:
(1) Schmerzwahrnehmung
(2) Fühlen
(3) Bewegung / Lage im Raum
(4) somatosensorische Wahrnehmung
(5) Sehen
(6) Hören

Therapiekontext

- ▶ Klientinnen mit vielen externen Belastungen, nicht-hilfreichen Gedanken oder Gefühlen (z. B. Sorgen, Grübeln, übermäßige Schuld); stark leistungsfordernde oder emotional-fordernde Modi, eine überlastungsbedingte Depression, Aufopferungsschemata
- ▶ Viele Klientinnen nehmen Belastungen als »selbstverständlich« wahr und spielen deren Einfluss auf ihr Befinden herunter. Sie vergleichen sich häufig mit anderen und nehmen an, dass alle anderen genauso viele Belastungen haben, wie sie selbst. Infolge dessen verharren sie in den Situationen (»Durchhaltemodus«), was die Symptomatik aufrechterhält und auf Dauer verstärkt.

Intendierter Impact

Die Belastungen werden spürbar und dadurch greifbar. Statt auf den Vergleich mit anderen fokussiert die Übung individuelle Belastungsgrenzen und setzt damit einen ersten Impuls, dysfunktionale Modi und Verhaltensweisen infrage zu stellen. Die körperliche Wahrnehmung der Belastung kann validieren und Verhaltensimpulse initiieren, Belastungen abzubauen, Selbstfürsorge zu stärken und Grenzen zu setzen.

Beschreibung der Übung

Therapeutin und Klientin sammeln zunächst Belastungen, aber auch Aufgaben, z. B. Pflege der Eltern, Arbeit, chronische Erkrankungen, die psychische Erkrankung, Erledigungen für Freunde etc. Dabei sollte individuell entschieden werden, welche Bereiche relevant sind, also welche aus Sicht der Klientin, aber auch aus therapeutischer Sicht, zu der empfundenen Gesamtbelastung und Symptomatik beitragen.

Die Therapeutin leitet die Übung ein und bittet die Klientin, den Rucksack aufzusetzen. Anschließend legt sie für jeden erarbeiteten Bereich einen Beutel mit Steinen in den Rucksack. Dabei kündigt sie jeden Bereich an, z. B.: »Und es kommt noch etwas hinzu, Sie kümmern sich ja auch noch um Ihre beiden Eltern.«

Der Rucksack

Nach jedem hinzugefügten Beutel wird die Klientin gebeten, ein paar Schritte zu laufen und zu benennen, was sie wahrnehmen kann. Dabei soll sie möglichst auf alle angesprochenen Sinne und vor allem die Wahrnehmung im Oberkörper (z. B. Beklemmungen) sowie aufkommende Gedanken und Gefühle fokussieren. Die Klientin spürt zunehmend, wie anstrengend das Tragen des Rucksacks ist. Sobald eine deutliche Belastung spürbar ist, erfragt die Therapeutin den Verhaltensimpuls und motiviert dazu, den Rucksack abzusetzen.

Die Therapeutin lässt die Klientin ausführlich vergleichen, wie sie sich jetzt fühlt. Der entlastete Zustand dient dazu, die Veränderungsmotivation der Klientin zu fördern, um im nächsten Schritt Belastungen und Verpflichtungen zu identifizieren, die durch Entlastung reduziert werden können. Therapeutin und Klientin betrachten gemeinsam jede einzelne Belastung oder Verpflichtung und überlegen, welche Entlastungsmöglichkeiten es gibt. Ein Beispiel: Handelt es sich um die Pflege eines Elternteils, können vielleicht einzelne Aufgaben delegiert werden (Essen auf Rädern, eine Pflegekraft engagieren, Geschwister oder Freunde einbinden). Für jede Teilaufgabe, die delegiert werden kann, wird ein Stein aus dem Beutel genommen. Im Idealfall können auch ganze Aufgaben abgegeben werden und dementsprechend ein ganzer Beutel aus dem Rucksack genommen werden.

Nach jeder entfernten »Belastung« bewegt sich die Klientin mit dem Rucksack erneut im Raum. Veränderungen in der Wahrnehmung werden erfragt. Während der gesamten Übung bietet es sich an, die wahrgenommene körperliche Belastung stark zu validieren, um die möglichen o. g. Modi zu entkräften und das Wahrnehmen von Grenzen zu fördern.

Umsetzung im Alltag wird besprochen: Die »Belastungen« werden in der Praxis aufbewahrt, die Klientin soll den Therapieraum mit dem unbeschwerten Gefühl verlassen.

- **Variation 1**: Um Prioritäten zwischen verschiedenen Aufgaben zu setzen oder ein realistisches Belastungsniveau festzulegen, das längerfristig bewältigbar ist, können fünf Steine (abhängig vom Leistungsniveau der Klientin) oder Beutel ausgewählt werden, die im Rucksack verbleiben.
- **Variation 2**: Die Übung kann statt mit Belastungen auch mit Bereichen übersteigerter Schuld durchgeführt werden. Dazu werden ebenfalls zuerst die Bereiche oder die Schuld-Gedanken gesammelt und notiert. Die Übung wird wie beschrieben durchgeführt. Für einzelne Gedanken kann auch ein einzelner Stein genutzt werden.
  Als Ansatz für Variation 1 und 2 bietet sich ein Reframing oder das Schaffen alternativer, hilfreicher Bewertungen und Gedanken an, oder im Falle von Schuld, die Arbeit mit einem »Verantwortungskuchen« (z. B. Faßbinder et al., 2016).
- **Variation 3:** Die Übung funktioniert auch mit nicht-hilfreichen Gedanken sowie Grübeln oder Sorgenketten, um die Belastung durch diese Gedanken zu verdeutlichen – Bewertungen bspw. können Belastungen verstärken.
- **Variation 4:** Die Übung kann auch bei Zwangsstörungen angewandt werden. Dann stellen die Gewichte die einzelnen Zwangshandlungen und Zwangsgedanken dar.

Der (un)überwindbare Stuhl

Thema: Verdeutlichung von Widerständen (der VT) und deren Auswirkungen

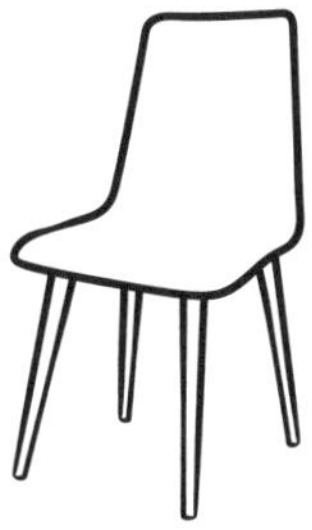

Material:
- zusätzlicher Stuhl
- Schale o. Ä. gefüllt mit Süßigkeiten

Sinne:
(1) Sehen
(2) Bewegung / Lage im Raum
(3) Fühlen
(4) Hören
(5) Schmecken
(6) Riechen
(7) somatosensorische Wahrnehmung

Therapiekontext
- Vorsätze, Ziele oder Aufgaben werden trotz Motivation in der Therapiesitzung im Alltag nicht umgesetzt.
- Prokrastination
- Mögliche Hindernisse (Ängste, fehlender Antrieb, sekundärer Krankheitsgewinn, etc.) bei der Umsetzung können, müssen aber noch nicht, erarbeitet sein.

Intendierter Impact

Mögliche Hindernisse werden für Klientinnen erlebbar dargestellt, ebenso wie das Ziel, das durch Süßigkeiten symbolisiert wird. Die Klientin übt während der Technik ein neues Verhalten ein – »den Stuhl beiseitestellen« –, sodass sie bereits in die Handlung kommt, was die Selbstwirksamkeit erhöht. Die Klientin macht die Erfahrung, die Anstrengungen in Kauf zu nehmen, um zum gewünschten Ziel zu gelangen. Dies steigert durch positive Verstärkung die Motivation im Alltag und kann den Abbau von Widerständen oder Hindernissen erleichtern. Zusätzlich kann ein glücklicher Kindmodus aktiviert werden.

Beschreibung der Übung
Die Therapeutin stellt einen Stuhl vor die Sitzposition der Klientin, idealerweise mit der Rückenlehne zur Klientin ausgerichtet. Vor diesen Stuhl platziert sie die Schale mit den Süßigkeiten:

T: Die Schale mit Süßigkeiten steht für Ihr Ziel XY. Wir haben festgestellt, dass Sie noch Schwierigkeiten haben, die entsprechenden Schritte zu diesem Ziel umzusetzen. Es scheint also Hindernisse zu geben, hier dargestellt durch den Stuhl.

Der (un)überwindbare Stuhl

Das Empfinden sowie Merkmale der Situation, also des aktuellen Zustands, werden erfragt: Kann die Klientin das Ziel überhaupt sehen? Wie fühlt es sich hinter dem Stuhl an? Die Therapeutin bittet die Klientin, sich Süßigkeiten zu nehmen, also zum »Ziel« zu gelangen. Meist versuchen Klientinnen zunächst, den Stuhl stehen zu lassen. Dies wird auf Dauer sehr anstrengend.

Die wahrgenommene körperliche Anstrengung sollte während der gesamten Übung betont und validiert werden. Mögliche Lösungsansätze sollten ebenfalls konsequent durch Zuspruch verstärkt werden. Falls die Klientin keine eigenen Lösungsansätze findet, können Hilfestellungen gegeben werden.

Ziel der Übung ist, den Stuhl zur Seite oder sogar außerhalb des Therapieraums zu stellen. Wenn dies der Klientin gelingt, wird erneut erspürt: Wie fühlt es sich jetzt, im erwünschten Zustand, an?

Die Klientin sollte zur Verstärkung des Verhaltens etwas von den Süßigkeiten mitnehmen dürfen.

Variation

Sollten Süßigkeiten keinen geeigneten Anreiz für die Klientin darstellen, bieten sich andere Gegenstände mit Verstärkerwert an. Es kann auch einfach »Ziel« auf einen Zettel geschrieben werden.

Hindernislauf

Thema: Kosten von Problemverhalten bzw. negative Konsequenzen spürbar machen

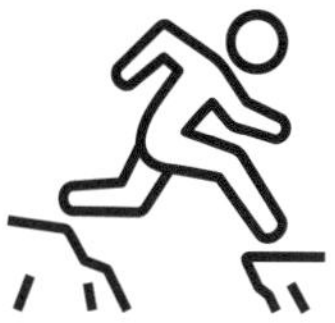

Material: verschiedene verfügbare Gegenstände, die man auf dem Boden platzieren kann (z. B. Bücher, Kissen, Zettel, Hocker) und die als symbolische Hindernisse dienen

Sinne:
(1) Bewegung / Lage im Raum
(2) Fühlen
(3) somatosensorische Wahrnehmung
(4) Sehen
(5) Hören

Therapiekontext

- hohe Lage- und geringe Handlungsorientierung
- Widerstände in der Psychotherapie
- geringes Selbstwirksamkeitserleben
- fehlende Bereitschaft, Mühe, unangenehme Gefühle oder anderen Aufwand in Kauf zu nehmen
- Adaptiert kann die Übung auch bei Zwangshandlungen und Prokrastination angewandt werden.

Intendierter Impact

Die Übung kann die hohe Lageorientierung spürbar machen und darin unterstützen, Handlungsimpulse für das Suchen und Anwenden von Lösungen zu generieren. Sie kann helfen, dass der Fokus auf Probleme und diese zu beklagen begreifbar wird und keine Veränderungen herbeiführt. Es kann gelingen zu lernen, den unangenehm erlebten Gefühlen, die mit den Problemen verbunden sind, nicht folgen zu müssen und positive Gefühle bei aktiven Handlungen spürbar machen (State-Management).

Beschreibung der Übung

Die aktuell fixierten Probleme, Problemfelder oder Themen der Klientin werden aufgelistet, wenn diese als blockierend oder »zu viel« erlebt werden und die Klientin sich mit der »Befassung« mit diesen aufhält, jedoch keine aktive Veränderung vornimmt.

Therapeutin und Klientin stehen gemeinsam auf und wählen eine Stelle im Therapieraum aus, an die sich die Klientin stellt und sich wohlfühlt. Beide machen zudem eine andere Stelle im Raum aus, die als »Ziel« dient. Das Ziel soll ein Zustand sein, den die Klientin erreichen möchte, der allerdings durch die alleinige Beschäftigung mit den Problemen nicht erreicht werden kann. Es können hier auch wenig klar formulierte Ziele genutzt werden wie »Wieder glücklich sein«, »Endlich die Essstörung loswerden«, »Im Beruf vorankommen«.

Für jedes Problem(-feld) oder Thema wird ein Gegenstand auf den Boden gelegt. Dabei entscheidet die Klientin, wie nah oder wie fern von ihr der Gegenstand zu platzieren ist.

Hindernislauf

Sind alle Gegenstände zwischen der Klientin und dem Ziel abgelegt, wird jedem Gegenstand noch ein Radius zugeschrieben, da Probleme (wie eine »Mine«) bereits als belastend erlebt werden können, schon allein, wenn man sich ihnen nähert. Hier besteht die Möglichkeit für die Therapeutin, beim Setzen des Radius so »einzugreifen«, dass es kaum möglich wird, sich zu bewegen, ohne dass man eine dieser »Tretminen« auslöst.

Das Gefühl der Klientin in diesem Zustand ist nun zu explorieren, wobei man mit geleitetem Entdecken unterstützen kann, dass man sich in einer unmöglichen Situation befindet und diese Art von Beschäftigung mit den Problemen handlungsunfähig macht.

Die Therapeutin bittet nun die Klientin, sich einem Problem / Gegenstand zu nähern und zu spüren, was für ein Gefühl dabei entsteht. Dies kann mehrfach fortgeführt werden, bis die Klientin beginnt, eine andere Haltung zu den Problemen einzunehmen und / oder das geplante Ziel erreicht.

Die einzelnen Schritte sind genau zu explorieren:

- »Was macht diesen Schritt auf dieses Problem hin möglich?«
- »Wenn Sie diesem Problem jetzt so nah kommen, wie wirkt es auf Sie? Wie möchten Sie damit umgehen?«
- »Wie fühlen Sie sich jetzt, wo Sie das Problem auf die Art und Weise xy angegangen sind – z. B. beiseitegelegt, abgearbeitet haben?«
- Am Ziel angekommen: »Wenn Sie auf diesen Weg zurückblicken, wie fühlen Sie sich? Was können Sie davon im Alltag umsetzen? Wie möchten Sie nun Ihre Ziele verfolgen? Wie möchten Sie mit aufkommenden Problemen umgehen?«

Beim Erreichen des Ziels ist auch das entstehende Gefühl zu überprüfen. Gemeinsam können Therapeutin und Klientin auf den Weg hin zum Ziel blicken. Die wesentlichen Schritte werden festgehalten.

Sich die Waage halten

Thema: von Lage- zur Handlungsorientierung, Ambiguitätstoleranz stärken, Entscheidungsfindung erleichtern

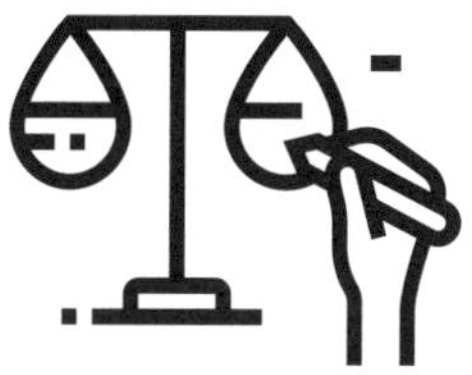

Material: kleine Gegenstände oder Steine, die die von der Klientin genannten Vor- und Nachteile repräsentieren

Sinne:
(1) Fühlen
(2) Schmerzwahrnehmung
(3) Bewegung / Lage im Raum
(4) Sehen
(5) Hören
(6) somatosensorische Wahrnehmung

Therapiekontext

- fehlendes Verständnis von Vor- und Nachteilen
- Probleme, eine ausgeglichene Haltung einzunehmen; eine einseitige Betrachtung der eigenen Lage (beides möglich: nur Vorteile sehen, z. B. im Suchtkontext, oder nur Nachteile sehen, z. B. bei depressiv-ängstlichen Störungsbildern)
- Hintergrund: Motivierende Gesprächsführung (nach Rollnick & Miller, 1995)

Intendierter Impact

Die Übung kann Vor- und Nachteile spürbar machen und klären, dass eine Situation fast immer beides enthält. Es kann gelingen, Akzeptanz zugänglich zu machen, dass Verhalten auch nicht ausschließlich vorteilhaft sein kann. Sie kann helfen zu reflektieren, welche Nachteile man bereit ist, in Kauf zu nehmen, und welche Vor- und Nachteile in die Entscheidungsfindung subjektiv eingehen sollen.

Beschreibung der Übung

Der Fokus der Klientin auf Vor- oder Nachteile wird besprochen und die wesentlichen Vor- oder Nachteile werden mit konkreten Gegenständen (oder Steinen) in Verbindung gebracht. Die Therapeutin bittet die Klientin, aufzustehen und ihre Hände etwas nach vorn auszustrecken. Eine Hand repräsentiert die Vor-, die andere Hand die Nachteile.

Wenn die Klientin z. B. nur Vorteile im eigenen Verhalten sieht, wird für jeden Vorteil ein Gegenstand auf eine Hand gelegt. Bei jedem hinzukommenden Gegenstand wird die Klientin aufgefordert, sich zur Seite zu neigen, in Richtung der Hand, auf der die Gegenstände liegen, die die Vorteile repräsentieren. Dabei soll sie zunehmend das andere Bein zur Seite abstrecken und auf einem Bein balancieren, in etwa wie eine Waage.

Analog wird vorgegangen, wenn die Klientin nur Nachteile nennt.

Sich die Waage halten

Die Klientin wird mit jedem Vorteil auf der »Waagschale« und entsprechendem Kippen zur Seite gebeten, das eigene Erleben einzuschätzen und wie gut sich diese Haltung anfühlt. Dies wird fortgeführt, bis alle Gegenstände auf der Hand platziert sind und die Klientin deutlich zur Seite geneigt ist. Die hohe Lageorientierung kann damit greifbar gemacht werden.

Sollte die Klientin selbst beginnen, Nachteile (respektive Vorteile im umgekehrten Fall) zu nennen, werden Gegenstände auf der anderen Hand platziert und eine kleine Neigung in die Gegenrichtung instruiert, gegensteuernd zur Mitte hin.

Sollte sie nicht von sich aus mit dem Ausgleich durch Nachteile (oder Vorteile) beginnen, kann der Prozess wie oben beschrieben wiederholt werden, bis die Neigung zur Seite kaum mehr möglich ist. Die Therapeutin kann einen Gegenstand, der einen Nachteil symbolisiert, auf der anderen Hand platzieren und zum leichten Gegensteuern instruieren. Durch geleitetes Entdecken kann die Klientin unterstützt werden, weitere Nachteile zu ermitteln.

Das Gefühl, wieder fest auf beiden Beinen zu stehen, wird exploriert, vor allem im Kontrast zum Stand auf einem Bein.

AB 49 • T

Alles eine Frage der Haltung

Thema: Gewohnheitswiderstand überwinden

Sinne: **(1) Bewegung/Lage im Raum**
(2) Fühlen
(3) Sehen
(4) Hören
(5) somatosensorische Wahrnehmung

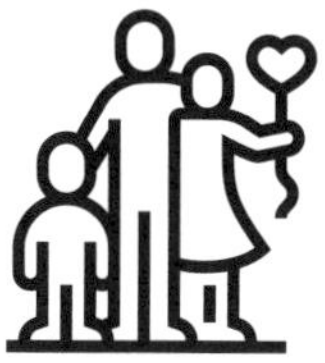

Therapiekontext

- dysfunktionale, rigide Reaktionen, die im Zielkontext wenig Nutzen haben
- wenig flexible Reaktionen und Kontextpassung der Reaktionen

Intendierter Impact

Es wird erlebbar, dass Reaktionen nicht in jeder Situation hilfreich oder angemessen sind. Die geringe Passung einer immer gleichen Reaktion kann begreifbar gemacht werden. Handlungsimpulse, die besser zur Situation passen, können für flexiblere und hilfreiche Reaktionen entwickelt werden.

Beschreibung der Übung

Der Therapeut bittet die Klientin, eine typische Körperhaltung einzunehmen, die mit ihren rigiden Reaktionen korrespondiert.

T: Sie sagen, dass Sie immer wieder mit einem Leistungsanspruch an jede Situation herantreten. Können wir mal gemeinsam aufstehen und Sie nehmen eine Körperhaltung ein, die das gut zum Ausdruck bringt?

K: So wie auf der Arbeit zum Beispiel? Da hat ja alles mit Leistung zu tun.

T: Genau, nehmen Sie mal eine Körperhaltung ein, die typisch für Ihre Arbeit ist.

K: Okay, dann setzte ich mich wieder *(nimmt eine Körperhaltung ein, als würde sie am PC sitzen).* So sitze ich typischerweise. Das fühlt sich direkt vertraut an.

T: Sie sagen, dass es sich vertraut anfühlt, wie noch?

Die Gefühle werden weiter exploriert, bis das Erleben vollständig erfasst ist. Der Therapeut bittet die Klientin nun, z. B. an die eigenen Kinder, Freunde oder Lebenspartner zu denken. Er fordert sie auch dazu auf, in der Haltung zu bleiben.

T: Wie wäre es, in dieser Haltung, die eigentlich zur Arbeit passt, Ihre Kinder zu umarmen?

K: Das kommt mir komisch vor. So kann ich Ihnen nicht zeigen, wie ich für sie fühle.

T: Wie können Sie aus dieser Haltung heraus Ihre Zuneigung ausdrücken?

K: Ich kann meinen Kindern sagen, wie sehr ich sie liebhabe.

T: Wie fühlt es sich an, das aus Ihrer Leistungshaltung heraus zu sagen?

K: Irgendwie falsch und komisch. Ich glaube, dass das nicht gut rüberkommt.

Mit der Klientin kann dann eine zum zweiten Schritt passende Haltung gewählt werden, nachdem die Diskrepanz spürbar wurde. Wenn die Haltung offen, freundlich, warm gestaltet wird, kann erfasst werden, wie sich diese anfühlt. Gemeinsam wird abgeleitet, dass z. B. die Leistungshaltung nicht in allen Lebenslagen passt.

Der Beziehungsbecher

Thema: erlebter Mangel an Bindung infolge negativer Selbst- und Beziehungsmuster

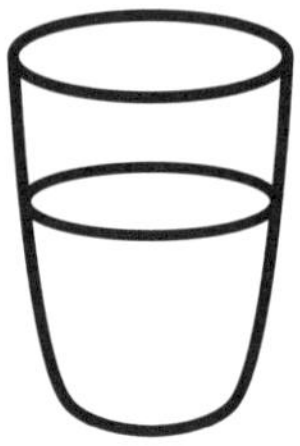

Material:
- durchsichtiger Plastikbecher
- Nagel, Nadel
- 0,5 Liter Wasserflasche
- flaches Gefäß

Sinne:
(1) Sehen
(2) Bewegung
(3) Fühlen
(4) somatosensorische Wahrnehmung
(5) Hören

Therapiekontext
- Klientin kann Beziehungsangebote, Wertschätzung, Liebesbekundungen u. Ä. vom Partner / von der Partnerin nicht annehmen bzw. hinterfragt diese (z. B. infolge negativer Grundannahmen)
- Klientin erlebt immer wieder einen Mangel in der Beziehung (Bindungsmotive werden als unerfüllt erlebt)

Intendierter Impact

Die Übung stößt einen Erkenntnisprozess an, dass ein empfundener Mangel an Bindung auch auf eigene dysfunktionale Verhaltensweisen zurückzuführen ist. Zusätzlich werden Handlungsimpulse zur Veränderung initiiert. Widerstände, die auf negative Selbst- und Beziehungsmuster zurückzuführen sind, werden umgangen.

Beschreibung der Übung
Der Becher symbolisiert die Beziehung und steht in einem flachen Gefäß, um herauslaufendes Wasser auffangen zu können. Die gefüllte Wasserflasche repräsentiert die vielfältigen Liebesbekundungen, Komplimente und Wertschätzung des Partners oder der Partnerin.

Die Therapeutin fragt die Klientin, was der Partner / die Partnerin an Positivem und Wohlwollendem sagt; für jede Aussage gießt sie einen Schluck Wasser in den Becher und fragt: »Wie reagieren Sie gewöhnlich darauf?«

Die Klientin gibt ihre Überzeugungen wieder (»Das sagt sie nur so, sie will mich nur beruhigen«; »Ich glaube ihm nicht, wenn er sagt, dass er mich attraktiv findet«; »Ich bin zu dick« etc.).

T: Was passiert, wenn Sie diese Aussagen anzweifeln? Wenn Ihr Partner sagt: »Ich finde dich richtig, genauso wie du bist«, und wenn Sie denken: »Das sagt der nur, um mich zu beruhigen«?

Dabei sticht die Therapeutin mit dem Nagel in den Becher. Die Klientin ist irritiert und kann so erkennen und begreifen, dass alles aus dem Becher herausläuft und dieser nie voll werden kann.

Der Beziehungsbecher

Manche Klientinnen sind an dieser Stelle schon berührt, werden traurig und weinen.

T: Was würde passieren, wenn Sie keine Löcher in den Becher machen, die Zuneigung annehmen können?

Auch wenn die Klientin sich sträubt (»Wenn das so einfach wäre«), bittet die Therapeutin sie, alle Botschaften des Partners zu wiederholen und schluckweise in einen neuen Becher zu füllen und den vollen Becher auf sich wirken zu lassen.

Hier reagieren viele Klientinnen berührt und weinen. An dieser Stelle kann die Therapeutin dementsprechend validieren und nachfolgend dysfunktionale Selbst- und Beziehungsmuster explizieren.

AB 51 • T

Der Bodyguard

Thema: Widerstand durch Vermeidung

Sinne: **(1) Sehen**
(2) Bewegung / Lage im Raum
(3) somatosensorische Wahrnehmung
(4) Hören
(5) Fühlen
(6) ggf. Riechen

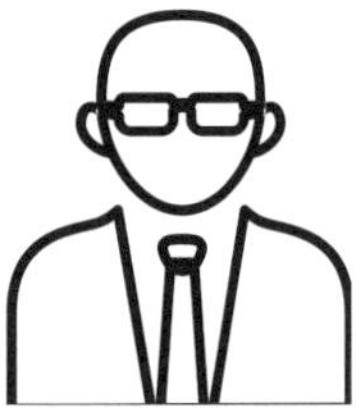

Hinweis

Diese Übung ist gegebenenfalls nicht geeignet für Klienten mit Gewalterfahrungen.

Therapiekontext

- Dem Klienten ist bewusst, dass er vermeidet; Verhalten hat für ihn eine beschützende Funktion (distanzierter Beschützer gemäß dem Modusmodell der Schematherapie).
- Für den Klienten überwiegt der Nutzen der Vermeidung und stellt damit einen Widerstand zur Veränderung dar.

Intendierter Impact

Es wird spürbar, welche Funktion und welche Kosten Vermeidung hat. Hilfreiche Handlungsimpulse zu Veränderungen werden generiert. Andere Gefühlszustände bei verändertem Verhalten (State-Management) werden ausgelöst.

Beschreibung der Übung

Die Übung wird mit dem Verweis auf den distanzierten Beschützer eingeleitet. Der Therapeut stellt sich schützend vor den Klienten (wie ein Bodyguard) und fragt: »Wie fühlen Sie sich dahinter?« Der Klient zählt meist für ihn positive und hilfreiche Dinge auf, z. B.: »Ich fühle mich sicher, beschützt, nicht im Mittelpunkt«.

T: Wie fühlen Sie sich noch? … Wie noch?

Meist berichtet der Klient nun auch, dass die Sicht eingeschränkt ist, er sich ausgeschlossen oder eingeengt fühlt.

T: Also hat der Schutz auch etwas Einengendes und Behinderndes? Eines Ihrer Ziele, die Sie genannt haben, ist es, soziale Kontakte zu aktivieren. Was passiert, wenn der Bodyguard nicht weicht? … Was möchten Sie jetzt tun?

Der Therapeut ermutigt den Klienten, sich zu bewegen, ihn zur Seite zu schieben oder ihn entsprechend aufzufordern, zur Seite zu gehen, sodass der Klient mehr sehen kann und nicht mehr verdeckt ist (»aus der Deckung kommen kann«). Der Therapeut fragt noch einmal, wie sich das jetzt anfühlt, und kann den Klienten auch ermutigen, sich frei im Raum zu bewegen.

Die Macht der Gewohnheit

Thema: Gewohnheitswiderstände

Sinne: **(1) Fühlen**
(2) Bewegung / Lage im Raum
(3) somatosensorische Wahrnehmung
(4) Sehen
(5) Hören

Therapiekontext

- Vertraute, aber maladaptive Gefühle bestimmen das Handeln.
- Gewohnheitswiderstand verhindert Veränderungen in der Therapie.
- Emotionale Beweisführung verhindert, dass funktionale Kognitionen eingesetzt werden können.

Intendierter Impact

Die Übung macht die Einsicht zugänglich, dass, nur weil sich etwas falsch anfühlt, es nicht zwangsläufig falsch ist, z. B. bei Veränderungen. Eine Veränderung im Erleben und Verhalten kann sich initial unangenehm anfühlen, weil sie ungewohnt ist, sie kann dennoch hilfreich und wichtig sein.

Beschreibung der Übung

Die Klientin wird gebeten, die Hände wie zum Gebet zu falten bzw. ineinander zu verschränken. Die Therapeutin führt die gleiche Geste aus. Alternativ können eine Uhr oder ein Armband am jeweils anderen Handgelenk angelegt werden. Dies führt in der Regel initial zu einem Irritationsgefühl, welches durch Habituation langsam verschwindet.

Die Klientin wird gefragt, welcher Zeigefinger oben aufliegt (linker oder rechter Zeigefinger) – in der Regel führt jede Person diese Geste automatisiert aus und hat immer einen bestimmten Zeigefinger oben.

Nun wird die Klientin gebeten, die Geste so zu verändern, dass genau der andere Zeigefinger oben liegt. Es wird exploriert, wie es sich anfühlt. Meist werden unangenehm erlebte Gefühle berichtet. Sollte dies nicht der Fall sein, kann zumindest nachgefragt werden, ob und wie unvertraut es sich auf einer Skala von 0 (= gar nicht) bis 10 (= sehr) anfühlt.

Die Sitzung wird fortgesetzt, die Geste wird währenddessen aufrechterhalten. Im Abstand von 3 bis 5 Minuten wird ein kleiner Check-up gemacht, wie sich die andere Konstellation der Hände »mittlerweile« anfühlt.

Wenn ein gewisses Vertrautheitsgefühl berichtet wird oder kein subjektiver Unterschied zur sonst eingenommenen Haltung der Finger mehr besteht, wird die Übung beendet und erfragt, wie dies mit dem unangenehmen Gefühl bei Veränderungen zusammenhängt.

Darüber kann der Transfer hergestellt werden, dass eine Veränderung sich zunächst unangenehm, befremdlich oder einfach falsch anfühlen kann, jedoch auch eine Gewöhnung entsteht, wenn man sich und der Veränderung genug Zeit gibt.

AB 53 • T

Ja, aber!

Thema: negativer Denk- und Attributionsstil, Widerstände in der VT

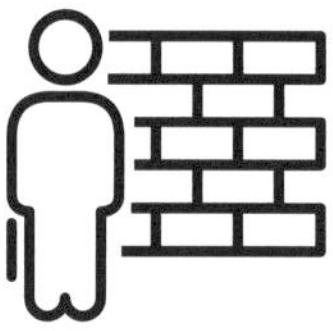

Material: Schaumstoffquader oder Umzugskartons

Sinne: **(1) Sehen**
(2) Bewegung / Lage im Raum
(3) Hören
(4) Fühlen
(5) somatosensorische Wahrnehmung

Therapiekontext

- negative Denk- bzw. depressionsfördernde Attributionsstile (Seligman, 1992)
- Der Klient blockt alle Vorschläge und Argumente, auch Unterstützungs- und Hilfsangebote mit »Ja, aber …« ab. Das kann für Angehörige und Freunde frustrierend sein; der Klient kann als unbelehrbar und anstrengend wahrgenommen werden.
- Der Klient ist unbewusst im Widerstand.

Intendierter Impact

Die Übung macht für Klienten spürbar, dass »Ja, aber« nicht nur Veränderungen verhindert, sondern sich auch negativ auf Beziehungen auswirken und Distanz zu anderen Menschen, auch wichtigen Bezugspersonen, aufbauen kann.

Beschreibung der Übung

Der Klient reagiert auf einen Vorschlag von der Therapeutin, wie so häufig, mit »Ja, aber …«.

T: Ich frage mich, welcher Teil von Ihnen so oft mit »Ja, aber« antwortet? Sie fragen mich nach Strategien, ich mache Vorschläge, und jeder Vorschlag erhält ein »Ja, aber«.

K: Ja, aber mein Argument ist doch richtig.

T: Ich würde die Dynamik, die im Gespräch entsteht, gerne einmal verdeutlichen.

Die Therapeutin bittet den Klienten, mit aufzustehen und den vorangegangenen Dialog und die Argumente nochmals zu wiederholen. Die Therapeutin macht erneut einen Vorschlag, der Klient lehnt durch »Ja, aber« ab. Die Therapeutin stellt für jedes »Ja, aber« einen Schaumstoffstein oder Umzugskarton zwischen sich und den Klienten.

T: Wie fühlt sich das für Sie an?

Die Therapeutin wartet die Reaktion des Klienten ab, wiederholt seine Antworten und fasst zusammen. Sie macht den Vorschlag, mal die Seiten zu wechseln. Der Klient macht Vorschläge und die Therapeutin reagiert darauf mit »Ja, aber«. Die Therapeutin fragt wiederum, wie der Klient sich damit fühlt.

T: Kann es sein, dass es Ihrer Frau und Ihrem Freund auch manchmal so geht?

Danach folgt eine explizite motivationale Klärung, welche Art Widerstand vorliegt.

Neglect

Thema: Vermeidung von Emotionen oder »heißen« Therapiethemen

Material: Stuhl mit hoher Lehne

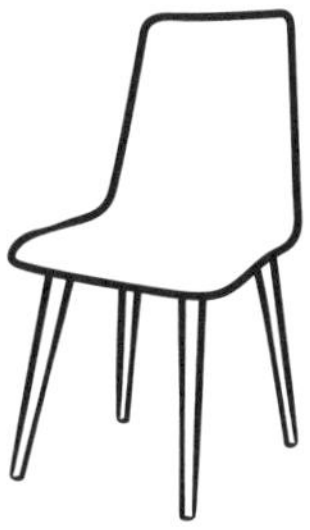

Sinne: **(1) Sehen**
(2) Bewegung/Lage im Raum
(3) Hören
(4) Fühlen
(5) somatosensorische Wahrnehmung

Therapiekontext

- Klienten vermeiden, über aversiv erlebte emotionale Themen zu sprechen (Beispiele: »Darüber möchte ich jetzt noch nicht sprechen«; »Ich habe mit meiner Vergangenheit abgeschlossen, das ist kein Thema mehr für mich«).
- Die Vermeidung behindert den Therapiefortschritt bzw. das Erreichen der Therapieziele.
- Der Klient fühlt sich in sozialen Interaktionen nicht wahrgenommen, missverstanden oder nicht angemessen behandelt (»Die müssen doch wissen, wie ich mich fühle«; »Keiner versteht mich«), weil er sich anderen gegenüber nicht öffnet (Gefühle werden nicht geäußert).

Intendierter Impact

Die Übung macht für den Klienten erfahrbar, dass er durch die Vermeidung von Emotionen bzw. für ihn belastenden Themen ggf. nicht verstanden und gesehen werden kann, weil nur Teile von ihm für die Therapeutin (aber auch für andere Menschen) sichtbar sind. Für den Klienten wird kognitiv und emotional zugänglich, dass andere Personen nicht wissen, was in ihm vorgeht. Die Erkenntnis kann die Bereitschaft, Emotionen und Bedürfnisse zu äußern, fördern. Interaktionskonflikte können sich als Konsequenz reduzieren.

Beschreibung der Übung

Die Therapeutin thematisiert das Problemverhalten, schlägt eine Übung dazu vor und leitet die Intervention ein. Sie stellt einen Stuhl so zwischen sich und den Klienten, dass die Stuhllehne ihn dabei zum Teil verdeckt.

T: Wie fühlt sich das an? Wie noch? Wie ist das für Sie? Können Sie mich sehen? Oder sehen Sie nur einen Teil von mir?

Der Klient schildert was er wahrnimmt und erlebt. Dann wird er gebeten, die Plätze zu tauschen: Der Klient nimmt den Platz und somit die Perspektive der Therapeutin ein.

T: Was können Sie jetzt von mir sehen? Wie fühlt sich das von dieser Position aus an?

Neglect

Oftmals erleben die Klienten von dem Platz der Therapeutin eine größere Distanz und können weniger von der Person sehen, weil die Lehne mehr verdeckt. Danach werden die Plätze wieder auf Ursprungsposition getauscht.

T: Ja, so geht es mir auch – ich sehe im Moment nur einen Teil von Ihnen. Das ist in Ordnung, wenn Sie das wollen. Andererseits könnte ich Sie noch besser verstehen, wenn ich mehr sehen und diese Teile auch beachten und würdigen könnte. Könnten Sie sich vorstellen, den Stuhl ein wenig zur Seite zu schieben? Wie weit, bestimmen Sie. Wenn Sie glauben, dass Sie den Schutz brauchen, ziehen Sie ihn einfach zurück.

Die Therapeutin lässt den Klienten probieren und fragt immer wieder, was sich verändert und wie er sich dabei fühlt.

Variation

Diese Variation zielt darauf ab, dem Klienten mögliche Ursachen zu verdeutlichen, wieso er sich in sozialen Interaktionen häufig unverstanden fühlt. Oftmals werden Interaktionen als frustrierend oder unbefriedigend erlebt, weil Interaktionspartner fehlende Informationen aus eigener Wahrnehmung und Erfahrung ergänzen, was zu Missverständnissen und Unverständnis führen kann.

Klient berichtet von einer Situation, in der er sich von seiner Frau nicht verstanden fühlt.

T: Haben Sie Ihrer Frau gesagt, dass Sie Ihre Aussage verletzt hat?

K: Nein, das muss sie doch wissen.

Die Therapeutin schlägt dem Klienten eine Übung dazu vor und stellt einen Stuhl zwischen sie beide; die Stuhllehne verdeckt ihn dabei zum Teil.

T: Wie ist das für Sie? Wie fühlt sich das an? Können Sie mich sehen? Oder sehen Sie nur einen Teil von mir?

Der Klient schildert seine Wahrnehmung und Erleben. Dann wird er gebeten, die Plätze zu tauschen; er nimmt den Platz und somit die Perspektive der Therapeutin ein.

T: Was können Sie jetzt von mir sehen? Wie fühlt sich das von dieser Position aus an?

Der Klient schildert seine Wahrnehmung und Erleben.

T: Auch wenn Sie nur meinen Kopf sehen, haben Sie trotzdem ein Gesamtbild von einem Menschen, mit Armen, Händen, Beinen und Füßen, im Kopf?

K: Ja, ich weiß ja, wie Menschen aussehen.

T: Dennoch wissen Sie nicht, ob mir eine Fingerkuppe fehlt, ein Bein kürzer ist als das andere oder ob ich eine Wunde am Körper habe – Sie interpretieren und ergänzen die fehlenden Informationen aus Ihrer Erfahrung heraus, richtig? Das tun Menschen: Unser Gehirn fängt an, fehlende Informationen aus eigenen Erfahrungen sinnvoll zu ergänzen. Das kann in vielen Situationen dienlich sein, es kann in anderen Kontexten zu Missverständnissen führen.

K: Da ist was dran – so habe ich das noch nicht gesehen.

AB 55 • T

Wenn du loslässt, hast du zwei Hände frei

Thema: Akzeptanz fördern / Loslassen ermöglichen

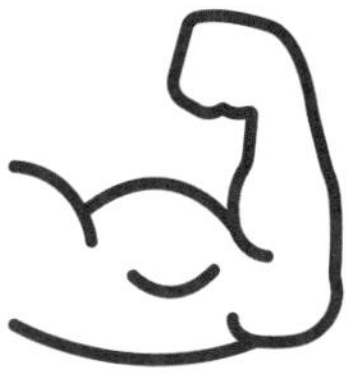

Material: Stressball oder ähnlicher Gegenstand, der etwas nachgibt und gut in der Hand liegt

Sinne:
(1) Fühlen
(2) Schmerzwahrnehmung
(3) Lage im Raum / Bewegung
(4) somatosensorische Wahrnehmung
(5) Sehen
(6) Hören
(7) ggf. Riechen

Therapiekontext

- an Ideen, Ansichten, Regeln oder Zwängen festhalten
- Akzeptanz (im Sinne der Akzeptanz- und Commitmenttherapie)

Intendierter Impact

Die Übung kann Akzeptanz als Option zugänglich und den Effekt einer akzeptierenden Haltung greifbar machen. Über das Spürbar-Machen des Wechsels von Anspannung (an Konzepten, Zwängen, Ideen, Grundannahmen festhalten) hin zu Entspannung (Akzeptanz und Loslassen) – basierend auf dem PMR-Grundprinzip – kann Akzeptanz als »leichtere« bzw. entspanntere Alternative erlebbar werden.

Beschreibung der Übung

Der Therapeut bittet die Klientin, sich die Gedanken / Gefühle / Handlungen, an denen sie festhält, zu vergegenwärtigen. Er bittet sie, auf einer Skala von 0 (= gar nicht) bis 10 (=sehr) den subjektiven Druck, an dem Gedanken / Gefühl / der Handlung festzuhalten, zu bewerten.

Der Therapeut reicht ihr einen Stressball und bittet sie, diesen genauso fest zu drücken, wie es dem vorher genannten Druck entspricht. Die Klientin soll das so lange tun, wie es für sie möglich ist. Sie wird gebeten, in dem Moment des Los- bzw. Lockerlassens des Stressballs innerlich die Gedanken / Gefühle / Handlungen ziehen zu lassen.

Sobald sie loslässt, fragt der Therapeut, wie sich der Unterschied zwischen Anspannung und Entspannung anfühlt. Zudem erfragt er, wie sich der Unterschied zwischen dem Festhalten an etwas und der Entspannung, wenn man in einen Zustand des Loslassens und der Akzeptanz kommt, anfühlt.

Die Übung sollte mehrfach wiederholt werden, bis die Entspannung (Loslassen / Akzeptanz) deutlich spürbar ist. Um die Klientin darin zu unterstützen, zu erkennen, was ihr die Akzeptanz genau möglich macht, wird zusätzlich exploriert: Wie gelingt es, den Griff zu lockern?

6 Identität und Selbstwert

In diesem Kapitel werden Impact-Techniken vorgestellt, die dabei helfen, ein stabileres und positiveres Selbstbild zu entwickeln. Identität und Selbstwert bilden den Kern unseres Selbstverständnisses und beeinflussen maßgeblich,

- wie wir uns in der Welt verorten,
- Beziehungen gestalten und
- Herausforderungen bewältigen.

Die Themen *Identität* und *Selbstwert* sind von grundlegender Bedeutung für die seelische Gesundheit und spielen sowohl in der Psychotherapie als auch im Coaching eine wesentliche Rolle. Es gibt Phasen der Identitätsentwicklung und Zeiten der Identitätskrisen. Identität ist folglich ein lebenslanger Prozess, der immer wieder neue Stufen der Persönlichkeitsentwicklung durchläuft, was ein hohes Maß an Flexibilität und Anpassungsfähigkeit an Veränderungen erfordert.

Ein negativer Selbstwert kann in Kombination mit anderen Faktoren zur Entstehung von psychischen Störungen beitragen. Umgekehrt führen psychische Erkrankungen zu einer Beeinträchtigung des Selbstwerts. Ein geringes Selbstwertgefühl ist mit dem gehäuften Auftreten von psychischen Erkrankungen, z. B. depressiven Störungen und Angststörungen, assoziiert (Orth & Robins, 2014; Sowislo & Orth, 2013). Bei einer Vielzahl von Störungen, darunter Depressionen, Angststörungen und PTBS, hat sich die Einbeziehung von Selbstwert-Arbeit als wirksam erwiesen (Dinger et al., 2017). Gleichzeitig kann eine Verbesserung des Selbstwertgefühls selbst in erfolgreich verlaufenden Psychotherapien von depressiven Erkrankungen eine besondere Herausforderung darstellen: Trotz Symptomreduktion bleibt das Selbstwertgefühl häufig geringer gebessert als die depressive Symptomatik (Bhattacharya et al., 2023).

Die Übungen dieses Kapitels beziehen die Arbeit mit Ressourcen, positive Selbstverstärkung sowie die Aufdeckung selbstabwertender Gedanken und Verhaltensweisen mit ein. Hilfreiche, selbstwertdienliche Denk- und Verhaltensmuster werden spürbar und verankert.

Arbeitsmaterial

AB 56 Cheer me up

Klienten mit geringem Selbstwert fällt es häufig schwer, Lob oder Komplimente anzunehmen oder Positives überhaupt wahrzunehmen. Die Übung nutzt »Pom Poms« aus dem Cheerleading zur Verstärkung positiver Erlebnisse und motiviert Klienten, Erfolge zu wiederholen und Selbstwert aufzubauen. Sie fördert Selbstverstärkung und Selbstwirksamkeitserfahrungen.

AB 57 Applaus für dich

Die Übung eignet sich für Klienten, die Schwierigkeiten haben, sich selbst positiv wahrzunehmen oder zu loben. Oft dominieren strafende und fordernde Anteile, verbunden mit negativer Selbstkritik. Mithilfe von Soundboxen, die positive Botschaften wie »Gut gemacht« oder Applaus abspielen, wird der glückliche Kindmodus aktiviert, der Freude an eigenen Erfolgen empfindet. Ziel ist die kontinuierliche Förderung positiver Selbstverstärkung.

AB 58 Die Bonboniere

Die Übung fördert durch das Beschriften von Zetteln mit positiven Aspekten und deren Sammlung in einem Glas eine bewusste Selbstverstärkung des Klienten. Das Glas dient dabei als sichtbarer Anker und Ressource. Bei Selbstzweifeln kann der Klient in das Glas greifen und findet immer eine positive Botschaft (»Bonbon«). Ziel ist es, positive Emotionen, State-Management und Handlungsimpulse zu fördern.

AB 59 Altes Spiel, neue Regeln

Die Übung »Altes Spiel, neue Regeln« eignet sich für Klientinnen mit rigiden Problemlösungsmustern oder eingeschränkter Flexibilität im Denken und Verhalten. Mit einem Memo-Spiel visualisiert der Klient starre Zuordnungen und lernt, für ein Problem mehrere Lösungen zu assoziieren. Dadurch entstehen kreative Handlungsimpulse. Es wird eine erweiterte Perspektive auf Problemlösungen gefördert, die den Zugang zu eigenen Ressourcen erleichtert.

AB 60 Der Krug geht nicht zum Brunnen

Die Übung eignet sich für Klienten, die vorhandene Ressourcen nicht wahrnehmen oder nutzen. Becher mit verschiedenen Getränken symbolisieren die Ressourcen des Klienten. Durch das Trinken aus den »Quellen« wird das Bewusstsein für persönliche Kraftquellen gefördert. Ziel ist es, diese Ressourcen leichter zugänglich zu machen, das Wohlbefinden und die Resilienz des Klienten zu stärken.

AB 61 Meine Stärken haben viele Seiten

Diese Übung unterstützt Klientinnen, ihre Charakterstärken zu erkennen und bewusst einzusetzen. Indem sie ihre Stärken auf einen Würfel schreiben und regelmäßig anwenden, wird ihr Selbstbewusstsein gestärkt. Sie lernen, ihre Ressourcen flexibler zu nutzen.

AB 62 Ressourcenteppich

Die Übung eignet sich für Klienten, die wenig Zugang zu ihren persönlichen Fähigkeiten, Eigenschaften und Kompetenzen haben. Die Ressourcen des Klienten werden identifiziert, auf Moderationskarten visualisiert und auf dem Boden zu einem Teppich arrangiert. Das Bewusstmachen von Fähigkeiten und Kompetenzen ermöglicht ein intensives Erleben von Selbstwirksamkeit und positiven Emotionen.

AB 63 Stärken stärken

Mit dieser Übung können Klientinnen unterstützt werden, geringes Selbstwerterleben zu verbessern und ressourcenorientiert zu wachsen. Durch das Füllen von Bechern, die persönliche Stärken und Schwächen repräsentieren, wird ein bewussterer Umgang mit den eigenen Ressourcen gefördert. Ziel ist es, das positive Erleben eigener Stärken zu intensivieren und Handlungsspielräume aufzuzeigen.

AB 64 Der Komplimentedieb

Die Übung eignet sich für Klienten mit Schwierigkeiten, positives Feedback anzunehmen, oft bedingt durch einen destruktiven Kritiker. Die Konsequenzen der Ablehnung von Komplimenten für einen selbst, aber auch für das Umfeld, werden spürbar dargestellt. Süßigkeiten symbolisieren Komplimente, und das Überwinden des symbolischen Hindernisses hilft, ein negatives Selbstbild abzubauen und soziale Interaktionen zu verbessern. Die Übung kann für das Thema »Keine Hilfe annehmen können« abgewandelt werden.

AB 65 Die Mischung macht's

Die Übung hilft Klientinnen, kleine Fehler in Relation zu setzen und sie nicht zu überzubewerten. Durch das Einfärben von Wasser wird die Balance zwischen positiven Eigenschaften und vermeintlichen Schwächen veranschaulicht und Variationen solcher Perspektive auf sich selbst können getestet werden. Gefördert wird eine realistische und ausgewogene Selbstwahrnehmung.

AB 66 Der Selbstwertbecher

Ein Becher symbolisiert den Selbstwert des Klienten, in den Lob und Anerkennung »eingegossen« werden. Die Übung veranschaulicht, wie das Abwerten von Komplimenten »Löcher« in den Selbstwertbecher »sticht« und das Wasser (Selbstwert) entweicht. Dies macht den Verlust von Selbstwert durch das Abwehren von Lob visuell und haptisch erfahrbar. Ziel ist es, die Bereitschaft zur Annahme von positiven Rückmeldungen zu stärken.

AB 67 Selbstwert ist Verhandlungssache

Diese Übung richtet sich an Klienten mit geringem oder wenig flexiblem Selbstwertgefühl. Sie lernen, Selbstwertquellen zu erkennen und zu stärken, indem sie positive Eigenschaften nicht »verhandeln« und »für sich behalten«. Gefördert wird damit eine stabilere und selbstwertförderliche Haltung, die sich nicht von destruktiver Selbstkritik dominieren lässt.

AB 68 Spieglein, Spieglein an der Wand

Diese Übung eignet sich für Klienten mit negativem Selbstbild. Mithilfe eines Handspiegels und distanzierter sowie naher Betrachtung lernen sie, sich detaillierter und positiver wahrzunehmen. Diese Herangehensweise fördert eine mitfühlende Selbstbetrachtung und ein gesundes Selbstwertgefühl.

AB 69 Das Ich-Puzzle

Der Klient beschriftet die einzelnen Puzzleteile mit Aspekten seiner Identität, z. B. persönliche Eigenschaften, Kompetenzen, Beziehungen, Nationalität, Alter, Beruf etc. Das Zusammenfügen der Puzzleteile symbolisiert die Gesamtheit der Identität, die unbeschrifteten Puzzleteile verdeutlichen die weitere Entwicklung der Identität als lebenslangen Prozess. Ziel ist es, positive Emotionen, Selbstvertrauen und Selbstwirksamkeit zu fördern und Identität als dynamischen Prozess zu akzeptieren.

AB 70 Etikettenschwindel

Die Übung ist für Klienten geeignet, die ihre Identität stark mit Zuschreibungen von außen verknüpfen. Mithilfe von Klebezetteln wird gezeigt, dass Etiketten wie »Dummkopf« oder »Erfolg« keine Identität festlegen. Dies erleichtert eine Unterscheidung von Identität und fremden Zuschreibungen und stärkt die Selbstwahrnehmung.

AB 71 Identitätspuzzle

Diese Übung eignet sich für Klienten mit geringem Selbstwert oder unsicherer Identität. Mithilfe eines Puzzles visualisieren sie positive und negative Eigenschaften als Teil eines Ganzen. Dies fördert die Akzeptanz und ein besseres Verständnis der eigenen Identität.

AB 72 Nicht die passenden Fußstapfen

Für Klienten, die durch familiäre Erwartungen oder biografische Vorgaben geprägt sind, kann die Übung helfen, diese prägenden Muster zu erkennen. Symbolisch werden die »Fußstapfen« ihrer Familie im Raum ausgelegt und sie lernen, eigene Lebensziele und Werte zu entwickeln, die ihren individuellen Fähigkeiten und Wünschen entsprechen.

AB 73 Schatten oder Licht

Diese Übung hilft Klienten mit negativem Selbstbild, Aspekte ihrer Persönlichkeit im neuen Kontext zu sehen. Durch Schattenfiguren erkennen sie, dass vermeintlich »dunkle« Eigenschaften eine positive Funktion haben können, was ihr Selbstbild und Ressourcenbewusstsein stärkt.

Cheer me up

Thema: Förderung von Selbstverstärkung, Aufbau von Selbstwert

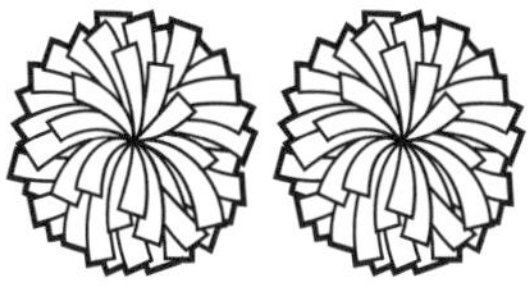

Material: zwei oder vier Pom Poms

Sinne:
(1) Sehen
(2) Hören
(3) Fühlen
(4) Bewegung / Lage im Raum
(5) somatosensorische Wahrnehmung

Therapiekontext

- Vielen Klienten fällt es schwer, positive Rückmeldung bspw. in Form von Lob oder Komplimenten anzunehmen – insbesondere dann, wenn in der Biografie Leistungen, Erfolge, positive Verhaltensweisen oder funktionale Eigenschaften Bezugspersonen unzureichend oder gar nicht verstärkt wurden.
- Dies kann dazu führen, dass eigene positive Eigenschaften, Erfolge und Fortschritte, auch im Kontext der Therapie, von Klienten nicht wahrgenommen oder anerkannt werden. Dies ist jedoch für die Aufrechterhaltung der Therapiemotivation sowie die Stabilisierung der therapeutischen Effekte im Alltag und nach Therapieende von entscheidender Bedeutung.

Intendierter Impact

Der Klient wird auf seine Fortschritte, z. B. auf eine Verhaltensänderung, aufmerksam gemacht und positiv verstärkt (positive Emotionen werden ausgelöst und die Wahrscheinlichkeit, das verstärkte Verhalten zu wiederholen, steigt). So wird zu weiteren Fortschritten motiviert. Der Klient kann das Rollenmodell der Therapeutin verinnerlichen und eine positive, innere Repräsentanz aufbauen. Langfristig ermöglicht dies das Erlernen von Selbstverstärkung, die Steigerung des Selbstwerts und das Erleben von Selbstwirksamkeit.

Beschreibung der Übung

Der Klient berichtet, dass er therapeutische Interventionen wiederholt erfolgreich im Alltag umsetzen konnte, ohne dass ihm bewusst ist, welche bedeutsame Veränderung und Fortschritt das bedeutet.

Die Therapeutin zeigt sich beeindruckt und lobt das Verhalten (»Darf ich kurz etwas holen, um den Augenblick zu würdigen?«). Sie holt die Pom Poms hervor. Die Übung kann kurz unter Bezugnahme auf mnemotechnische Prinzipien eingeleitet werden (z. B.: »Was habe ich hier? Warum habe ich das wohl geholt?«). Alternativ kann direkt mit der Übung begonnen werden, um einen Überraschungseffekt zu nutzen.

Die Therapeutin bejubelt den Klienten unter Einsatz der Pom Poms. Er kann dazu motiviert werden, sich auch selbst zu »cheeren« oder dies mit der Therapeutin zusammen zu tun. Dazu werden ihm die Pom Poms überreicht und gemeinsam gejubelt.

Die Übung sollte bei weiteren Erfolgserlebnissen wiederholt werden, um den Effekt zu verstärken.

Cheer me up

> **Tipp**
>
> Die Übung kann auch einen destruktiv-kritischen Modus aktivieren, der das Lob weiterhin vom Klienten abhält. Er könnte die Übung dann zum Beispiel als albern oder unangenehm empfinden. Die Therapeutin sollte diese Modi aufgreifen und entsprechend therapeutisch bearbeiten (z. B. mittels weiterer Impact-Techniken oder eines Stuhldialogs).

Sollte der Therapeutin bereits im Vorhinein bekannt sein, dass der Klient einen Erfolg hatte, kann direkt die Begrüßung zu Beginn der Sitzung mit einem »Cheer« erfolgen. Bei einem positiven Zwischenresümee der Therapie kann die Sitzung ebenfalls mit einem »Cheer« begonnen werden:

T: Beim Resümee der letzten Sitzung ist mir aufgefallen, dass Sie bemerkenswerte Fortschritte gemacht haben. Das sollten wir würdigen!

Die Therapeutin zählt die Veränderung auf bzw. ermuntert den Klienten, Veränderungen und Fortschritte zu nennen. Falls der Klient Mitglied oder Fan von einem Sportverein ist, kann auch auf ein Maskottchen Bezug genommen werden, dadurch erhöht sich der Alltagstransfer.

Variation

Das Vorgehen kann statt mit Pom Poms auch mit einer Konfettikanone durchgeführt werden. Dabei sollte die Übung möglichst spontan erfolgen und nicht angekündigt werden, um den Impact zu erhöhen. Dieses Vorgehen ist allerdings kontraindiziert bei geräuschempfindlichen Personen, für die Lautstärke negativ assoziiert ist, sowie ggf. bei traumatisierten Klienten.

AB 57 • T

Applaus für dich

Thema: positive Verstärkung

Material: Soundboxen (online bestellbar) oder Komplimente-Maschine

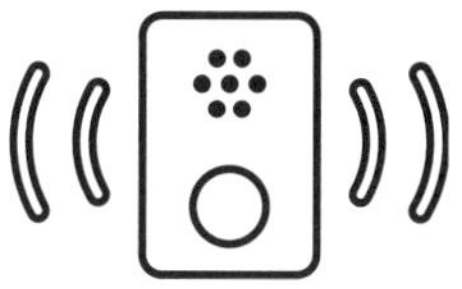

Sinne: **(1) Hören**
(2) Fühlen
(3) Bewegung
(4) Sehen
(5) somatosensorische Wahrnehmung

Therapiekontext

Der Klientin fällt es schwer, liebevoll mit sich umzugehen, sich zu loben, sich anzuerkennen etc. (»Das kommt mir nicht über die Lippen«).

Intendierter Impact

Der Aufbau von Selbstmanagement-Fähigkeiten erfolgt gemäß dem Modell von Kanfer et al. (2012) durch die Initiierung von Selbstbeobachtung, Bewusstsein und Selbstverstärkung für eigene Erfolge, Leistungen und Fähigkeiten. Zudem werden Handlungsimpulse generiert. Dies geschieht durch operantes Konditionieren mithilfe von multisensorischer Wahrnehmung, Neugier, Auslösen positiver Emotionen, Spaß und Wiederholung. Dadurch wird das »glückliche Kind« aktiviert. Soundboxen mit unterschiedlichen Botschaften, z. B. Beifallklatschen, sollen der Klientin helfen, sich positiv zu verstärken.

Beschreibung der Übung

Der Therapeut bittet die Klientin, zu berichten, wie die letzte Woche verlaufen ist. Oftmals fällt Klientinnen, die strafende und fordernde Anteile haben, nicht auf, dass sie vieles gut gemacht oder bereits verändert haben. Der Therapeut nimmt die Soundbox, bittet darum, kurz unterbrechen zu dürfen und drückt z. B. die Taste mit der Botschaft »Gut gemacht« oder »Applaus«. Klienten reagieren meist überrascht, aber auch erfreut.

T: Und weil es Ihnen oftmals schwerfällt, Ihre eigenen Erfolge und Fähigkeiten anzuerkennen, gebe ich Ihnen diese Soundbox jetzt bis zur nächsten Woche mit.

Der Therapeut ermuntert die Klientin, sich selbst zu beobachten sowie positives, gewünschtes und verändertes Verhalten mit unterschiedlichen Tasten der Soundbox zu markieren.

T: Feiern Sie sich mal richtig selbst.

Zusätzlich kann die Klientin die Situationen auf einen Zettel notieren und diese in ein Wertschätzglas tun.

AB 58 • T

Die Bonboniere

Thema: positive Selbstverstärkung

Material:
- Einwegglas, Vase oder anderes Glasgefäß
- kleine Zettel
- Stift

Sinne:
(1) Fühlen
(2) Sehen
(3) Hören
(4) Bewegung
(5) somatosensorische Wahrnehmung

Therapiekontext
- Klienten haben wenig Bewusstsein bzw. Zugriff auf eigene Fähigkeiten.
- Positives Feedback, Erfolgserlebnisse oder erreichte Veränderungen werden nicht wahrgenommen und bewusst gewürdigt.
- Klienten können in Phasen, in denen es ihnen nicht gut geht, nicht auf Positives, Erreichtes zurückgreifen.

Intendierter Impact

Positive Emotionen werden ausgelöst und positive Selbstverstärkung wird initiiert. Fähigkeiten, Erfolgserlebnissen und positives Feedback werden bewusst gemacht und verankert. Erwünschte Zustände sollen herbeigeführt und aufrechterhalten werden (State-Management), hilfreiche Handlungsimpulse werden generiert.

Beschreibung der Übung
Der Klient schreibt jeweils eine Fähigkeit, ein positives Feedback, einen schönen Moment etc. auf einen Zettel, faltet diesen und legt ihn in das Glas. Wenn dem Klienten selbst nichts einfällt, beschriftet der Therapeut einen Zettel und legt diesen in das Glas. In möglichst vielen Sitzungen werden Zettel vom Klienten beschriftet, diese werden zu Hause in das Glas gelegt. Das Glas sollte sich an einer Stelle befinden, die für den Klienten ständig im Blickfeld ist. Der Therapeut fordert ihn auf, im Alltag wahrzunehmen, welche Fähigkeiten eingesetzt werden bzw. welche Fähigkeiten oder Verhaltensweisen von anderen positiv erlebt werden und diese ebenfalls auf Zettel zu schreiben. Das Glas füllt sich mit der Zeit. In negativ erlebten Phasen und bei Selbstzweifeln kann der Klient in das Glas greifen und findet immer eine positive Botschaft (ein »Bonbon«).

Variation
Die Übung kann auch benutzt werden, um sich selbst für eine gewünschte Verhaltensänderung zu verstärken. Dafür legt der Klient für jede Ausführung eines definierten Zielverhaltens einen kleinen Gegenstand in das Glas. Es bietet sich insbesondere an, Gegenstände mit einem positiven, persönlichen Bezug zu nutzen, z. B. Muscheln, Golfbälle, Kieselsteine. Mit der Zeit sieht er, dass sich immer mehr Gegenstände im Glas ansammeln. Dies wirkt positiv markierend und motivierend.

Altes Spiel, neue Regeln

Thema: Flexibilisierung von Denk- und Verhaltensweisen zur Problemlösung

Material: Memo-Spiel

Sinne:
(1) Sehen
(2) Fühlen
(3) Bewegung / Lage im Raum
(4) Hören
(5) somatosensorische Wahrnehmung

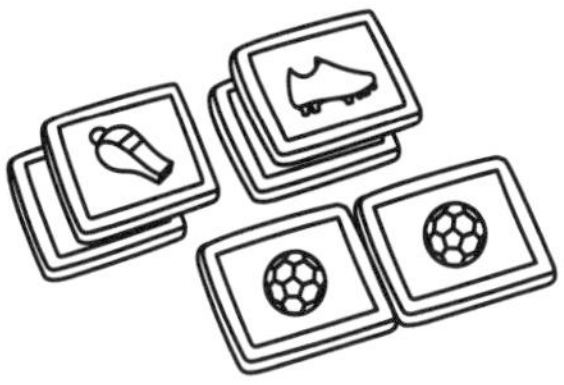

Therapiekontext

- Klienten, die wenig flexibel in der Problemlösung sind
- Klienten, denen es schwerfällt, auf Ressourcen zurückzugreifen
- in manchen Fällen auch bei rigiden Mustern einer Persönlichkeitsstörung einsetzbar (einschließlich anankastischer Muster)

Intendierter Impact

Die Klientin erlebt, dass sie ihr Denken flexibilisieren kann und Problemlösungen zugänglicher werden. Alternative Lösungen werden denkbar sowie Ressourcen aktiviert. Durch neue und kreative Assoziationen können Handlungsimpulse generiert werden.

Beschreibung der Übung

Die Therapeutin legt der Klientin ein Memo-Spiel vor. Die Karten liegen alle offen. Sie bittet die Klientin, die Paare nebeneinander zusammenzulegen: Apfel neben Apfel, Vogel neben Vogel etc.

Es wird eruiert, inwieweit dies unserem Denken beim Finden von Lösungen für Problemen entspricht: Wenn A, dann B-Denken. Zu *einem Problem* denken oder nutzen wir *eine Lösung*. Sollte die Klientin der Ansicht zustimmen, kann fortgefahren werden.

Dieses Denkmuster soll überschrieben werden, indem für ein Problem mehrere Lösungsansätze verfügbar gemacht werden.

Die Therapeutin bittet die Klientin im nächsten Schritt, sich Karten auszuwählen, die ihr Problem repräsentieren sollen. Die Symbole auf den Karten müssen nicht exakt dem Problem entsprechen, es sollte sich jedoch ein Bezug herstellen lassen.

Alle anderen Karten werden zu einem Stapel zusammengelegt (A). Die Karten, die das Problem repräsentieren, werden in eine Reihe offen untereinandergelegt (B). Die Klientin wird gebeten, zu jeder dieser Karten (B) aus dem Stapel (A) jeweils solche auszuwählen, die sich mit der jeweiligen »Problemkarte« assoziieren lassen, wenn auch nur entfernt. Wird also z. B. eine Karte mit einem Apfel darauf als solche gewählt, könnte dazu ein Messer, ein Baum, eine Biene und eine Blüte gelegt werden.

Bei der Sichtung der Karten soll die Klientin dann kurz ihr genanntes Problem benennen und auch die »Lösungen«, die sie mit der jeweiligen Karte auswählt. Diese können separat, z. B. auf einem Zettel oder Whiteboard, festgehalten werden. Bei der Formulierung der Lösungen kann die Klientin durch geleitetes Entdecken unterstützt werden.

Altes Spiel, neue Regeln

Beispiel: Die Klientin wählt den Apfel für das Problem, weil er biblisch u. a. *Schuld* symbolisiert. Sie wählt einen Wurm, der sich im Apfel einnisten kann und diesen von innen heraus auffrisst. Sie kann für sich herleiten, dass sie sich dem Gefühl (Schuld) stellen muss, um es »von innen« wirklich zu hinterfragen. Sie wählt zudem einen Kuchen und leitet daraus ab, dass sie aus der Schuld etwas Gutes machen kann.

T: Wenn Sie nun den Apfel, der Ihr Schuldgefühl repräsentiert, sehen – und sagen, Sie wollen das Gefühl »von innen heraus« hinterfragen, was meinen Sie damit?

K: Wir sprechen hier ja auch immer von Akzeptanz von Gefühlen. Ich glaube, mit dem Bild verstehe ich es jetzt endlich besser. Ich nehme das Gefühl erst einmal an. Es fühlt sich schwer auf der Brust an. Als ob mir etwas »auferlegt« wurde *(pausiert).* Aber es kann ja auch nicht alles schlecht an dem Gefühl sein.

T: Was meinen Sie damit?

K: Na ja, aus dem Apfel kann ich einen Kuchen machen. Und wenn Schuldgefühle mir sagen, dass ich was falsch gemacht habe, dann kann ich es auch als eine Lernerfahrung sehen. Wenn ich wirklich einen Fehler gemacht habe, dann lerne ich daraus. Ich kann es ja dann nur noch besser machen.

T: Wie fühlt sich die Schuld nun im Körper an?

K: Leichter. Noch etwas sauer *(grinst und zeigt auf das Bild vom Apfel)*, aber mit etwas Zucker, Mehl und anderen Zutaten ist das eine bessere Erfahrung. *(Sie wählt schließlich ein Messer und greift auf eine andere Sitzung zurück.)* Die Schuld liegt nicht nur bei mir, ich kann sie teilen.

Der Krug geht nicht zum Brunnen

Thema: Ressourcenaktivierung

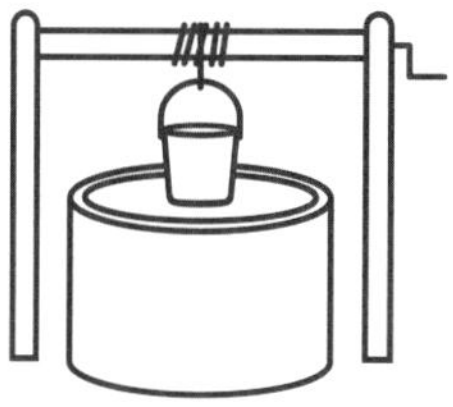

Material:
- mehrere Plastikbecher
- unterschiedliche Flüssigkeiten / Getränke
- Stift oder Post-it

Sinne:
(1) Sehen
(2) Bewegung / Lage im Raum
(3) Fühlen
(4) Schmecken
(5) Riechen
(6) Hören
(7) somatosensorische Wahrnehmung

Therapiekontext
- Klient verfügt über einige Ressourcen, erkennt oder nutzt diese aber nicht.
- Änderungsziele werden nicht erreicht, weil vorhandene Ressourcen nicht genutzt werden.
- Ressourcen helfen Menschen, Belastungen zu bewältigen, herausfordernde Aufgaben und Lebensphasen zu meistern, Ziele zu erreichen, das eigene körperliche und psychische Wohlbefinden zu fördern und Selbstwirksamkeit zu erleben.

Intendierter Impact

Ressourcen werden bewusst gemacht bzw. wiederentdeckt und als Kraftquellen identifiziert. Die Becher symbolisieren die einzelnen Ressourcen – Becher / Trinkgefäße begegnen uns täglich (Wiederholung) und erinnern an die Übung. Aktivierte Ressourcen werden leichter abrufbar, sie helfen dabei, Änderungsziele zu erreichen, und stärken die Resilienz.

Beschreibung der Übung
Gegebenenfalls kann vorher eine Erarbeitung von Ressourcen erfolgen, auf die dann in der Übung zurückgegriffen wird. Alternativ bereitet die Therapeutin mehrere Becher mit unterschiedlichen Getränken (Wasser, Tee, unterschiedliche Säfte etc.) vor. Diese werden im Raum verteilt.

T: Diese Becher symbolisieren Wasserquellen. Wasser ist lebensnotwendig.

Klient wird überrascht und neugierig sein, was jetzt passiert.

T: Stellen Sie sich vor, die jetzige herausfordernde schwere Lebensphase ist eine Trockenperiode und da vorn stehen Wasserquellen zur Verfügung. Was wäre zu tun?

Die Therapeutin wartet die Reaktion vom Klienten ab und führt den Dialog entsprechend weiter. Sie ermuntert den Klienten, aus den Bechern zu trinken: Welche Quelle schmeckt am besten, welche ist leicht erreichbar?

T: Diese Becher symbolisieren Ihre Ressourcen, die Sie nutzen können.

Die jeweilige Ressource wird benannt und auf den Becher geschrieben.

Gegebenenfalls weiterführende motivationale Klärung: Was hat der Klient davon, die Quellen nicht zu nutzen? Was hindert ihn daran, die Quellen zu nutzen?

Meine Stärken haben viele Seiten

Thema: Charakterstärken nutzen, Selbstwert stärken, Verinnerlichung von Stärken

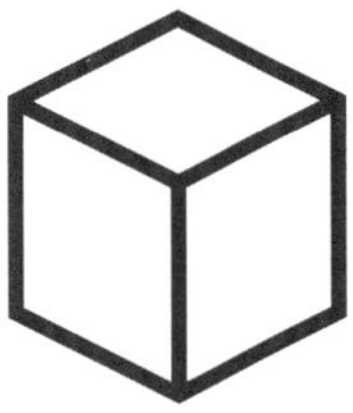

Material:
- blanker Holzwürfel
- Stifte oder Aufkleber

Sinne:
(1) Bewegung
(2) Fühlen
(3) Sehen
(4) Hören
(5) somatosensorische Wahrnehmung

Therapiekontext
- Klienten, die ihre Ressourcen wenig erkennen und diese kreativer nutzen möchten
- Hintergrund: VIA-Charakterstärken (Niemiec, 2019; https://www.viacharacter.org)

Intendierter Impact

Charakterstärken werden zugänglich und damit nutzbar gemacht. Kreativ-lösungsorientiertes Denken wird gefördert. Die Vorteile eines Verständnisses für die eigenen Stärken, ohne in Situationen erst aktiv an diese denken zu müssen und die eigenen Stärken physisch repräsentiert zu haben, wird bewusst gemacht.

Beschreibung der Übung
Zunächst wird der Tests zu den Charakterstärken des VIA-Instituts gemacht [Anm.: Hierzu ist eine Registrierung nötig, der Test ist auf Deutsch verfügbar und kann als Hausaufgabe mitgegeben werden: https://www.viacharacter.org].

Die Signaturstärken – also die fünf höchst ausgeprägten Stärken des Klienten – und eine weitere Stärke, die er ausbauen möchte (vgl. VIA-Ansatz für Charakterstärken), werden auf einen blanken Würfel geschrieben. Alternativ können passende Symbole aufgemalt / aufgeklebt werden.

Es werden verschiedene Lebenssituationen, in denen der Klient die ermittelten Stärken nutzen möchte, eruiert und der Würfel wird gerollt. Dabei ergeben sich nun drei Möglichkeiten:

Der Würfel wird mehrmals geworfen für eine Lebenssituation. Die »gewürfelte« Stärke wird gemeinsam auf die erste eruierte Situation angewandt und das Gefühl dabei exploriert. Die Lösung unter Nutzung der Stärke wird in sensu eingeübt und geprüft. Sollte die Lösung unter Nutzung der Stärke nicht sinnvoll oder umsetzbar erscheinen, wird der Würfel ein zweites Mal geworfen (ein drittes Mal, wenn die gleiche Stärke gewürfelt wurde). Die Lösung unter Nutzung der Stärke wird in sensu eingeübt und geprüft. Beide Lösungen werden zusammengefasst und als mögliche Optionen für den zuerst geprüften Lebensbereich vereinbart.

Meine Stärken haben viele Seiten

T: Sie haben die Stärke *Sinn für das Schöne* gewürfelt und die genannte Situation ist der Konflikt mit Ihrer Frau. Wie lässt sich die Stärke hier anwenden?

K: Das ist eine gute Frage. Ich weiß es in dem Fall echt nicht. In der Situation ist ja nichts Schönes.

T: Möchten Sie nochmal würfeln?

K: Ja *(würfelt)*. Neugier! Das ist super. Das fällt mir normalerweise leicht (lacht). Ich könnte ja mal neugierig auf die Argumente sein.

T: Wie fühlt sich das an, mit der Idee an Konflikte heranzugehen?

K: Noch komisch, aber ich glaube, es macht einiges anders. Vielleicht erkenne ich dann auch andere Seiten an meiner Frau. Vielleicht ja auch noch andere schöne Seiten. Dann sind das auch zwei Fliegen mit einer Klappe *(lacht)*.

Der Würfel wird einmal geworfen für mehrere Lebenssituationen. Es werden drei Lebenssituationen ermittelt und der Würfel wird einmal geworfen. Die ermittelte Stärke wird auf alle drei Situationen angewandt und in sensu geübt. Übergreifende Ressourcen können ermittelt und das Verständnis für die Flexibilität und Facetten einer Stärke kann vertieft werden. Das Gefühl mit den jeweiligen Lösungen wird dabei in den Vordergrund gestellt.

K: Also, ich möchte befördert werden, meinen Zwang reduzieren und ein besserer Onkel für meinen Neffen sein. Und jetzt würfle ich?

T: *(nickt)* Sie haben Fairness gewürfelt. Lassen Sie uns nun gemeinsam mal überlegen, wie Ihnen diese Stärke hilft, befördert zu werden, den Zwang zu reduzieren und ein besserer Onkel zu sein.

K: Zum Zwang fällt mir direkt ein, dass ich mir gegenüber fairer sein sollte. Wenn ich Furcht habe, dass ich was falsch mache, dann kann ich mir ja erlauben, mir den Fehler zuzugestehen.

T: Das klingt sehr schön. Welches Gefühl entsteht, wenn Sie sich so begegnen möchten?

K: Das fühlt sich angenehm an und nimmt mir jetzt schon etwas Druck. Vielleicht klappt das auch so auf der Arbeit und mit meinem Neffen. Es ist ja nur fair, wenn ich mich so gut behandle, wie ich andere behandle … anderen verzeihe ich auch eher mal Fehler. Auf der Arbeit zwar nicht, aber auch das kann ich ja jetzt ändern. Wer weiß, vielleicht wirkt sich das positiv auf meine Bewertung aus.

Der Würfel wird einmal zu Beginn des Tages geworfen. Diese Übung entspricht dem Vorgehen des VIA-Ansatzes (Niemiec, 2019). Zu Beginn des Tages wird durch das Würfeln eine Charakterstärke ermittelt. Diese Stärke wird über den Tag bewusst fokussiert, sowohl in der Wahrnehmung (auf die eigene Nutzung achten) und in Handlungen (bewusst die Stärke nutzen). Ein Vorteil des Würfels besteht in der physischen Repräsentation der Stärke, der Klient kann diese im Alltag damit schneller wahrnehmen.

AB 62 • T

Ressourcenteppich

Thema: Ressourcenaktivierung, Selbstwert

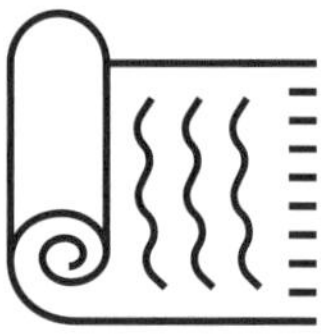

Material:
- ▶ Moderationskarten oder Papier
- ▶ Stift

Sinne:
(1) Sehen
(2) Bewegung / Lage im Raum
(3) Fühlen
(4) Hören
(5) somatosensorische Wahrnehmung

Therapiekontext

Der Klient ist sich seiner persönlichen Eigenschaften, Fähigkeiten, Kompetenzen im Rahmen seiner Ressourcen oftmals nicht bewusst und hat folglich kaum Zugang dazu.

Intendierter Impact

Die Wahrnehmung und das Bewusstsein für eigene Fähigkeiten sollen geweckt werden. Eine positive Einstellung zu eigenen Fähigkeiten wird gefördert und positive Emotionen durch Selbstwirksamkeitserleben werden erzeugt (Selbstwertgefühl stärken). Handlungsimpulse zur Problembewältigung werden initiiert.

Beschreibung der Übung

Der Therapeut leitet das Thema entsprechend ein und fragt den Klienten, wie er sich selbst bzw. wie eine wichtige Bezugsperson ihn mit drei Worten beschreiben würde. Er bittet den Klienten, diese Fähigkeit bzw. Eigenschaft auf eine Moderationskarte zu schreiben. Er fragt dann bei jeder Fähigkeit nach, z. B.: »Organisationstalent – Was benötigt man für Fähigkeiten, um gut organisieren zu können?« Aus jeder Fähigkeit werden weitere expliziert und aufgeschrieben.

Der Klient legt alle Moderationskarten wie einen Teppich auf den Boden. Oftmals haben Klienten das Bedürfnis, sich mittenrein zu setzen oder zu stellen. In dem Fall kann ein Foto mit dem Smartphone vom Klienten gemacht werden. Die Moderationskarten werden im Anschluss entweder

- ▶ dem Klienten mitgegeben,
- ▶ eingesammelt und für den Klienten zu Beginn der nächsten Sitzungen bereitgelegt,
- ▶ eingesammelt und dem Klienten zu Beginn der nächsten Sitzung vorgelesen und übergeben.

Variation

Der Ressourcenteppich kann um Familie, Partnerschaft, Freunde Interessen, Visionen, Werte etc. ergänzt und erweitert werden. Gegebenenfalls kann die Übung mit dem Johari-Fenster (nach Luft & Ingham, 1955) kombiniert werden. Das Johari-Fenster als Vier-Felder-Schema ist eine visuelle Gegenüberstellung bewusster und unbewusster Persönlichkeitsmerkale und Verhaltensweisen. Es zeigt auf, was Personen über sich selbst wissen und denken, und was andere über sie denken (Selbst- und Fremdbild).

AB 63 • T

Stärken stärken

Thema: Stärkung von Ressourcen

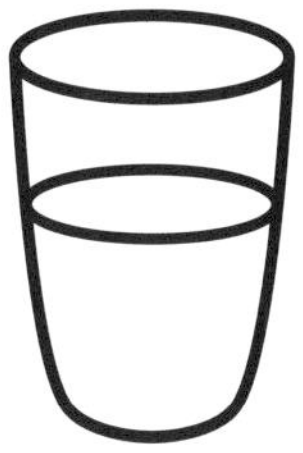

Material:
- mindestens zehn transparente Becher
- wasserfester Stift zum Beschriften der Becher

Sinne:
(1) **Sehen**
(2) **Fühlen**
(3) **Bewegung / Lage im Raum**
(4) Hören
(5) somatosensorische Wahrnehmung

Therapiekontext
- geringes Selbstwerterleben, geringe Akzeptanz potenzieller »Schwächen«
- Fokus auf ressourcen- und lösungsorientierte Interventionen richten
- persönliche Stärken und wahrgenommene »Schwächen« erkennen und evaluieren

Intendierter Impact

Mit dem Klienten werden die aktuellen Energiequellen, Charakterstärken und Ressourcen erlebbar gemacht. Zudem wird zugänglich gemacht, dass der Fokus auf Stärken zu positivem Erleben beiträgt und Handlungsoptionen sichtbar macht. Die Klienten werden zum Handlungsimpuls unterstützt, in jeweils funktionale Anteile bzw. Stärken zu investieren.

Beschreibung der Übung

Therapeutin und Klient schreiben auf die zehn transparenten Becher Eigenschaften, die der Klient als bereichernd erlebt, und auch solche, die er als belastend erlebt. Diese müssen nicht exakt ausgeglichen sein. Es kann vorteilhaft sein, dass der Klient sieht, dass er zu wenige Ressourcen berücksichtigt. Dies kann als Anlass fungieren, gemeinsam weitere Ressourcen und Stärken zu ermitteln, vor allem, wenn es als schade oder traurig erlebt wird, dass mehr »Schwächen« als Stärken identifiziert wurden.

Der Klient soll die Becher nun so mit Wasser füllen, dass es der Menge an Energie entspricht, die er aufwendet, um sich mit der Eigenschaft oder dem damit verbundenen Gefühl (positiv oder negativ) zu befassen.

Sind alle Becher entsprechend gefüllt, wird erfragt, wie es sich anfühlt, welcher Impuls entsteht und vor allem (zusammenfassend), wie diese Konstellation aktuell das Leben des Klienten bestimmt. Abschließend stellt die Therapeutin die Frage, was anders sein müsste, um eine höhere Lebensqualität zu haben.

Die Therapeutin fordert den Klienten auf, die Energie so »umzufüllen«, dass sein Leben damit bereichert wäre. Bei jedem Umfüllen soll er benennen, **wozu** (also zielgerichtet), nicht **warum** er die Energie in der Weise umverteilt. Beispiel: »Ich ziehe Energie aus der Scham raus und investiere sie lieber in meine Kunst.« Zum Schluss hebt er das dabei entstehende Gefühl verbal hervor und markiert es damit. Er nimmt einen Becher mit nach Hause.

Der Komplimentedieb

Thema: Selbstwert, Abwertung und Vermeidung positiven Feedbacks

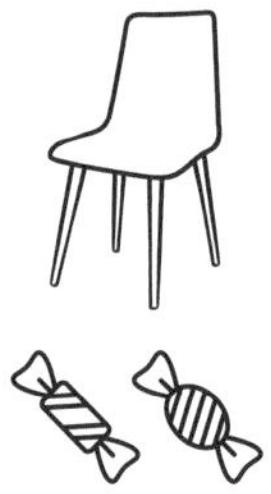

Material:
- zusätzlicher Stuhl
- einzeln verpackte, kleine Süßigkeiten (bspw. Gummibärchen, Bonbons)

Sinne:
(1) Bewegung / Lage im Raum
(2) Fühlen
(3) Sehen
(4) Hören
(5) somatosensorische Wahrnehmung
(6) ggf. Schmerzwahrnehmung

Therapiekontext

- Dem Klienten fällt es schwer, Komplimente oder Lob anzunehmen bzw. er entwertet diese. Mögliche Ursache kann ein strafender oder fordernder Modus sein. Komplimente und Lob sind allerdings auch immer mit Aufmerksamkeit verbunden.
- Bei Klienten mit sozialen Ängsten und ausgeprägten Schamgefühlen kann auch ein distanzierter Beschützer vermeiden, dass der Klient im Mittelpunkt der Aufmerksamkeit anderer steht. Die Modi bzw. Funktion des Problemverhaltens können, müssen aber nicht vorab erarbeitet werden, da die Übung gleichzeitig auch bei der motivationalen Klärung unterstützt (Mögliche Instruktion: »Es scheint einen Teil in Ihnen zu geben, der sich dagegen wehrt, Komplimente oder Lob anzunehmen«).

Intendierter Impact

Der Klient erkennt die Tragweite des Ablehnens der Komplimente. Das Symbol der Süßigkeiten als Komplimente motiviert und verdeutlicht, dass diese etwas Positives sind. Eine erlernte, negative Konditionierung auf Komplimente wird nun positiv konditioniert. Das Greifen nach den Süßigkeiten und das Verstellen des Stuhls erzeugen Selbstwirksamkeit sowie Kontrollerleben und steigern die Aktivität – der Klient arbeitet aktiv gegen die Abschirmung durch den destruktiven Kritiker an, die ihn im Kontakt mit der sozialen Außenwelt hemmt. Ein möglicher Zusatzeffekt ist die generelle Entmachtung des destruktiven Kritikers.

Beschreibung der Übung

T: Stellen Sie sich vor, dieser Stuhl repräsentiert Ihren inneren, destruktiven Kritiker. Können Sie den Stuhl so positionieren, wie es sich für Sie anfühlt, dass er vor Ihnen steht und Sie daran hindert, Komplimente anzunehmen?

Der Stuhl sollte zwischen der Therapeutin und dem Klienten stehen.

T: Nun stellen wir uns vor, diese Süßigkeiten symbolisieren Komplimente oder positives Feedback, das Sie von anderen erhalten. Zum Beispiel: Sie sind klug.

Der Komplimentedieb

Die Therapeutin reicht dem Klienten dabei eine Süßigkeit und spricht das entsprechende Kompliment aus.

Falls der Klient zögert, legt die Therapeutin die Süßigkeiten auf den Stuhl oder lässt sie darauf fallen, während sie mit einem weiteren Kompliment fortfährt. Dieser Prozess wird einige Male wiederholt. Bestrebungen, das »Kompliment« anzunehmen, werden bestärkt.

T: Sehen Sie, wie der Kritiker Sie daran hindert, Positives anzunehmen? Aber ich merke, dass Sie es gerne würden. Was müsste geschehen, damit Sie das Kompliment annehmen können?

Falls der Klient am Stuhl vorbeigreift oder ihn kippt, markiert und verstärkt die Therapeutin die Anstrengung. Sie motiviert zu weiteren Versuchen, idealerweise wird der Stuhl zur Seite oder ganz aus dem Raum gestellt.

Zum Ende der Übung werden die Alltagsimplikationen besprochen: Die Therapeutin regt dazu an, nicht gegen Komplimente zu argumentieren oder sich positives Feedback aufzuschreiben, um es besser verarbeiten und annehmen zu können.

Variation 1

Die Übung kann auch auf das Thema »Hilfe nicht annehmen können« angepasst werden. Die Süßigkeiten symbolisieren dann Hilfsangebote von Mitmenschen, die vom Klienten abgelehnt werden.

Variation 2

Die Übung kann erweitert werden, indem der Klient die Position und damit die Rolle mit der Therapeutin tauscht. Er reicht ihr Süßigkeiten, und die Therapeutin nimmt sie – im Sinne eines Perspektivwechsels – nicht an. Dadurch kann der Klient, möglicherweise auch durch eine körperliche Reaktion, selbst erfahren, wie es sich anfühlt, wenn ein eigenes Angebot abgelehnt wird: vielleicht verletzend, verunsichernd oder zurückgewiesen. Diese Erfahrung verdeutlicht, dass die Ablehnung von Wertschätzung oder Hilfe unbeabsichtigt zu einer Zurückweisung nahestehender Personen führen kann.

AB 65 • T

Die Mischung macht's

Thema: kognitive Verzerrungen erkennen und anders handeln

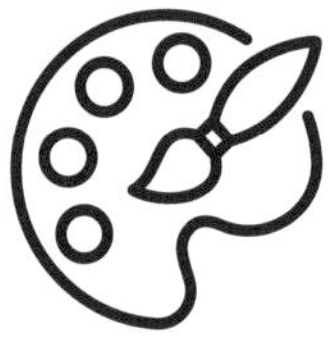

Material:
- Becher mit Wasser
- Pinsel
- Malkasten mit verschiedenen Farben

Sinne:
(1) Sehen
(2) Fühlen
(3) Bewegung
(4) Hören
(5) Riechen
(6) somatosensorische Wahrnehmung

Therapiekontext
- Magnifizierung oder Katastrophisierung als kognitive Verzerrung (Bias)
- Klient akzeptiert kleine »Fehler« nicht oder nur schwer, weder in Handlung noch subjektiv in der eigenen Person

Intendierter Impact

Es kann zugänglich gemacht werden, dass »Fehler« in der Regel im Verhältnis zu anderen Eigenschaften und Verhaltensweisen wenig auffallen – menschliches Handeln ist komplex und Fehler wirken sich nur gering aus.

Beschreibung der Übung

Die Therapeutin stellt einen Becher mit klarem Wasser hin. Sie bietet dem Klienten den Malkasten und einen Pinsel an und greift auf, was der Klient an sich negativ überbewertet und verurteilt oder welche Gedanken er überbewertet.

T: Wir haben in der letzten Sitzung über die Furcht gesprochen, dass der Tippfehler in Ihrem Berichtsheft ein Problem beim Abschluss der Ausbildung darstellen wird.

K: Genau. Ich glaube, wenn die von der Handwerkskammer sehen, dass ich das immer wieder mache, meinen die, ich sei ungeeignet.

T: Lassen Sie uns mal schauen, wie sehr so etwas wirklich ins Gewicht fällt.

Der Klient wählt eine Farbe aus und färbt das Wasser entsprechend mit dem Pinsel und der Farbe ein. Die Intensität der Farbe im Wasser soll darstellen, für wie bedeutend der Klient die genannte Verhaltensweise, in diesem Falle den Tippfehler, hält. An dieser Stelle passiert in der Regel eins von zwei Dingen:

(1) *Der Klient braucht länger, um die passende Farbkonzentration in das Wasser zu bekommen. Hier ist direkt ein möglicher Impact: Es wird erlebbar, dass es Zeit braucht, bis Fehler auffallen.*

T: Was können Sie beobachten?

K: Es passiert fast nichts. Das Wasser sieht noch recht klar aus. Da ist ja seltsam. Ob das mit meinem Fehler auch so ist?

(2) *Der Klient färbt das Wasser schnell mit der Farbe ein und es wird deutlich, wie sehr der Klient von dem Einfluss des Verhaltens (dem Fehler) überzeugt ist (Problemaktualisierung).*

T: Was können Sie beobachten?

K: Der Fehler fällt direkt total auf. Man wird mich direkt enttarnen. Ich bin so ein Hochstapler.

T: Ihr Fehler nimmt also den ganzen Raum ein? Man sieht nichts als den Fehler?

K: Ja, genau. Man wird sich direkt denken, was ist das denn für einer. Kann nicht mal richtig schreiben.

T: *(stellt einen frischen Becher mit klarem Wasser bereit)* Wollen wir das Ganze auch mal aus einer anderen Perspektive betrachten?

K: Gerne, das fühlt sich so nämlich auch nicht gut an. Es macht mich echt traurig und unsicher. Ich schäme mich gerade voll.

T: Sie schämen sich, weil man so schlecht von Ihnen denken könnte?

K: Ja, genau. Mit einem Fehler erkennen sofort alle, dass ich nicht geeignet bin.

T: Kehren wir nochmal zu den Farben zurück. Färben Sie das Wasser mal so ein, dass es einer Ihrer Stärken entspricht. Also etwas, was Sie richtig gut können. Färben Sie das Wasser auch entsprechend intensiv ein. Ich kann mir vorstellen, dass es jetzt gerade nicht leichtfällt, aber lassen Sie es uns mal versuchen.

K: Dann nehme ich Rot *(lacht)*, die Farbe der Liebe. Ich liebe meine Arbeit. Sie macht mir Spaß und ich freue mich, wenn ich endlich Geselle bin *(färbt das Wasser intensiv rot)*.

T: Was können Sie nun beobachten?

K: Das ganze Wasser sieht schön rot aus. Es fühlt sich warm und angenehm an im Bauch.

T: Das klingt schön. Wirklich angenehm, wenn ich mir das vorstelle.

K: Ich bin ganz stolz gerade.

T: Das kann ich mir gut vorstellen *(lässt das Gefühl noch eine kurze Zeit wirken)*. Wenn wir uns nun den Fehler in dem Berichtsheft ansehen, wie wirkt der sich jetzt aus, wenn Sie Ihre Liebe zum Beruf mit berücksichtigen? Nehmen Sie gerne nochmal den Pinsel und die Farbe von vorhin *(zeigt auf das grelle Grün im Malkasten)*.

K: *(zögert, rührt etwas Farbe in den Pinsel und dann in das rote Wasser)* Es ist etwas anders, aber immer noch deutlich rot.

T: Wie fühlt sich das an im Vergleich zum ersten Durchgang?

K: Es fällt weniger auf. Der Fehler »schwimmt« da irgendwo mit rum. Aber er ist nicht zu erkennen. Man sieht meine Liebe zur Arbeit noch ganz deutlich.

T: Was glauben Sie, wie das für andere ist?

K: Es kann sein, dass der Fehler gesehen wird oder sogar auffällt, aber man sieht deutlich, wie sehr ich für die Arbeit brenne.

T: Wie fühlt sich das an?

K: Deutlich sicherer und klarer. Die Unsicherheit ist so gut wie weg.

Es kann exploriert werden, wie gut sich die initial genannte Eigenschaft oder Verhaltensweise (erste Farbe, der Fehler) im Wasser noch erkennen lässt. Dabei sollte auf das Mischverhältnis zu anderen und deutlich auffallenderen Eigenschaften oder Verhaltensweisen Bezug genommen werden.

Der Selbstwertbecher

Thema: Selbstwert

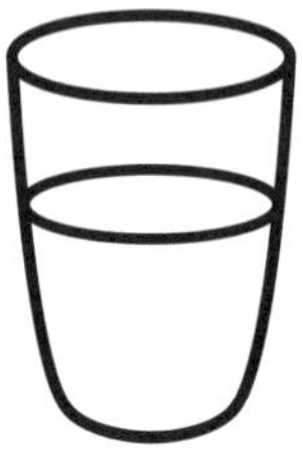

Material:
- Becher aus Pappe oder Plastik
- Nagel, Schraube oder Heftzwecke
- Flasche gefüllt mit 300–500ml Wasser
- Auffangbehälter für Wasser, in dem der Becher stehen kann

Sinne:
(1) Sehen
(2) Hören
(3) Fühlen
(4) Bewegung
(5) somatosensorische Wahrnehmung

Therapiekontext
Bei vielen Klienten bleibt der Selbstwert gering, obwohl im Alltag ausreichend positive Verstärkung durch das Umfeld vorhanden ist. Das Annehmen von Komplimenten und Lob ist negativ besetzt, die Klienten haben ein negatives Selbstbild. Auch wenn das Thema Selbstwert und entsprechende Verhaltensmuster kognitiv erarbeitet wurden, ist eine emotionale Änderung häufig nur schwer zu erreichen.

Intendierter Impact

Selbstwertschädigendes Verhalten, das vom Klienten selbst ausgeht, wird verdeutlicht (z. B. Komplimente und Lob abwehren, negative Selbstrede). Ein Impuls zu einer entsprechenden Verhaltensänderung wird gegeben. Die visuelle und haptische Verdeutlichung erleichtert die Verarbeitung auf emotionaler Ebene.

Beschreibung der Übung
Die Übung (modifiziert nach Beaulieu, 2017) wird kurz eingeleitet.

T: Schauen Sie, jetzt haben wir wieder so eine Situation – Sie berichten, dass Sie bei der Arbeit gelobt wurden, aber Sie können das gar nicht richtig annehmen, scheint mir? *(Sie nimmt den Becher und die Flasche.)* Stellen wir uns vor, dieser Becher ist ein Gefäß für Ihren Selbstwert. Wer schüttet da etwas rein?

Einzelne Personen oder Bereiche, Zitate und Situationen werden kurz erfragt. Für jedes Lob etc. wird etwas Wasser in den Becher hineingeschüttet.

T: Wenn wir uns das so anschauen, müsste Ihr Selbstwert sehr gut sein. So fühlt es sich für Sie aber gar nicht an, haben Sie mir gesagt. Es scheint, dass jedes Mal, wenn Sie ein Lob wegreden oder nicht annehmen, Sie ein kleines Loch in diesen Becher machen.

Mit dem Nagel macht die Therapeutin kleine Löcher an verschiedenen Stellen und Höhen im Becher, diese werden ggf. mit Sätzen, die der Klient zum Abwerten des erhaltenen Lobs nutzt, verknüpft. Das Wasser fließt teilweise heraus.

T: Sehen Sie, der Selbstwert fließt also wie das Wasser durch diese Löcher wieder heraus. Das ist sehr schade. Wie fühlt sich das für Sie an?

Der Selbstwertbecher

Die Reaktion des Klienten wird abgewartet. Diese Stelle der Übung kann sehr emotional aktivierend sein! Je nach Reaktion des Klienten können die Konsequenzen des Verhaltens expliziert werden. Der Becher kann nie voll werden. Wenn der Klient selbst nichts in den Becher schüttet (sich selbst positiv verstärkt), ist sein Selbstwert abhängig von anderen.

Was passiert in Situationen, in denen positive Rückmeldung von anderen ausbleibt oder niemand diese geben kann (Arbeitslosigkeit, Krankheit, Trennung etc.)? Die Therapeutin gibt einen positiven Ausblick.

T: Die Löcher könnten im Verlauf durch Verkalkung etc. wieder »zugehen«, es ist also nicht alles verloren. Wichtig ist erstmal, keine neuen Löcher mehr reinzustechen.

Danach werden mit dem Klienten Lösungsstrategien erarbeitet und als Übungsaufgabe zwischen den Sitzungen vereinbart; z. B. im ersten Schritt Wertschätzung, Komplimente oder Lob als Geschenke betrachten, annehmen und »Danke« sagen (also keine Löcher mehr in den Becher machen). Zusätzlich kann der Klient das Kompliment aufschreiben, um es im Gedächtnis zu behalten.

Selbstwert ist Verhandlungssache

Thema: Selbstwerterleben und Selbstsicherheit

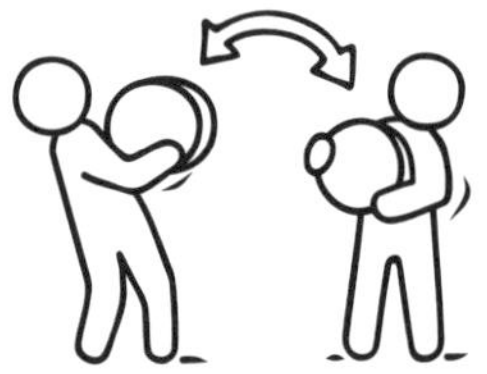

Material:
- kleine Gegenstände wie Murmeln, Stifte oder Würfel in zwei verschiedenen Farben (bei Farbenblindheit in zwei verschiedenen Formen) – je fünf Stück
- ggf. ein weiterer Stuhl

Sinne:
(1) Fühlen
(2) Bewegung / Lage im Raum
(3) Sehen
(4) Hören
(5) somatosensorische Wahrnehmung

Therapiekontext
- wenig flexible Vorstellungen von Selbstwert und Selbsterleben
- fehlende Akzeptanz von unliebsamen Eigenschaften sowie überhöhte (Selbst-)Kritik
- geringe Stabilität des Selbstwerterlebens

Intendierter Impact

Komplimente und die Zuschreibung positiver Eigenschaften werden greifbar gemacht. Selbstwertquellen und Flexibilisierung von Selbstwertannahmen werden zugänglich sowie die Reduktion selbstwertfeindlicher Kognitionen spürbar gemacht. Eine ausgeglichene Sicht auf die eigene Person, einschließlich angemessener Selbstkritik, wird erlebbar.

Beschreibung der Übung

Die Therapeutin gibt die oben genannten zehn Gegenstände an die Klientin. Sie stellt im ersten Schritt Fragen zu positiven und selbstwertdienlichen Eigenschaften bezogen auf die eigene Person. Antwortet die Klientin dabei selbstkritisch oder ablehnend sich selbst gegenüber, wird ein Gegenstand weggenommen.

T: Nennen Sie mir ein Beispiel für eine Eigenschaft, die Sie an sich schätzen.

K: Ich bin sehr empathisch. Das macht mich sehr anfällig für Kritik und mit der kann ich nicht umgehen. Ich bin zu sensibel.

T: *(streckt Hand aus)* Bitte geben Sie mir einen der Gegenstände.

Wenn die Klientin realisiert, dass sie sich selbst das Selbstwerterleben nimmt, wird sie gefragt, wie es sich anfühlt, wenn nach und nach das Selbstwerterleben »aufgebraucht« ist. Das Erleben wird genauer exploriert und ebenfalls, was die Klientin ggf. verändern möchte.

Selbstwert ist Verhandlungssache

T: Wie fühlt es sich für Sie an, dass Sie weniger in den Händen halten?

K: Irgendwie blöd und auch echt unfair. Sie haben mir einfach was weggenommen. Und das macht mich auch etwas traurig.

T: Was meinen Sie mit blöd und unfair?

K: Jedes Mal, wenn ich mich beschrieben habe, haben Sie mir etwas weggenommen. Ich dachte, ich soll mich beschreiben.

T: Habe ich das tatsächlich bei jeder Aussage über Sie getan?

K: Mmh, nur … Jetzt verstehe ich. Nur, wenn ich etwas gesagt habe, das nicht positiv war. Das ist auch das, was mich traurig macht. Es war nicht nur schön, über meine positiven Eigenschaften zu sprechen. An allem gab es etwas zu mäkeln und dann haben Sie mir auch noch einen der Gegenstände weggenommen.

T: Das tut mir auch sehr leid – es ist gleichzeitig genauso, wie Sie sagen. Jedes Mal, wenn ich gehört habe, dass Sie etwas Gutes über sich zu sagen haben, habe ich die Gegenstände so belassen. Bei jeder angehangenen Kritik wurde etwas von den Gegenständen weggenommen.

In der zweiten Runde wird der Klientin das ganze Set der Gegenstände wiedergegeben. Dieses Mal soll sie eine Unterscheidung vornehmen: Fünf der Gegenstände sollen auf jeden Fall mit Eigenschaften besetzt sein, die für sie unumstößlich als Selbstwertquellen dienen, ohne dass destruktiv-kritische Anteile diese »angreifen« können. Diese werden vor dem zweiten Durchgang gemeinsam ermittelt.

Therapeutin und Klientin explorieren, wie es sich anfühlt. Besonderes Augenmerk liegt auf den Gegenständen, die mit Eigenschaften verbunden sind, die als unumstößlich positiv bewertet werden, und auf der Tatsache, diese diesmal nicht abgegeben zu haben.

Am Ende fragt die Therapeutin, wie es sich nun anfühlt, mit unumstößlichen Eigenschaften »ausgerüstet« zu sein und sich Situationen stellen zu können, in denen die Klientin auf diese Eigenschaften zurückgreifen kann. Um es weiter zu vertiefen, kann erfragt werden, wie sich verschiedene Situationen im Leben der Klientin bewältigen lassen können, wenn sie mit »leeren Händen« dasteht. Diese fünf Gegenstände kann sie zur Erinnerung mit nach Hause nehmen.

AB 68 • T

Spieglein, Spieglein an der Wand

Thema: Selbstwertaufbau, Veränderung dysfunktionaler Grundannahmen und Selbstwahrnehmung

Material: Handspiegel

Sinne:
(1) Lage im Raum / Bewegung
(2) Sehen
(3) Fühlen
(4) somatosensorische Wahrnehmung
(5) Hören
(6) ggf. Schmerzwahrnehmung

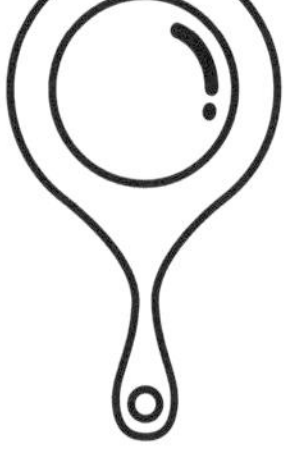

Therapiekontext

▶ Klienten mit oberflächlichen und negativen Selbstbeschreibungen und global negativem Selbstbild

Intendierter Impact

Es wird zugänglich gemacht, dass der Klient zu Selbstabwertung aufgrund oberflächlicher Selbstbeschreibung und -einschätzung neigt. Eine detaillierte und angemessenere Selbstbeschreibung wird ermöglicht und selbstwertdienliche Perspektiven als Handlungsimpuls werden gestärkt. Ein mitfühlenderes Verhältnis zur eigenen Person bzw. eine mitfühlende Betrachtung der eigenen Person wird erlebbar gemacht.

Beschreibung der Übung

Die Therapeutin stellt sich mit einem Abstand von mindestens zwei Metern zum Klienten auf und hat den Handspiegel in der Hand. Sie bittet den Klienten, zu sagen, was im Spiegel zu erkennen ist (je nach dessen Sehkraft fallen die Beschreibungen evtl. geringer aus, das ist in Ordnung). Die Übung wird wie folgt begleitet:

T: Bitte beschreiben Sie einmal, wie Sie sich im Spiegel wahrnehmen.

K: Ich kann mich zwar nicht gut im Spiegel sehen, aber ich bin doch deutlich zu erkennen. Ich sehe mein Gesicht. Meine Augen. Etwas vom Hintergrund ist auch zu sehen.

T: *(bekräftigend)* Beschreiben Sie, was genau Sie sehen.

K: Meine Haare, die etwas matt aussehen. Mein Gesicht wirkt müde. Alles sieht so langweilig aus. So mag ich mich nicht ansehen.

T: *Wie fühlt es sich an*, sich so zu beschreiben?

K: Irgendwie nicht so gut? Etwas einseitig und unfair. Aber auch vertraut.

T: *Wie wirkt* die *Beschreibung* Ihrer Person auf Sie?

K: Na ja, etwas oberflächlich. Nicht so gut.

T: *Was möchten Sie tun*, wenn Sie sich so fühlen, wenn Sie sich so beschreiben?

K: Am liebsten aufhören, es ist kein gutes Gefühl.

T: Bei dem, wie Sie sich beschreiben, kann ich gut nachvollziehen, dass es sich nicht gut anfühlt.

Spieglein, Spieglein an der Wand

Die Therapeutin rückt einen Meter näher und instruiert den Klienten, sich erneut zu beschreiben. Die vorherigen Fragen werden wiederholt. Die Therapeutin überreicht dann dem Klienten den Spiegel mit dem gleichen Vorgehen. Die Fragen werden erneut gestellt.

Der Klient wird gebeten, zu benennen, welche Beschreibung am leichtesten war, welche ihm gerechter wird und welche sich am besten anfühlte. Die Beschreibung der eigenen Person in der präferierten Variante wird wiederholt und es wird abgeleitet, wie diese Beschreibung in den Alltag übertragen werden kann.

Anmerkungen. Distanziertere Beschreibungen können hilfreich sein, um Abstand zu den eigenen Gedanken und Gefühlen zu bekommen und mitfühlender oder gnädiger mit sich zu sein (Bezug: ACT – Beobachterselbst). Nahe Beschreibungen können hilfreich sein, indem sie mehr Details erfassen lassen, weniger global sind und mehr Nähe zur eigenen Person ermöglichen.

Es kann auch eingeübt werden, einen bestimmten Bereich möglichst neutral, wertungsfrei zu beschreiben, um eine neue Perspektive auf den Körper einzuüben.

Ist die präferierte Variante über einige Wochen gut geübt, wird der Klient angehalten, auch die andere Variante (also näher oder ferner) erneut zu testen. Die Ergebnisse werden besprochen und verglichen.

Das Ich-Puzzle

Thema: Identität, Selbstwert

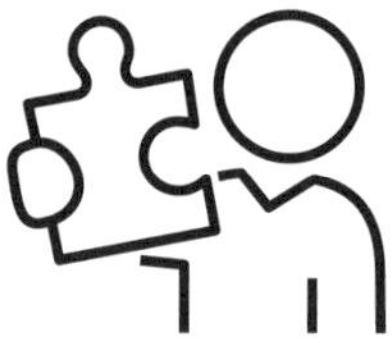

Material:
- Porträtfoto als Puzzle (vorab im Internet bestellen)
- Stift
- Tisch
- ggf. Blankopuzzle

Sinne:
(1) Sehen
(2) Fühlen
(3) Bewegung
(4) somatosensorische Wahrnehmung
(5) Hören

Therapiekontext

- Klient hat z. B. infolge hoher Außenorientierung und Unterordnung wenig Zugang zu sich selbst (»Ich weiß gar nicht, wer ich bin«).
- Für den Klienten sind folgende Fragen unbeantwortet: »Wer bin ich, auf wen beziehe ich mich, worüber definiere ich mich, wohin gehöre ich, was macht mich aus?« Als Grundlage dient das 5-Säulen-Modell der Identität (Petzold, 2004); in diesem Modell wird Identität als lebenslanger Prozess verstanden. Dementsprechend bleiben einige Puzzleteile unbeschrieben und folglich »leer«.

Intendierter Impact

Es findet eine Gestaltung und Entwicklung der eigenen Identität durch Wahrnehmung und Bewusstmachung der eigenen Fähigkeiten, Eigenschaften und Werte statt. Eine positive Einstellung zu sich selbst (Selbstakzeptanz, Selbstvertrauen, Selbstwirksamkeit) kann entwickelt werden. Positive Emotionen werden erzeugt. Akzeptanz dafür, Identität als lebenslangen Prozess wahrzunehmen, wird geschaffen.

Beschreibung der Übung

Im Vorfeld bittet die Therapeutin den Klienten, ein Porträtfoto von sich als Puzzle im Internet zu bestellen und zur Sitzung mitzubringen. Das Puzzle wird verdeckt, mit der unbedruckten Seite nach oben auf den Tisch gelegt. Der Klient wird zunächst gebeten, die Nationalität und dann weitere persönliche Eigenschaften und individuelle Merkmale (z. B. Temperament, Fähigkeiten, Werte, Glaube) auf die einzelnen Puzzleteile zu schreiben.

Das Sammeln von Faktoren, die die eigene Identität bestimmen (persönliche Eigenschaften, Kompetenzen, Beziehungen, aber auch Geschlecht, Nationalität, Alter, soziale Zugehörigkeit, Beruf etc.), kann je nach kognitiven Fähigkeiten des Klienten auch in vorausgehenden Sitzungen oder als Aufgabe zwischen den Therapiesitzungen erfolgen.

Die Therapeutin bittet darum, die Puzzleteile, die noch nicht beschriftet sind, zu entfernen und dann auf die Porträtseite umzudrehen. Der Klient sieht, dass es noch freie bzw. fehlende Puzzleteile gibt.

Das Ich-Puzzle

T: Wenn Sie das Puzzle im Alter von 15 Jahren erstellt hätten, mit 25, mit 35 … wie hätte es ausgesehen? Welche Puzzleteile hätte es noch nicht gegeben?

Das 5-Säulen-Modell der Identität (Petzold, 2004) kann vor oder nach dieser Intervention eingeführt werden. Es dient in der integrativen Therapie als diagnostische Methode, um festzustellen, in welchem Aspekt des Identitätsprozesses Probleme auftreten und wo dementsprechend bei dem Klienten angesetzt werden kann.

Variation: Ich-Puzzle in den unterschiedlichen Kontexten / Lebensbereichen / Identitäts-Säulen
Im Vorfeld bittet der Therapeut die Klientin, ein Blankopuzzle im Internet zu bestellen und zur Sitzung mitzubringen. Die Klientin soll jeweils einen Lebensbereich (Beruf, Freundschaften, Partnerschaften, familiäre Beziehungen, Glaube, Freizeitgestaltung etc.) auf ein Puzzleteil schreiben. Am besten werden die Lebensbereiche auf das gesamte Puzzle verteilt, sodass sie nicht direkt nebeneinander liegen, sondern um die beschrifteten Teile noch freie Puzzleteile sind.

T: Nun, schauen wir uns das Puzzleteil »Beruf« an. Welche Fähigkeiten benötigen Sie, um Ihre Arbeit zu erledigen?

Die Klientin schreibt jede Fähigkeit (z. B. strukturiert, organisiert, vorausschauend etc.) und Persönlichkeitseigenschaft (z. B. schüchtern, zurückhaltend) auf verschiedene Puzzleteile um das Puzzleteil »Beruf« herum.

Der nächste Lebensbereich wäre z. B. »Freizeit«. Auch hier werden Fähigkeiten und Eigenschaften (aktiv, interessiert, gesellig etc.) auf die einzelnen Puzzleteile geschrieben. Die Klientin wird gebeten, das Puzzle zu betrachten und ihr Erleben zu schildern. Für sie wird erfahrbar, dass sie z. B. nicht in allen Situationen zurückhaltend und schüchtern ist, sondern dass dies vom jeweiligen Lebensbereich bzw. Kontext abhängt.

Im Anschluss kann motivationale Klärung erfolgen, z. B. möchte die Klientin auch im beruflichen Kontext aktiver und sichtbarer werden. Was hindert sie daran? Wie könnte das erreicht werden?

Etikettenschwindel

Thema: Identität

Material:
- zwei kleine Klebezettel
- Stift

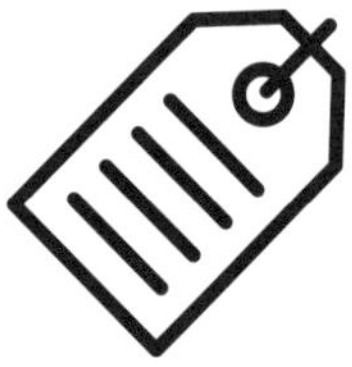

Sinne:
(1) Fühlen
(2) Sehen
(3) Bewegung / Lage im Raum
(4) Hören
(5) somatosensorische Wahrnehmung

Therapiekontext
- geringe Fähigkeit zur Defusion von Identität und Identifikationen
- fehlende Diskrimination zwischen Identität und Identifikationen oder Zuschreibungen von außen

Intendierter Impact

Es wird erlebbar gemacht, dass Zuschreibungen von einem selbst oder von anderen nicht bedeuten, dass man mit diesen Labeln identisch ist. So wird zugänglich, dass Identifikation und Identität nicht das gleiche sind.

Beschreibung der Übung

Therapeut und Klient beschriften zwei Klebezettel: einen mit dem Namen des Klienten, einen weiteren mit dem Namen des Therapeuten. Jeder nimmt seine Zettel.

Der Therapeut fragt, ob der Klient und der Zettel identisch miteinander sind, was dieser entweder verneint oder nach geleitetem Entdecken zumindest hinterfragt. Das Gefühl wird exploriert, v. a. im Zusammenhang mit der Erkenntnis, dass Person und Zettel nicht identisch sind. Ziel ist es, das Erleben zu vertiefen, dass etwas nicht mit einem Selbst identisch ist, nur weil der eigene Name darauf steht [Namen als Zeichen von Identität].

T: Wie ist es jetzt, Ihren Namen auf dem Zettel zu sehen?

K: Komisch irgendwie. Das macht gar nichts mit mir. Ich frage mich gerade, was das soll.

T: Das ist eine berechtigte Frage. Es verändert also erstmal nichts.

K: Ja, genau. Worauf wollen Sie hinaus?

Anschließend wird auf die andere Seite des Zettels die Person, Eigenschaft oder Rolle geschrieben, mit der die Identifikation erfolgt oder von außen zugeschrieben wird, z. B. Mutter, Stiefvater, Ex-Mann der jetzigen Partnerin, Idiot, Faulpelz.

T: Schreiben wir hier mal auf die andere Seite den Ausdruck dazu, den Sie in der letzten Sitzung mehrfach genutzt haben (*reicht dem Klienten Zettel und Stift und deutet an, auf die Rückseite des Zettels zu schreiben*).

K: Sie meinen das Wort »Dummkopf«?

T: Genau.

K: Das stimmt doch aber auch. Immer wieder lasse ich mich an der Nase herumführen.

T: Wie ist es, das Wort jetzt auf dem Zettel zu sehen?

Etikettenschwindel

K: Es stimmt.

T: Das Wort ist also wahr geworden?

K: Nein, das nicht, aber das bin ich?

T: Sie sind ein Zettel mit dem Wort »Dummkopf« darauf?

K: Nein, das nicht, aber … Ich bin ein Dummkopf.

T: Was ist der Unterschied an der vorderen und der hinteren Seite des Zettels?

K: Beide Seiten beschreiben mich. Die eine Seite ist nicht toll. Ich will weiterhin ich sein. Aber kein Dummkopf zu sein, wäre auch gut.

T: Wenn Sie sich also den Zettel ankleben, welches der beiden Etiketten soll es denn sein?

Das beschriebene Vorgehen wird so lange wiederholt, bis der Klient die Identifikation in Frage stellt oder aufgibt. Wenn die Ablehnung der Identifikation nicht von sich aus geschieht, kann die kognitive Dissonanz aus dem ersten Durchgang mit Verneinung der »Identifikation mit dem Zettel« durch gezielte Fragen vertieft werden.

Variation

Die bekannte Geldscheinmetapher zum Selbstwert kann gezielt zur Konfrontation und Reduktion narzisstischer Überbewertung der eigenen Person genutzt werden, z. B. Menschen, die sich sehr mit Titeln, einer Rolle oder anderen Dingen brüsten. In diesem Fall wird für jede (narzisstische) Aufwertung eine weitere Null metaphorisch auf den Geldschein aufgemalt, begleitet von der Frage, ob sich dadurch der Wert der Person verändert. Die Übung wird hier gezielt zur Konfrontation und Reduktion narzisstischer Überbewertung der eigenen Person genutzt.

Identitätspuzzle

Thema: Identität, Selbstwert, Ressourcen stärken

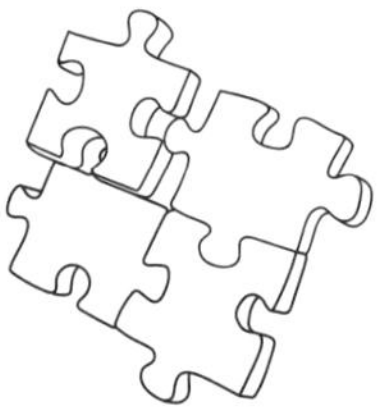

Material:
- Zettel und Stift oder Whiteboard
- Blankopuzzle

Sinne:
(1) **Sehen**
(2) **Hören**
(3) Fühlen
(4) Bewegung / Lage im Raum
(5) somatosensorische Wahrnehmung
(6) ggf. Riechen

Therapiekontext
- fehlender Zugang zu Ressourcen
- fehlende Sicherheit bzgl. der Identität
- Förderung von Selbstakzeptanz
- fehlendes Erleben, dass Identität etwas zusammengesetztes Ganzes ist und die einzelnen Eigenschaften einen Beitrag leisten, jedoch nicht das Gesamtbild bestimmen
- Therapieerfolge konsolidieren

Intendierter Impact

Die Übung kann in zwei Varianten verwendet werden:
- Ressourcen zugänglich machen, Steigerung des Selbstwerterlebens sowie positive Aspekte der eigenen Identität emotional spürbar machen
- Akzeptanz von ungewollten und abgelehnten Eigenschaften an der eigenen Person und das Erleben, dass diese neben vielen positiven Eigenschaften nur einen kleinen Teil der gesamten Identität ausmachen

Beschreibung der Übung

Therapeut und Patient sammeln alle Eigenschaften, Rollen, Werte oder allgemeine Spezifika (folgend nur Eigenschaften) der eigenen Person und halten dies auf einem Zettel oder Whiteboard fest. Sollte die Übung auch genutzt werden, um unliebsame Eigenschaften aufzugreifen, können beide Arten von Eigenschaften in unterschiedlichen Farben geschrieben werden. Die Eigenschaften erst auf einem Zettel oder Whiteboard festzuhalten bietet den Vorteil, erst einmal Eigenschaften zu sammeln und ggf. Änderungen vornehmen zu können, bevor man das Puzzle beschriftet.

Je nach Größe des Blankopuzzles können die Eigenschaften in Gruppen eingeteilt werden. Je nach Nähe zur eigenen Person bzw. entsprechend der subjektiven Relevanz können solche Eigenschaften auf die Teile in der Mitte des Puzzles geschrieben werden. Beispiel eines Klienten: Sehr wichtige Werte wie Fairness, die Rolle als Vater, die Eigenschaft Empathie kommen eher in die Mitte des Puzzles, ungewollte Eigenschaften wie Naivität oder auch weniger relevante Werte wie Freiheit kommen weiter nach außen.

Identitätspuzzle

Es wird ein Teil aus der Mitte gewählt oder sogar **das** mittlere Teil (je nach Aufteilung des Puzzles), dieses wird mit dem Wort ›Ich‹ oder dem Namen des Klienten versehen.

Alle Eigenschaften werden dann auf das Puzzle geschrieben, abhängig von der subjektiven Nähe zur eigenen Person. Je nach Vorgehen werden »positive« und »negative« Eigenschaften in unterschiedlichen Farben geschrieben. Je nach Präferenz der Person können die Eigenschaften auch symbolisch dargestellt werden: musikalisch – eine Note; belesen – ein Buch, weise – eine Eule usw.

Der Klient betrachtet das fertige Puzzle, eruiert das Gefühl bei der Betrachtung sowie evaluiert, welche Aspekte an der eigenen Person deutlicher erlebt werden als vor der Übung. Welchen Platz nehmen sie im Sinne der Entwicklung ein?

Zusätzlich wird bzgl. der ungewollten Eigenschaften deren jeweiliger Platz im Gesamtpuzzle betrachtet und emotional und kognitiv evaluiert. Zudem ist es hier möglich,

- vor allem den Gesamtkontext zu erfassen (»Diese Eigenschaft ist nur ein Teil von vielen«),
- die Eigenschaften in Relation zueinander zu setzen (»Ich bin zwar ungeduldig, aber dafür sehr kreativ«) und
- Akzeptanz für Eigenschaften zu fördern.

Nicht die passenden Fußstapfen

Thema: Reduktion des Einflusses dysfunktionaler Erwartungen an sich (durch Biografie oder das System)

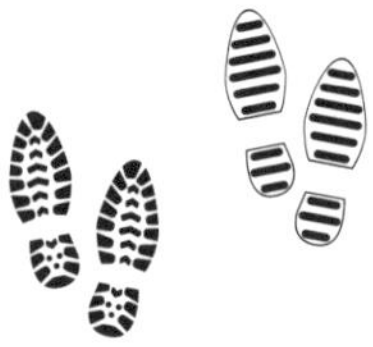

Material:
- Karton / Kartonpapier in mindestens einer Farbe
- Schere
- Stift

Sinne:
(1) Lage im Raum / Bewegung
(2) somatosensorische Wahrnehmung
(3) Fühlen
(4) Sehen
(5) Hören
(6) ggf. Schmerzwahrnehmung

Therapiekontext
- Systemregeln / Familientraditionen bestimmen das Erleben und Verhalten und werden nicht infrage gestellt (systemische Ansätze).
- Biografische Einflüsse, v. a. fordernde Grundannahmen und Modi, bestimmen das Erleben und Verhalten.

Intendierter Impact

Erworbene Grundannahmen und Familienregeln/-traditionen werden verdeutlicht. Es wird begreifbar gemacht, dass man diesen nicht immer folgen kann und auch nicht folgen muss: Man kann einen eigenen Weg und eigene Ansichten auf das Leben (ggf. mitsamt eigenen entwickelten Lebensregeln) wählen.

Beschreibung der Übung
Therapeut und Klient sammeln Grundannahmen / Modi / Familienregeln, von denen er sich abgrenzen lernen möchte oder sollte.

Es werden große Fußabdrücke aus Karton ausgelegt (diese vor der Sitzung vorbereiten), die deutlich größer sind als die Schuhgröße des Klienten. Diese werden als Weg ausgelegt, mit der Idee, dass jeder Schritt einen Teil der Regeln / Forderungen an den Klienten darstellt, denen er folgen soll, z. B.:
(1) Mache einen sehr guten Abschluss.
(2) Stelle dich in den Dienst des Familienunternehmens.
(3) Arbeite dich hoch.
(4) Halte die Hierarchie der Firma ein.
(5) Übernimm die Firma in fünf Jahren.
(6) Sorge für Wachstum.
(7) Übertriff deinen Vater zu seinen Lebzeiten nicht.

Die Abdrücke werden in solchen Abständen ausgelegt, dass der Klient diesen nicht oder nicht gut folgen kann (z. B. sehr große Abstände oder auch in einem Muster, dass nicht gut zu laufen ist).

Nicht die passenden Fußstapfen

Der Therapeut bittet den Klienten, sich in den ersten Fußabdruck zu stellen. Das Erleben, die Gedanken und Gefühle werden exploriert. Vor allem bietet sich an, folgende Fragen zu stellen, wenn die Motivation, dem »vorgegebenen Pfad folgen zu müssen«, verändert werden soll:

- Wie groß ist der Drang, noch einen Schritt in diese Richtung zu gehen?
- Ergänzend: Was möchten Sie jetzt tun?
- Letztere Frage kann im Verlauf der Übung modifiziert werden: Was möchten Sie jetzt stattdessen tun? Dies führt zu eigenen Motiven, um damit den eigenen Regeln folgend gehen zu lernen.

Der Therapeut bittet den Klienten, den nächsten Schritt zu machen. Es wird exploriert, wie es erlebt wurde bzw. sich anfühlte, diesen Schritt zu gehen. Zudem werden zur Förderung des Infrage-Stellens die oben genannten Fragen genutzt: »Wie groß ist der Drang, noch einen Schritt in diese Richtung zu gehen?« und »Was möchten Sie jetzt tun?« oder »Was möchten Sie jetzt stattdessen tun?«.

Der Weg wird gemeinsam ausgewertet, wenn der Klient am Ende des Pfads ist. Möchte er, und wenn ja, wie möchte er dem Pfad im echten Leben folgen? Welche Alternativen haben sich im Verlauf der Übung ergeben, statt in die Fußstapfen anderer zu treten?

Sobald ein eigener Weg vom Klienten im Gespräch skizziert wird, wird dieser auch mit *passend* großen Fußabdrücken ausgelegt. Die einzelnen neuen Lebensregeln werden auf die Fußabdrücke geschrieben und ein Weg abseits vom vorherigen Weg oder parallel dazu ausgelegt (hier hängt es von den neuen Regeln und Zielen ab, die nicht von denen der Familie absolut divergieren müssen). Der Klient legt die Abstände so, dass sie seinen Schritten entsprechen.

Variation

Idole oder Idealvorstellungen (Schritte des Erwachsenenmodus) werden eruiert, denen man folgen möchte. Diese werden erarbeitet, verschriftlicht und auf die Fußspuren aufgetragen und als geplanter Weg ausgelegt. Das Bewegungsmuster wird bewusst erlebt und erinnert (z. B. ein Ausweichschritt, einen schnelleren Schritt oder Ähnliches einbauen).

Schatten oder Licht

Thema: Kontextreframing von Eigenschaften, Identität

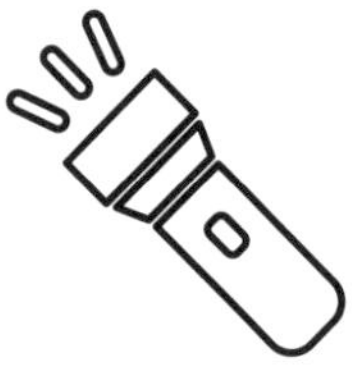

Material:
- ▶ Taschenlampe (idealerweise vom Smartphone)
- ▶ Figuren in Menschengestalt und einen Baum (diese können aus Pappe selbst hergestellt werden)

Sinne:
(1) Sehen
(2) Hören
(3) Fühlen
(4) Lage im Raum / Bewegung
(5) somatosensorische Wahrnehmung

Therapiekontext
- ▶ Schwarz-Weiß-Denken in Bezug auf Eigenschaften
- ▶ Klienten, die sich vorwiegend negativ bewerten
- ▶ fehlende Aktivierung von Ressourcen aus Aspekten der eigenen Person oder dem eigenen Verhalten, die als negativ bewertet werden, jedoch eine Ressource darstellen können

Intendierter Impact

Verhaltenstherapeutisch gesehen werden unangenehm erlebte Aspekte zugänglich und deren Funktionalität begreifbar gemacht (ggf. eine Ressource identifizieren). Unter einem tiefenpsychologischen Fokus (nach C.G. Jung) werden Schattenaspekte erlebbar gemacht und welche Ressourcen in den ihnen liegen können. Ressourcen über den Kontrast zu den eher dominierenden Eigenschaften von Klienten werden zugänglich gemacht.

Beschreibung der Übung
Die Therapeutin wirft mit der Taschenlampe Licht an die Wand und projiziert so mit einer der menschlichen Figuren einen Schatten an die Wand. Sie fragt den Klienten, wie er die Figur erlebt, vor allem im Kontrast zum Licht. Außerdem erfragt sie, was für Eigenschaften der Klient dem *Schatten* zuschreiben möchte (frei assoziiert, wahrscheinlich eher negativ).

T: Wenn Sie diese Figur als Schatten sehen, was für Eigenschaften schreiben Sie dieser Figur zu?

K: Es ist dunkel. Irgendwie unangenehm. Sicherlich jemand, der es nicht gut mit einem meint. Hinterlistig und falsch.

T: Was für ein Gefühl löst das bei Ihnen aus?

K: Wenn ich das so beschreibe, dann geht mir so ein Schauer über den Rücken.

Als nächstes zeigt die Therapeutin einen Baum als Schatten und fragt den Klienten erneut, wie das Schattenbild auf ihn wirkt (durch die Assoziation mit »Schattenspenden« wahrscheinlich eher positiv).

T: Wie ist dieses Bild im Vergleich?

K: Bäume spenden Schatten. Da denke ich an Sommer, mich unter dem Baum auszuruhen. Ich fühle mich eher entspannt.

Schatten oder Licht

Beiden Erfahrungen werden verglichen: Welche Gemeinsamkeiten zeigen sich in den beiden Bildern?

T: Wenn Sie beide Erfahrungen vergleichen, was fällt Ihnen auf?

K: Beide Bilder sind unterschiedlich. Und mir sind unterschiedliche Dinge dazu eingefallen. Es fühlte sich dann auch unterschiedlich gut an, zu den Bildern zu assoziieren.

T: Beides sind Schattenbilder. Gleichzeitig sind Ihnen unterschiedliche Dinge eingefallen. Welche Dinge fallen Ihnen zu den eigentlichen Objekten ein?

K: Zu Menschen? Man kann sich mit Ihnen unterhalten, je nach Gesicht sind sie offen und fröhlich. Zuvorkommend und nett können Menschen auch sein. Aber eben auch fies und hinterlistig, so wie ich das über den Schatten gesagt habe.

T: Genau. Alle Dinge haben mindestens zwei Seiten. Wir sprechen ja auch gerne von einer Schattenseite. In dem Fall vom Baum, wie war es da mit der »Schattenseite«?

K: Da war es nicht unangenehm. Die »Schattenseite« war sogar positiv. Aber bei einem Baum ist es das doch immer. Beide Seiten des Baums sind gut.

T: Im Sommer auf jeden Fall.

K: Stimmt, es hängt von der Situation ab.

T: Wenn wir das jetzt mal auf Sie übertragen: Welche verschiedenen Seiten haben Sie? Welche Ihrer »Schattenseiten« sind je nach Situation vielleicht doch keine »schattigen« Seiten?

Vertiefend werden also Vor- und Nachteile in beiden Gestalten und deren Schatten eruiert:

- Was entspricht z. B. bei einem Menschen dem Schattenspenden eines Baumes?
- Ist es für Bäume immer hilfreich, ein großer Baum zu sein (z. B. Gefahr, vom Blitz getroffen werden)?
- Was bedeutet es möglicherweise für einen Menschen, einen Schatten zu werfen?
- Welche Aspekte werden der eigenen Person als »dunkel / schattig« zugeschrieben, die anderen Menschen oder einem Selbst hilfreich sind?
- Welche Schatteneigenschaften werden als hilfreich erlebt?

7 Modusarbeit

Das Modusmodell als zentrales Element der Schematherapie beschreibt die momentanen emotionalen und kognitiven Zustände (»Modi«), die Menschen in bestimmten Situationen erleben. Diese Modi steuern das Denken, Fühlen und Verhalten in der jeweiligen Situation. Ziel der Modusarbeit ist es, dysfunktionale Modi zu erkennen, zu verändern und funktionale Anteile zu stärken.

Impact-Techniken sind bei der Bearbeitung von Modi besonders hilfreich, da sie den Klienten den Zugang zu den verschiedenen Modi erleichtern und emotionale Prozesse direkt spürbar machen können.

In diesem Kapitel werden neben der Stuhlarbeit verschiedene Impact-Techniken für die praktische Arbeit mit (dysfunktionalen) Modi vorgestellt. Die Modi werden vergegenständlicht und personalisiert, sodass die Klienten die Modus-Aktivierungen möglichst schnell wahrnehmen können. Darüber hinaus sollen die Konsequenzen der Modi in der Sitzung greifbar gemacht werden und im Sinne des State-Management auch emotional positive Zustände für den Klienten erlebbar werden, wenn die dysfunktionalen Modi begrenzt werden.

Der Fokus liegt vor allem auf der Abschwächung und Unterbrechung von fordernden und strafenden Modi. Diese können den Therapiefortschritt negativ beeinflussen oder behindern. Darüber hinaus werden Übungen vorgestellt, die explizit den Modus des glücklichen Kindes stärken können.

Arbeitsmaterial

AB 74 Alles etwas transparenter machen

Für Klienten mit Schwierigkeiten, dysfunktionale Anteile von der eigenen Identität zu trennen, unterstützt diese Übung das Distanzieren von introjizierten Annahmen. Zwei Becher, die ineinander gestellt werden, visualisieren den »Überlagerungseffekt« belastender Anteile. Ziel ist es, eine klare Abgrenzung von diesen Anteilen zu ermöglichen bzw. die Identifikation mit ihnen zu reduzieren.

AB 75 Ich coache mich selbst

Durch das Erstellen personalisierter Karten für jeden Modus werden diese greifbar und schneller zugänglich; die situativen Modus-Aktivierungen werden sowohl visuell als auch räumlich veranschaulicht. Dadurch wird der Klient angeregt, sich aktiv mit seinen Modi auseinanderzusetzen, sich von dysfunktionalen Anteilen zu distanzieren und funktionale Modi wahrzunehmen. Dies erleichtert die Selbstreflexion und fördert Selbstmanagement sowie Veränderungsmotivation, wodurch der Klient zu seinem eigenen Coach wird.

AB 76 Jeder Modus spielt seine Rolle

Die Übung basiert auf der Erarbeitung der Modi-Kartensets aus der Übung **AB 75** »Ich coache mich selbst«. Einzelne Anteile oder Modi im Sinne der Schematherapie werden personalisiert und auf Kartensets detailliert festgehalten. Zur weiteren Ausgestaltung können die Anteile bspw. mittels Modelliermasse oder Figuren dargestellt werden und zur Aufstellung verschiedener Modikonstellationen, Situationsanalysen oder dem Zwei-Bühnen-Modells (Hoffmann & Hofmann, 2012) eingesetzt werden. Das distanzierte Betrachten fördert Akzeptanz und ermöglicht eine gezielte Interaktion mit den Modi. Dies stärkt kreative Prozesse und aktiviert positive Emotionen.

AB 77 Den destruktiven Kritiker trocken legen

Die Übung eignet sich für Klienten, bei denen der strafende, destruktiv kritische Modus durch Bestätigungen wie »Ja, er hat Recht« aufrechterhalten wird. In der Übung symbolisiert ein Becher den kritischen Modus, der durch das Einfüllen von Wasser – repräsentierend für negative Botschaften – »genährt« wird. Durch das Einbringen von Löchern in den Becher wird dem Modus symbolisch die Energie entzogen. Ziel ist es, für den Klienten erlebbar zu machen, wie destruktive Anteile unbewusst genährt werden, und ihn zur aktiven Begrenzung des Modus zu motivieren.

AB 78 For the last Time: No

Ein »No-Button« wird verwendet, um den strafenden Modus bei seinem Auftreten unmittelbar zu markieren. Dies geschieht in Form eines »Wettbewerbs« zwischen Therapeut und Klient: Wer erkennt den Modus zuerst? Der spielerische Ansatz fördert Achtsamkeit, positive Emotionen und Spaß, während die ständige Wiederholung den strafenden Modus entkräftet und Handlungsimpulse stärkt. Ziel ist es, die Wahrnehmung für diesen Modus zu schärfen und ihn spielerisch zu defusionieren.

AB 79 Ich lass mich nicht abstempeln

Die Übung eignet sich für Klienten, die sich den Botschaften ihres strafenden Modus ausgeliefert fühlen und diese als prägende, negative Etiketten erleben. Durch das symbolische Überstempeln der abwertenden Aussagen mit Stempeln wie »Falsch« oder »Lüge« entwertet der Klient die Botschaften aktiv. Das Vorgehen wird durch das Hinzufügen positiver, unterstützender Aussagen ergänzt. Ziel ist die Defusionierung des strafenden Modus sowie die Reduzierung der emotionalen Belastung. Die positiven Botschaften können zudem als Audiobotschaften aufgenommen werden, um langfristig stärkend zu wirken.

AB 80 Ich schüttele meine Verfolger ab

Die Übung eignet sich für Klienten, die weiterhin von destruktiv kritischen Botschaften beeinflusst werden und dadurch in ihrer Selbstwirksamkeit und Zielverfolgung blockiert sind. In einem Rollenspiel wird der strafende Modus durch die Therapeutin dargestellt, die den Klienten verfolgt und destruktive Aussagen wiederholt. Der Klient übt, diese Botschaften verbal und durch Körpersprache zu begrenzen. Ziel ist es, den Verfolger symbolisch »abzuschütteln« und durch Selbstabgrenzung mehr Handlungsfreiheit und ein gestärktes Selbstwertgefühl zu erleben.

AB 81 Innere Kritik leicht gemacht

Für Klientinnen mit einem starken inneren destruktiven Kritiker hilft diese Übung, belastende Selbstbewertungen zu relativieren. Die »Schwere« der als belastend erlebten Gedanken wird symbolisch mit einem Ballon reduziert. Die Übung kann helfen, »leichter« mit belastenden Gedanken umgehen zu können und eine distanzierte Haltung zu diesen zu fördern.

AB 82 Leiser soll der destruktive Kritiker sein

Diese Übung richtet sich an Klienten mit »lauten«, destruktiv-kritischen oder strafenden Modi. Sie lernen, belastende Gedanken als weniger dominant zu erleben, indem sie eine Aufnahme von kritischen Sätzen schrittweise leiser abspielen. Ziel ist eine emotionale Erleichterung und die Erhöhung der subjektiven Kontrolle über solche Modi.

AB 83 Der Schirmhalter

Die Übung fokussiert den schuldinduzierten, emotional fordernden Modus. In diesem Modus fühlen Klienten sich für das Wohlbefinden anderer verantwortlich, während sie ihre eigenen Bedürfnisse vernachlässigen. Der Klient hält einen aufgespannten Regenschirm, der symbolisch für die Fürsorge für andere steht. Durch das bewusste Erleben der körperlichen Belastung (z. B. schwerer Arm, Verspannung) werden die Kosten der Verantwortungsübernahme spürbar. Die Übung macht erlebbar, wie ungleich die Fürsorge verteilt ist. Ziel ist es, die Balance zwischen eigenen Bedürfnissen und dem Einsatz für andere zu fördern.

AB 84 Gehe zurück auf Los
Die Übung richtet sich an Klienten, die durch emotional fordernde Modi und Unterordnung in ihrer Bedürfnisorientierung und Abgrenzungsfähigkeit eingeschränkt sind. Ein Seil veranschaulicht dem Klienten körperlich und emotional, wie er durch diese Modi immer wieder zurückgezogen und an seiner Bedürfnisorientierung gehindert wird. Mit zunehmender Wiederholung entwickelt sich Widerstand gegen das Zurückziehen. Ziel ist es, Bedürfnisorientierung zu stärken und funktionales Verhalten zu etablieren.

AB 85 Der Soundtrack der Veränderung
Die Übung dient der Defusion von fordernden Modi und dysfunktionalen bedingen Annahmen, z. B.: »Ich muss immer besser sein als alle anderen.« Diese oft überhöhten Ansprüche führen zu Überforderung und Frustration. Durch gezieltes Hinterfragen wird die Machbarkeit in Frage gestellt und mit einem passenden Lied verbunden. Durch wiederholtes Hören des Liedes und die emotionale Verknüpfung wird das Bewusstsein für dysfunktionale Gedanken geschärft und alternative funktionale Überzeugungen entwickelt.

AB 86 Ich nehm's nicht an
Die Übung richtet sich an Klientinnenen mit mangelnder Abgrenzung und dem Drang, sich anzupassen oder andere zu bedienen. Mit einem symbolischen Objekt lernt die Klientin, ungewollte Angebote oder negative Kommentare abzulehnen und fördert so die Wahrnehmung und Wahrung der eigenen Grenzen. Dies stärkt die Selbstwirksamkeit und reduziert das Grübeln.

AB 87 Gemischte Tüte
Eine vom Therapeuten gefüllte Geschenktüte mit Gegenständen wie Gummibärchen oder Seifenblasen dient als Einstieg. Der Klient wird gebeten, die Tüte mit weiteren Süßigkeiten aus seiner Kindheit, persönlichen Erinnerungen oder Symbolen positiver Kindheitsmomente zu füllen. Ziel ist es, durch positive Emotionen und Spaß den glücklichen Kindmodus zu aktivieren, Spontaneität zu fördern und biografisch positive Erlebnisse wieder zugänglich zu machen.

AB 88 Seifenblasen im Wind
Diese Übung ruft einen glücklichen Kindmodus durch den Einsatz von Seifenblasen hervor. Durch das Erzeugen und Zerplatzenlassen der Seifenblasen werden gleichzeitig dysfunktionale Gedanken externalisiert und »entmachtet«. Dies stärkt die kognitive Defusion und hilft dabei, negative Gedanken als etwas Vorübergehendes und Vergängliches zu erleben, statt sich von ihnen vereinnahmen zu lassen.

AB 89 Bewerbung eines Anteils
Diese Übung richtet sich an Klienten, die Schwierigkeiten haben, dysfunktionale Anteile zu erkennen und zu ändern. In einem Rollenspiel bewirbt sich ein »Anteil« des Klienten und muss seine Funktion und Kosten darstellen. Dies fördert die Bewusstmachung der Funktionalität und die gezielte Nutzung hilfreicher Anteile.

AB 90 Den destruktiven Kritiker willkommen heißen
Die Übung richtet sich an Klientinnen, bei denen strafende und destruktiv-kritische Modi tief verwurzelt sind und die frustriert sind, weil diese trotz Therapiefortschritten in Stress- oder Überlastungssituationen wieder aktiv werden. Eine vollständige Entmachtung dieser Anteile erscheint oft unrealistisch. Durch ein kontextuelles Reframing wird der destruktive Kritiker als Frühwarnsystem interpretiert, das auf Überlastung und mangelnde Selbstfürsorge hinweist. Unterstützt durch Soundeffekte wie Alarmbuttons wird diese Perspektive verankert. Ziel ist es, Entlastung und Akzeptanz zu fördern, den Modus in diesem Kontext als nützlich zu erkennen und damit die Selbstfürsorge zu stärken.

Alles etwas transparenter machen

Thema: Identitätsklärung, Modusarbeit, Grundannahmen

Material:
- zwei transparente Becher
- wasserfester Stift zum Beschriften der Becher

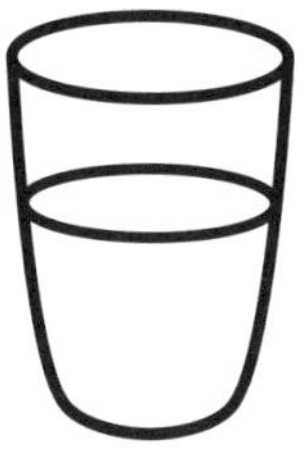

Sinne:
(1) Sehen
(2) Fühlen
(3) Bewegung / Lage im Raum
(4) Hören
(5) somatosensorische Wahrnehmung

Therapiekontext
- Reduktion der Effekte von Introjekten
- geringe Ausprägung des »Selbst als Kontext« (ACT)
- Schwierigkeiten bei der Integration von Anteilen

Intendierter Impact

Diese Übung macht für die Klientin spürbar, dass dysfunktionale Anteile wenig hilfreich und sogar schädlich sein können. Darüber hinaus kann die Identifikation mit diesen Anteilen gelöst werden und sie kann (a) als separat und (b) als »weglegbar« erlebt werden. Eine Reduktion der Identifikation mit introjizierten Annahmen, Ideen, Ansichten, Rollen und vergleichbaren Konstrukten und die Klärung von Identität werden erreicht.

Beschreibung der Übung

Die Therapeutin bittet die Klientin, einen Becher mit dem Wort »Ich« (oder ihrem Namen) zu beschriften,den anderen Becher mit dem Namen des dysfunktionalen Teils (z. B. strafender Modus). Die Becher sollten auf der gleichen Höhe beschriftet sein.

T: Ich möchte Sie nun bitten, den Ich-Becher in den anderen Becher zu stellen.

Der Ich-Becher wird nach dem Ineinanderstecken vom dysfunktionalen Anteil überdeckt. Die Klientin wird gebeten, die »Verdeckung der eigenen Person« durch den dysfunktionalen Anteil zu betrachten.

T: Wie fühlt sich das an?

K: Echt unschön. Ich habe das Gefühl, in der Situation unterzugehen und nicht mehr richtig gesehen zu werden.

T: Wie noch?

K: Es ist bedrückend und auch irgendwie beängstigend.

T: Was meinen Sie damit?

K: Wenn ich mir vorstelle, dass mein strenger Anteil mich überdeckt, dann sieht man ja nicht mich, sondern nur (formuliert verächtlich) »diese strenge Mama«.

Alles etwas transparenter machen

In den meisten Fällen wird eine Belastung erlebt. Diese kann als Problemaktualisierung genutzt werden, um die Distanzschaffung zu dem Anteil anzubahnen. Im nächsten Schritt wird die Klientin gebeten, die Becher bewusst auseinanderzunehmen und zunächst nebeneinander zu stellen.

T: Wie fühlt sich das jetzt an, wenn Sie sich von dem Anteil distanzieren?

K: Meine armen Kinder *(weint)*. Ich will doch gar nicht die strenge Mama sein. Ich habe meine Kinder lieb. Der strenge Anteil übernimmt immer so schnell das Steuer.

T: Ihnen tun Ihre Kinder leid, Sie fühlen mit ihnen. Das ist eine schöne Sache. Gleichzeitig frage ich mich, wie Sie sich und Ihrem Kindmodus gegenüber fühlen, wenn die Strenge Sie auch so einnimmt.

K: Fürchterlich. Es tut schon fast weh. Wenn strenge Anteil auch mal nur so neben mir stehen könnte, dann wäre es einfacher.

T: Was meinen Sie?

K: Ich will diese Strenge nicht, das bin nicht ich. Ich habe das in meiner Erziehung immer gehasst, wenn meine Mutter streng und unfair war. Ich will das für mich und vor allem für meine Kinder nicht.

Die Klientin kann die Becher mehrmals verschieben, bis die Distanz zum dysfunktionalen Anteil als passend erlebt wird. Im Sinne der Förderung von Akzeptanz kann der Becher im Blickfeld behalten werden. Sollte der Anteil als vollständig von der eigenen Person gelöst erlebt werden, kann der Becher aus dem Blickfeld gestellt werden.

T: Sie machen gerade einen deutlichen Unterschied zwischen Ihrer eigenen Vergangenheit und der Gegenwart. Sie möchten eine andere Mutter sein als die, die Sie erlebt haben und die sich über den strengen Anteil eingeschlichen hat.

K: Wenn ich mir die Gesichter meiner Kinder genau anschaue, dann will ich nicht laut sein oder schreien *(weint erneut)*.

T: Sie zeigen sehr deutlich, dass es Ihnen zu schaffen macht und dass Sie wohlwollend sein möchten. Sie sagen, wenn Sie Ihre Kinder ansehen, dann möchten Sie eigentlich was?

K: Ich möchte Sie liebhaben, Verständnis haben, es sind Kinder. Ja, auch mal sagen, dass bestimmte Dinge einfach nicht gehen, aber das geht auch leise und verständnisvoll.

T: Wenn der strenge Anteil die Kontrolle hat, worauf achtet er?

K: Der sieht nur das Chaos im Zimmer, die Fünf auf dem Mathe-Test, die Schuhe mitten im Zimmer.

T: Im Vergleich, was sehen Sie?

K: Erstmal das gleiche, aber z. B. auch die Angst, mir von der Fünf in Mathe zu erzählen, den Spaß an den Videospielen. Mal ehrlich, ich habe als Kind auch nicht gerne aufgeräumt.

T: Wie möchten Sie also handeln, wenn Sie das alles auch sehen können?

K: Ich kann mit meinen Kindern lernen, mich mit ihnen hinsetzen und die Probleme mit Aufgaben besprechen oder auch erstmal die ersten Sachen mit ihnen gemeinsam aufräumen. Ich hätte mir als Kind auch gewünscht, dass mir jemand hilft.

Bei allen Varianten wird die Klientin ermuntert, Veränderungen von Gefühlen und Erleben nachzuspüren und diese zu benennen.

Ich coache mich selbst

Thema: innere Anteile externalisieren und personalisieren

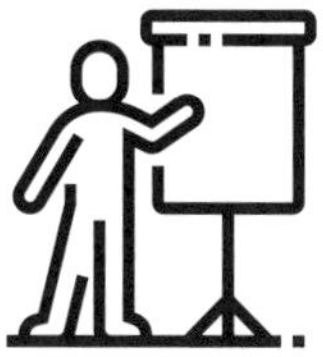

Material:
- Moderationskarten in verschiedenen Farben, Blätter in verschiedenen Farben
- Stifte

Sinne:
(1) **Sehen**
(2) Bewegung / Lage im Raum
(3) Fühlen
(4) somatosensorische Wahrnehmung
(5) Hören

Therapiekontext

- Mit der Klientin wurde ein inneres Team (Schulz von Thun, 1998) oder ein Modusmodell (Roediger, 2016) erarbeitet.
- Der Einsatz von schriftlichen Schemata / Modus-Memos führt bei der Klientin zu einer gedanklichen Auseinandersetzung mit den Inhalten, initiiert jedoch keine Impulse zu Verhaltensänderungen.

Intendierter Impact

Um der Klientin einen schnellen Zugang zu den inneren Anteilen und deren Botschaften zu erleichtern, werden diese personalisiert. Darüber hinaus ermöglicht die Personalisierung auch in therapeutischen Sitzungen eine schnelle Markierung von Anteilen oder Modi bzw. eine emphatische Konfrontation. Die Methode zielt darauf ab, durch Bewegung und Verschiebung innerer Anteile oder Modi Handlungsimpulse zur Veränderung zu erzeugen. Zudem wird eine Steigerung der Veränderungsmotivation initiiert. Durch die Visualisierung und Personalisierung innerer Anteile werden diese zudem greifbarer: Funktionale Modi können besser »zur Seite« gestellt werden, die Externalisierung und Distanzierung von dysfunktionalen Modi wird erleichtert. Die Technik unterstützt Kreativität und Spaß in der Therapie. Das Kartenset fördert die Fähigkeit zum Selbstmanagement.

Beschreibung der Übung

Die Erarbeitung kann etwas Zeit erfordern und gegebenenfalls mehr als eine Sitzung in Anspruch nehmen. Die Therapeutin präsentiert der Klientin das mit ihr erarbeitete Modusmodell und erläutert das weitere Vorgehen.

T: Ich habe hier Moderationskarten in unterschiedlichen Farben. Die Idee ist, Ihr Modusmodell auf die einzelnen Karten zu übertragen. Auf der Rückseite der Karte soll zum einen die Aussage oder Funktion stehen, die den Modus repräsentiert. Zum Beispiel beim strafenden Modus: »Du wirst das nie schaffen.« Auf der Vorderseite soll ein Name für den Modus gefunden werden, d. h. der Modus soll personalisiert werden. Es werden zwei Kartensets erstellt, eines für unsere Arbeit in den Sitzungen und eines für Sie, das Sie zu Hause nutzen können. Wollen wir mit dem strafenden Modus beginnen?

Ich coache mich selbst

Im Rahmen der Personalisierung können folgende Fragen gestellt werden:
- Ist die Stimme des Anteiles männlich oder weiblich?
- Ist die Stimme laut oder leise, eindringlich, ist der Ton gehässig, verhöhnend etc.?
- Gibt es eine Figur aus Filmen, Märchen, Büchern, Sport, Politik oder eine Bezeichnung, der diesen Modus gut verkörpert?

K: Der ist wie eine unnahbare, kalte und verbitterte Eiskönigin. So bösartig ist der strafende Modus.

Die Therapeutin bittet die Klientin, »Die Eiskönigin« auf der Karte zu notieren. Im Anschluss erfolgt die Personalisierung der einzelnen Modi nach und nach für jeden Modus. Die Klientin hat die Möglichkeit, das Kartenset selbst zu gestalten und beispielsweise Bilder oder Zeichnungen hinzuzufügen, Lieder zu vermerken, die mit dem jeweiligen Modus assoziiert werden, oder Vorbilder zu notieren, die den Modus verdeutlichen.

In der nächsten Sitzung zeigt sich die Klientin im strafenden Modus.

K: Jetzt haben wir doch ausführlich daran gearbeitet, aber ich bin zu doof, das umzusetzen!

T: Darf ich kurz unterbrechen? Ist Ihnen auch so kalt? Spüren Sie es auch, den Kältehauch? War die Eiskönigin hier?

Die Klientin muss schmunzeln. Die empathische Konfrontation ermöglicht einen Modus-Switch. Im nächsten Schritt wird das Kartenset herausgeholt und die Klientin gebeten, die Modi am Whiteboard anzubringen, die präsent sind. Anschließend soll sie etwas zurückzutreten und mit Distanz auf das Whiteboard schauen.

T: Wie fühlt sich das an? Welcher Modus fehlt? Welcher Modus hat zu viel Präsenz und dominiert?

Die Therapeutin bittet die Klientin, die Modi so lange hin und her zu schieben, zu entfernen, hinzuzufügen, bis sich das Bild für sie gut anfühlt.

T: Sehr gut. Haben Sie gemerkt, dass Sie sich durch die Arbeit mit dem Kartenset selbst gecoacht haben? Und genau so können Sie mit den Karten zu Hause arbeiten. Sollten Sie in einer Situation Gefühle oder Verhaltensweisen wahrnehmen, die für Sie belastend sind, nehmen Sie Ihr Kartenset zur Hand und legen die Modi aus, die in der Situation aktiviert sind. Überlegen Sie, welcher Modus fehlt und möglicherweise hilfreich sein könnte. Notieren Sie zudem, welcher Modus bzw. welche Modi in der Situation nicht hilfreich waren oder die Situation verursacht haben. Sie werden somit zu Ihrem eigenen Coach.

Tipp

Die personalisierten Karten bieten zudem die Möglichkeit, die die Stühle bei einer Stuhlarbeit zu markieren sowie diese in die Mikro-Verhaltensanalysen (z. B. SORKC-Analyse) einzubeziehen.

AB 76 • T

Jeder Modus spielt seine Rolle

Thema: Vereinfachung und Individualisierung von Modiarbeit

Material:
- ▶ Bastelmaterial (Knete, Modelliermasse, Pappe)
- ▶ ggf. eine Spielzeugbühne, Systembrett, Schachbrett o. Ä.
- ▶ ggf. verschiedene Figuren (Systembrett, Spielfiguren)

Sinne:
- **(1) Sehen**
- **(2) Bewegung / Lage im Raum**
- **(3) Fühlen**
- (4) somatosensorische Wahrnehmung
- (5) Hören

Therapiekontext

▶ Individualisierung des Modusmodells aus der Schematherapie

Intendierter Impact

Bei der Erarbeitung personalisierter Modi steigt durch die emotionale Verarbeitung der Zugang zur Thematik: Das Erkennen von Modi, deren Akzeptanz und Verhaltensänderungen fallen leichter. Das Herausarbeiten von Individualität wirkt außerdem validierend. Die Übung verbildlicht und externalisiert die Modi, wodurch diese greifbarer und flexibler anwendbar erscheinen: Funktionale Modi können besser »zur Seite stehen«, bei dysfunktionalen Modi wird die Distanzierung erleichtert. Generell fördert die Technik Kreativität und Spaß in der Therapie, so kann ein glücklicher Kindmodus durch das Basteln und Modellieren aktiviert werden.

Beschreibung der Übung

Nach Erarbeitung der Modi werden zu deren Repräsentation Symbole im Alltag gesucht. Dabei können Modi auch durch Stofftiere oder Figuren dargestellt werden, zum Beispiel kann ein »liebevoller Begleiter« mitgenommen werden, um zu trösten oder zu unterstützen. Noch stärker personalisiert wird es, wenn die Modi selbst erstellt oder gebastelt werden, z. B. mithilfe von Modelliermasse oder Knete. Es können auch Bezüge zu Figuren aus Filmen, Serien etc. hergestellt werden.

Die Modi können analog zu einer Familienaufstellung auf dem Familienbrett oder einer »Coaching-Disc« als System aufgestellt werden. Der »präsenteste« Modus im System sollte dabei zuerst gestellt werden, der gesunde Erwachsenenmodus als letztes. Die Aufstellung ermöglicht ein distanziertes Betrachten »von oben« und ermöglicht neue Ansätze in der Arbeit mit den Modi.

Die Klientin kann durch dieses distanzierte Betrachten auch in die Rolle einer Co-Therapeutin schlüpfen. Es können Ist- und Soll-Zustände als Zielmarkierung und Steigerung der Veränderungsmotivation gestellt werden. Insbesondere bei der Aufstellung auf dem Familienbrett bietet es sich an, dass die Klientin die Figuren selbst aus Modelliermasse erstellt und ebenfalls zuhause nutzen kann.

Mit den modellierten Modus-Figuren kann eine Situationsanalyse erfolgen, indem aktive oder fehlende Modi in Übungen oder Situationen identifiziert werden. Eine Verknüpfung mit dem Zwei-Bühnen-Modell (Hoffmann & Hoffmann, 2012) ist möglich: Welche Anteile sind auf oder hinter der Bühne, und ist dies für die Situation hilfreich? Sollten andere Anteile nach vorne treten?

AB 77 • T

Den destruktiven Kritiker trocken legen

Thema: strafender, destruktiv-kritischer Modus

Material:
- durchsichtiger Plastikbecher
- Nagel oder Nadel
- 0,5 Liter Wasserflasche
- flaches Gefäß

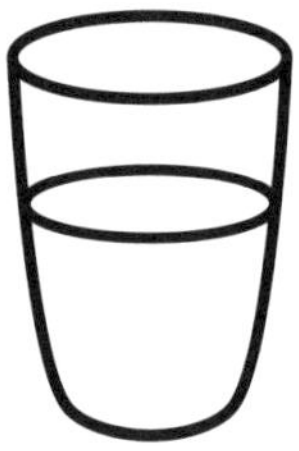

Sinne:
(1) **Sehen**
(2) Bewegung
(3) Fühlen
(4) Hören
(5) somatosensorische Wahrnehmung

Therapiekontext

- Klient begrenzt destruktiven, strafenden Modus nicht und hält diesen unbewusst aufrecht

Intendierter Impact

Für Klienten wird erfahrbar, dass der strafende Kritiker durch fehlende Begrenzung und Bestätigung der abwertenden Botschaften mit Energie versorgt bzw. genährt wird. Becher begegnen uns täglich und erinnern uns daran (Wiederholung), den strafenden Anteil nicht zu nähren. Es erfolgt zudem eine Defusion des destruktiven Kritikers.

Beschreibung der Übung

Der Becher symbolisiert den strafenden oder destruktiv kritischen Modus und wird in das flache Gefäß gestellt, damit das Wasser aufgefangen werden kann. Die Wasserflasche repräsentiert die vielfältigen negativen, abwertenden Botschaften. Die Nadel liegt auf dem Tisch bereit.

T: Was sagt der destruktive Kritiker? *(Für jede Aussage gießt die Therapeutin ein wenig Wasser in den Becher.)* Wie reagieren Sie gewöhnlich darauf? *(Der Klient gibt seine Überzeugungen wieder: »Der hat ja irgendwie Recht«; »Andere bekommen viel mehr hin als ich«; »Ich streng' mich nicht genug an«).* Das heißt, Sie bestätigen ihn und schütten auch was in den Becher und versorgen den strafenden Teil?

Hier reagieren Klienten manchmal berührt und weinen; für andere überwiegt der »Aha-Effekt« (»So habe ich das noch nicht gesehen.«).

T: Was könnten Sie zuerst tun, um den destruktiven Kritiker nicht zu versorgen und zu nähren?

K: Nichts mehr reinschütten.

T: Ja, das ist eine gute Idee. Was könnten Sie noch tun, damit der Becher leer wird?

Oftmals zögern Klienten zunächst, Löcher in den Becher zu machen; nach dem ersten Loch reagieren sie meist erleichtert beim Auslaufen des Wassers und machen immer mehr Löcher in den Becher.

AB 78 • T

For the last Time: No

Thema: Defusion vom strafenden Modus

Material:
- No-Button (online bestellbar)
- Tisch

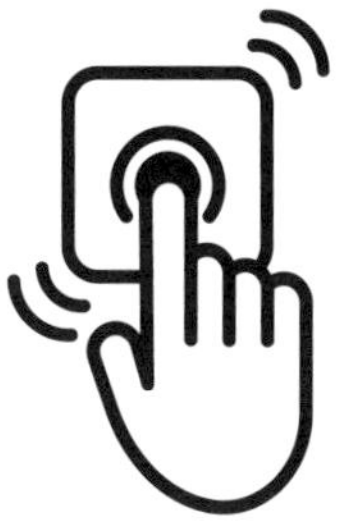

Sinne:
(1) Hören
(2) Fühlen
(3) Bewegung
(4) Sehen
(5) somatosensorische Wahrnehmung

Therapiekontext

- Botschaften des strafenden Modus (Schematherapie nach Young, 2005) sind dem Klienten bekannt, aber noch nicht defusioniert.

Intendierter Impact

Das Bewusstsein für den strafenden Modus wird geschärft. Hilfreiche Handlungsimpulse werden mithilfe von multisensorischer Wahrnehmung, Neugier, dem Auslösen positiver Emotionen, Spaß und Wiederholung initiiert.

Beschreibung der Übung

Der Therapeut stellt einen »No-Button« auf den Tisch. Der Klient wird neugierig.

T: Ich möchte heute eine Art Spiel machen. Immer, wenn der strafende Modus in der Sitzung auftaucht, obwohl er nicht eingeladen ist, wird der »No-Button« gedrückt. Wer von uns beiden ihn zuerst wahrnimmt, drückt auf den Button.

Oft zögern die Klienten zunächst. Im Verlauf entwickelt sich ein spielerischer Wettbewerb, wer den strafenden Kritiker zuerst erkennt und auf den Button drückt.

Der Button kann dem Klienten bis zur nächsten Sitzung mit nach Hause gegeben werden. Manche Klienten kaufen sich selbst einen »No-Button« – in dem Fall kann dieser später auch in Videositzungen eingesetzt werden.

Ich lass mich nicht abstempeln

Thema: strafender, destruktiv-kritischer Modus

Material:
- leeres Blatt
- Stift
- Stempel (vorab bestellen)
- Smartphone

Sinne:
(1) Sehen
(2) Bewegung
(3) Fühlen
(4) somatosensorische Wahrnehmung
(5) Hören
(6) Riechen

Therapiekontext
- Klienten fühlen sich häufig von den Botschaften des strafenden oder destruktiv-kritischen Modus wie abgestempelt – als »Loser«, »Weichei«, »Du nervst« etc.
- Mit dem Klienten wurde bereits an dem strafenden Modus gearbeitet, dessen Botschaften sind identifiziert, dem Klienten ist kognitiv bewusst, dass diese ihn boykottieren und limitieren. Er fühlt sich dem strafenden Modus ausgeliefert und erlebt sich gegenüber dem strafenden Modus macht- und hilflos; die Botschaften können weiterhin negativ wirken.

Intendierter Impact

Für Klienten wird erfahrbar, dass der strafende Kritiker durch fehlende Begrenzung und Bestätigung der abwertenden Botschaften aufrechterhalten wird. Es geschieht eine Defusion des strafenden Modus und der destruktiven, kritischen Anteile.

Beschreibung der Übung

T: Sie haben zum Ende der letzten Stunde gesagt, dass Sie nicht glauben, dass Sie Ihren strafenden Modus jemals loswerden, dass Sie sich von ihm als »Loser« abgestempelt fühlen.

K: Ja, ich bin so frustriert, dass ich gegen *den* nicht ankomme. Der hat mir einen Stempel aufgedrückt, den ich nicht loswerde.

T: Ja, das ist frustrierend. Sie sagen, Sie werden den Stempel nicht los. Ich habe da eine Idee *(nimmt ein DIN-A4-Blatt im Querformat, unterteilt es mit einer senkrechten Linie).* Möglichweise ist das unangenehmen. Könnten Sie trotzdem bitte hier auf diesem Blatt die typischen Sätze des strafenden Modus aufschreiben?

K: *(schreibt diese auf, z. B. »Stell dich nicht so an«. An dieser Stelle wird bei vielen Klienten schon der verletzliche Modus aktiviert, dann entsprechend validieren.)*

T: Können Sie diese Sätze bitte einmal vorlesen?

K: *(liest die Sätze laut vor)*

T: Wie ist das für Sie, diese Sätze zu lesen und zu hören? Wie fühlt sich das an?

Ich lass mich nicht abstempeln

K: Überhaupt nicht gut … ich weiß ja, dass sie nicht stimmen, aber dann denke ich, irgendwie stimmen sie ja doch … es ändert sich nichts, das ärgert und frustriert mich.

T: Ja, der strafende Modus drangsaliert Sie schon so lange … und er hört nicht auf, Sie abzuwerten und Ihnen einen negativen Stempel aufzudrücken. Wie wäre es, den Spieß einmal umzudrehen *(holt eine Kiste, die verschiedene Stempel enthält)*? Ich habe hier viele unterschiedliche Stempel ›Falsch‹, ›Blödsinn‹, ›Du kannst mich mal‹, … Suchen Sie sich gerne einen aus und überstempeln Sie einen Satz.

K: *(tut dies und die Therapeutin bestärkt den Klienten, weitere Stempel zu nehmen und die Sätze zu überstempeln. Häufig tun die Klienten dies zunehmend entspannter und mit kindlicher Freude.)*

T: Können Sie die Sätze noch lesen?

K: Eigentlich nicht, sie sind entwertet, wie ein Antrag, auf dem quer drüber »abgelehnt« gestempelt wurde.

T: Und wie fühlen Sie sich jetzt?

K: Gut, die Sätze zu entwerten hat mir Spaß gemacht.

T: Wie fühlen Sie sich noch?

K: Irgendwie erleichtert.

T: Das ist schön. Dann schauen wir mal auf die rechte Seite. Welche positiven Gegenbotschaften könnten dort Platz haben? *(Manchmal sind Klienten gehemmt bzw. es fällt ihnen nichts ein. Dann kann die Therapeutin unterstützen.)* Was würden Sie Ihrem besten Freund sagen, wenn jemand zu ihm sagt »Stell dich nicht so an«?

K: Vielleicht: Hör nicht auf den – deine Gefühle sind okay, du bist okay?

T: Würden Sie diesen Satz bitte auf die rechte Seite schreiben?
(Das wird für jeden Satz wiederholt.)

T: Wie fühlt sich das an, diese wohlwollenden, unterstützenden Sätze zu lesen?

K: Auf der einen Seite gut, aber ich merke auch, ich werde traurig. Ich habe das nie gehört.

T: Ja, das ist wirklich traurig. Ich glaube, dass alle Kinder solche Sätze hören sollten. Das sind Sätze, die auch der kleine XY hätte hören sollen. Und deshalb lese ich diese Sätze jetzt gerne für den kleinen XY vor.

Die Therapeutin liest diese Sätze vor und verwendet dabei den Namen des Klienten. Sie achtet dabei weiter auf dessen Reaktion und fragt nach, wie es ihm jetzt geht. Die Therapeutin kann auch anbieten, diese Sätze als Audiobotschaft auf das Smartphone des Klienten zu sprechen, sodass er sich diese jederzeit anhören kann.

Ich schüttele meine Verfolger ab

Thema: strafender, destruktiv kritischer Modus

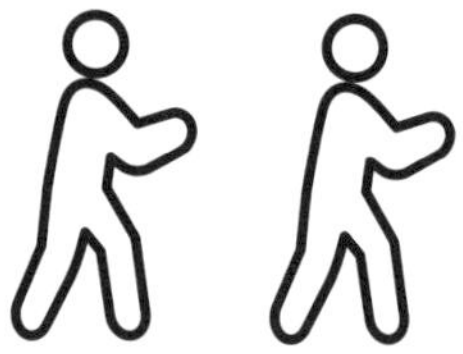

Material: großer Raum

Sinne: **(1) Bewegung / Lage im Raum**
(2) somatosensorische Wahrnehmung
(3) Hören
(4) Sehen
(5) Fühlen
(6) Riechen

Therapiekontext

- Der Klient lässt sich von abwertenden, destruktiv-kritischen Botschaften weiterhin beeinflussen und setzt Pläne und Bedürfnisse nicht um, weil er von den Aussagen noch überzeugt ist und ihnen nichts entgegensetzt.
- Der Klient erlebt sich immer wieder hilflos, verharrt in der Lageorientierung, Selbstwirksamkeitserleben bleibt aus; Aufbau und Stabilisierung von Selbstwert wird verhindert.

Intendierter Impact

Es wird eine Defusion des destruktiv-kritischen Anteils bzw. des strafenden Modus angestrebt. Der Klient spürt, dass der destruktiv-kritische Anteil bzw. der strafende Modus ihn wie ein »Schatten verfolgt«, bremst und hemmt. Durch Übung (Modelllernen, Rollenspiel) wird erfahrbar, wie diese Anteile begrenzt werden können und wie es sich anfühlt, den Verfolger abgeschüttelt zu haben. Mögliche Zusatzeffekte:

- allgemeine Steigerung der Fähigkeit, Grenzen zu setzen und sich durchzusetzen
- Aktivierung des verletzlichen Kindmodus
  - Validierung bei Aktivierung des verletzlichen Kindmodus; mit dem Kindmodus weiterarbeiten.
  - Ggf. einen Stuhl für den Kritiker aufstellen und einen Stuhl zwischen den destruktiven Kritiker und den verletzlichen Kindmodus (Klienten) stellen. Die Therapeutin reglementiert den destruktiven Kritiker; der Klient erfährt Schutz und Solidarität (Nachbeelterung).

Beschreibung der Übung

Die Therapeutin leitet die Übung entsprechend ein und erklärt dem Klienten den Ablauf. Sie bittet ihn, zu formulieren, was er in Angriff nehmen möchte und welche Bedürfnisse umgesetzt werden sollen (in den Zustand des Erwachsenenmodus zu kommen).

Die Therapeutin erklärt, dass sie zuerst die Rolle des abwertenden Teils übernehmen wird. Der Klient wird gebeten, im Erwachsenenmodus durch den Raum zu gehen und seine Pläne und Wünsche laut auszusprechen. Sie läuft hinter ihm her und wiederholt dabei die negativen, destruktiven Aussagen des abwertenden Teils.

Ich schüttele meine Verfolger ab

Hier ist darauf zu achten: Wie verhält sich der Klient? Klienten berichten oftmals, dass sie üben, den abwertenden Anteil zu begrenzen, wie es in den Sitzungen erarbeitet wurde. Diese Übung gibt Aufschluss darüber, ob und wie das zwischen den Sitzungen erfolgt ist.

Wenn der Klient »einfriert«, stehen bleibt, sich gegenüber den Aussagen rechtfertigt o. Ä., wird die Übung gestoppt und die Rollen werden getauscht: Die Therapeutin übernimmt Rolle des Klienten, dieser übernimmt die Rolle des abwertenden Teils (Rollenspiel). Die Therapeutin »spielt« den Klienten im Erwachsenenmodus (Modellernen), er nimmt die Rolle des Kritikers ein und läuft hinterher.

Die Therapeutin begrenzt abwertende Aussagen mehrfach verbal, dabei werden auch Körperhaltung, -bewegung und Mimik eingesetzt. Dann wird wieder getauscht, so lange, bis der Klient den abwertenden Anteil ebenfalls erfolgreich begrenzen kann. Einige Klienten schicken den strafenden Anteil sogar aus dem Behandlungsraum und laufen dann noch einmal befreit durch den Raum.

Innere Kritik leicht gemacht

Thema: destruktiv-strafender Modus, Reframing, Selbstwirksamkeit

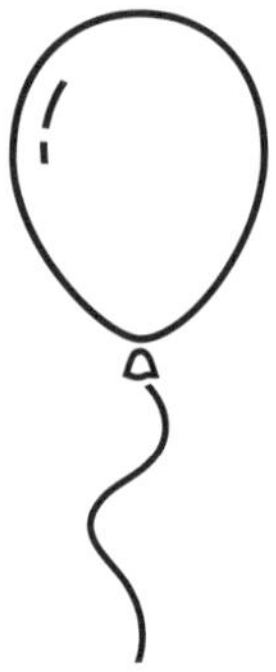

Material:
- mehrere schwere Gegenstände (z. B. Steine, schwere Bücher)
- Ballon
- Stifte zum Beschriften des Ballons

Sinne:
(1) Lage im Raum / Bewegung
(2) somatosensorische Wahrnehmung
(3) Sehen
(4) Hören

Therapiekontext
- als »schwer« oder schwer zu ändern erlebte strafende, destruktiv-kritische Anteile der Klientin
- bei geringem Selbstvertrauen
- Entmachtung von inneren Bewerter-Modi

Intendierter Impact

Die Übung fördert das Selbstwirksamkeitserleben und übt die Abgrenzung zu bzw. den funktionalen Umgang mit belastenden Modi ein (v. a. destruktiv-kritische, strafende Anteile). Durch die Übung kann eine kognitive Defusion erwirkt werden, die Klientin kann die Gedanken »leichter nehmen« (Hintergrund: Glaube nicht alles, was du denkst).

Beschreibung der Übung

Nach Ermittlung der Aspekte, die das Erleben als »schwer« beschreiben lassen, werden diese symbolisch mit je einem schweren Gegenstand in Verbindung gebracht. Die Therapeutin reicht die Gegenstände der Klientin nach und nach an.

T: Sie sagen, dass es schwer aushaltbar ist, was der destruktive Kritiker zu Ihnen sagt.

K: Genau, ich kann mich da nicht wehren. Ich weiß, dass es ich es müsste, aber es geht einfach nicht.

T: *(reicht ein schweres Buch)* Ist das vergleichbar mit der Schwere, die Sie erleben, wenn Sie den Modus abwenden wollen?

K: *(leicht irritiert)* Kann schon sein. Es ist schon echt schwer. Ich nehme es mal in beide Hände.

T: Wie fühlt sich das jetzt an *(motiviert, den schweren Gegenstand weiter oben zu halten)*?

K: Es zieht mich runter. Ich fühle mich selbst ganz schwer und bedrückt. Es ist schwer, sich gegen die Schwere zu wehren.

T: *(legt ein Kiste mit Holzfiguren auf das Buch)* Ist das vergleichbar mit der Schwere, die Sie erleben, wenn Sie den Modus abwenden wollen?

K: Ja, jetzt ist es kaum auszuhalten. Am liebsten würde ich das einfach alles hinschmeißen – so fühlt es sich auch mit dem strafenden Modus an. Ich will nicht mehr so belastet sein.

T: Was können Sie jetzt tun, damit es leichter für Sie wird?

K: Ich lege das jetzt ab. Es ist mir einfach zu schwer.

T: Wie fühlt sich das jetzt für Sie an?

Innere Kritik leicht gemacht

Die Erfahrung wird nachbesprochen. Dann werden die Dinge, die den destruktiv-kritischen, strafenden Anteil als schwer erscheinen lassen, auf einen Ballon geschrieben. Die Klientin soll nun etwas mit dem Ballon spielen. Dabei wird das Empfinden erfragt.

Die Klientin imaginiert nun eine typische belastende Situation aus dem Alltag. Dabei soll der Ballon in dem Moment, in dem man den destruktiv-kritischen Anteil abwenden möchte, beiseitegelegt oder -gestoßen werden. Die Therapeutin erfragt, wie leicht sich dies anfühlte.

Dieses Vorgehen wird mehrfach wiederholt, damit der Eindruck, den destruktiv-kritischen Modus leichter abzuwenden zu können, spürbarer wird, und statt der Schwere das Gefühl von Leichtigkeit mit dem Aufkommen des destruktiv-kritischen Modus assoziiert wird.

Leiser soll der destruktive Kritiker sein

Thema: Umgang mit belastenden Gedanken

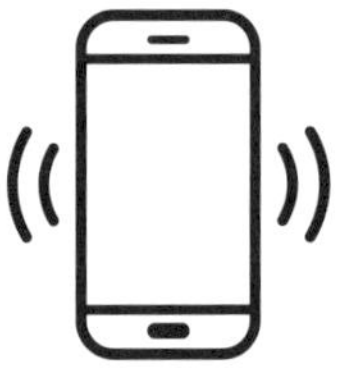

Material:
- Smartphone mit Aufnahmefunktion oder Diktiergerät mit Abspielfunktion
- Stifte

Sinne:
(1) Hören
(2) Sehen
(3) Fühlen
(4) Bewegung / Lage im Raum
(5) somatosensorische Wahrnehmung

Therapiekontext

- geringe subjektive Einflussmöglichkeit auf innere destruktive Kritiker, strafende und fordernde Modi bzw. Glaubensätze / Grundannahmen
- geringes Selbstwirksamkeitserleben im Umgang mit belastenden Kognitionen, geringe Fähigkeit, eine Beobachterperspektive einzunehmen bzgl. eigener Kognitionen
- Selbstwertprobleme mit selbstwertfeindlichen Kognitionen; Selbstkritik und Selbstabwertung – die als »laut« beschrieben werden
- Umgang mit Schamgefühlen (Vüst & Meisenzahl, 2022)

Intendierter Impact

Ein Kontrollerleben bzgl. dysfunktionaler und belastend erlebter Kognitionen / Modi wird erwirkt. Schrittweise kann der eigene Einfluss und die sich verringernde »Macht« dysfunktionaler und als belastend erlebter Kognitionen / Modi wahrnehmbar gemacht werden. Die Belastung durch die vorherige Erlebensvermeidung und auch die emotionale Erleichterung bei Anwendung eigener Einflussmöglichkeiten auf das eigene Erleben werden spürbar.

Beschreibung der Übung

Mit dem Klienten wird eine Liste belastender Kognitionen erstellt. Der Klient spricht die ermittelten Kognitionen in »Du-Form« auf das Diktiergerät / das Smartphone auf. Dafür wird er auf einen anderen Stuhl gesetzt, um die Modusaktivierung zu bedingen / verstärken. Die Aufnahme wird angehört (in höchster Lautstärke) und es wird exploriert, welche Gefühle aufkommen und wie belastend sie wirken. Es folgt ein weiterer Durchgang; in der Mitte der Aufnahme wird die Lautstärke mit einem Tastendruck leiser gestellt. Auch hier werden die Gefühle und Belastungen erfragt.

Es erfolgen weitere Durchgänge, bis die Aufnahme vollkommen verstummt, wobei bei jedem Durchgang Gefühle und Belastungen erfragt werden. Ab der Hälfte der Lautstärke wird zudem gefragt, wie das Ausmaß der erlebten Kontrolle über die Gedanken ist.

Sobald die Stimme als ausreichend leise, distanziert oder wenig belastend erlebt wird, stellt der Therapeut einen weiteren Stuhl dazu, auf den sich der Klient setzen soll.

Leiser soll der destruktive Kritiker sein

Es wird gezielt ein positiver Blick auf den Klienten gerichtet. Es geht darum, Positives lauter werden zu lassen. Sätze, die selbstfürsorglich an den Kindmodus gerichtet sind, das Selbstwerterleben stärken oder solche zur Stärkung des Erwachsenenmodus werden gesammelt und als separate Aufnahme auf das Diktiergerät aufgesprochen.

Umgekehrt zum vorherigen Durchlauf bittet der Therapeut den Klienten, die Aussagen immer lauter zu stellen. Auch hierbei werden die aufkommenden Gefühle exploriert und gezielt gefragt, wie sich das Erleben in Bezug auf die eigene Person verändern.

T: Wie erleben Sie sich selbst, wenn Sie *diese* Sätze über sich hören?

K: Stark und frei. Ich fühle mich direkt besser.

T: Was erleben Sie noch?

K: Als sei ich ein anderer Mensch. Aber auf eine gute Art und Weise. Als wäre ich nun so, wie ich schon immer sein wollte. Jetzt könnte ich meinem Chef auch mal die Meinung sagen. Und ich vermisse meine Kinder und meine Frau. Ich freue mich richtig, gleich nach Hause zu gehen.

T: Sie berichten sonst, dass Sie den Stress zu Hause fürchten. Was hat sich verändert?

K: Ich weiß, dass ich dem Stress gewachsen bin. Wie in der Aufnahme zu hören war: Ich kann nicht alles leisten und muss es auch nicht. Ich werde geliebt für die Person, die ich bin.

Die Übung wird in beiden Formen zu Hause mehrfach (empfehlenswert ist mindestens zweimal täglich) bis zur nächsten Sitzung wiederholt. Erst werden die destruktiv-kritischen bzw. strafenden Aussagen leiser gestellt und im zweiten Schritt werden die positiven Aussagen lauter gestellt.

Der Schirmhalter

Thema: emotional fordernder Modus, Unterordnung

Material: zwei Schirme

Sinne: **(1) Bewegung / Lage im Raum**
(2) Schmerzwahrnehmung
(3) somatosensorische Wahrnehmung
(4) Fühlen
(5) Sehen
(6) Hören

Therapiekontext

- Für die Klientin ist plausibel, dass oftmals ein emotional fordernder Modus (sich um andere kümmern müssen) handlungsbestimmend ist. Botschaften wie »Ich bin dafür verantwortlich, dass es anderen gut geht; nur wenn ich für andere da bin, bin ich wertvoll« sind identifiziert und der Klientin sind Dysfunktionalität und »Kosten« kognitiv zugänglich.
- Dennoch ordnet sich die Klientin diesen Botschaften weiterhin unter, vernachlässigt Selbstfürsorge, weil »das schlechte Gewissen sie sonst nicht loslässt«, und gerät immer wieder in Erschöpfungszustände.

Intendierter Impact

Modi oder auch innere Anteile, Überzeugungen, Glaubenssätze werden personalisiert und durch die Nutzung von Alltagsgegenständen spürbar. Handlungsimpulse zur Problembewältigung und Veränderung werden generiert und so erwünschte Zustände (State-Management) auf emotionaler und Verhaltensebene herbeigeführt und aufrechterhalten.

Beschreibung der Übung

Die Therapeutin holt einen bzw. zwei Schirme (damit die Therapeutin die Übung mitmacht und spiegelt).

T: Darf ich mal veranschaulichen, was in diesem Modus passiert?

K: *(willigt ein, guckt fragend)*

T: *(holt einen bzw. zwei Schirme, damit T die Übung mitmacht und spiegelt)* Es ist so, dass Sie einen Schirm haben, und den halten Sie nicht nur über Ihre zwei jüngeren Schwestern, sondern über alle Menschen, die Ihnen wichtig sind *(bittet Klientin, den Schirm aufzuspannen und neben sich zu halten; macht das gleiche).*

T: Wie fühlt sich das an?

K: Noch geht's, aber ich merke es in der Schulter ein wenig.

T: Ihre Schwestern und alle anderen stehen geschützt unter dem Schirm … und nun stellen Sie sich vor, es regnet und Sie werden nass … der Wind bläst … es ist kalt … Sie frieren … der Arm wird immer schwerer … Wie fühlt sich das an?« *(Manche Klienten schaudern körperlich sogar ein bisschen.)*

Der Schirmhalter

K: Unangenehm … der Arm wird immer schwerer …

T: Wie noch?

K: Die Schulter schmerzt.

T: Was spüren Sie noch?

K: Der Nacken verspannt sich …

T: Was noch? Was fühlen Sie gerade?

K: Es ist anstrengend … es fängt an zu nerven?

(Bis zu dieser Stelle reagieren Klienten meist ähnlich. Bei der nächsten Frage kommt es erfahrungsgemäß zu unterschiedlichen Reaktionen.)

T: Was wollen Sie jetzt gerne tun?

(Manche Klienten halten den Schirm geöffnet, winkeln aber den Arm an – durch das Anwinkeln wird die Schulter entlastet und der Klient ist zum Teil auch unter dem Schirm. Einige Klienten machen den Schirm zu [»Ich will mich nicht immer um andere kümmern«], andere lehnen den Schirm an die Schulter, sodass nur sie selbst unter den Schirm passen [»Ich sorge jetzt mal für mich«]. Wiederum andere Klienten verharren in der Position: »Das wird ja von mir erwartet, das ist meine Aufgabe.«)

T: Was wünschen Sie sich? Was würde Ihnen guttun?

K: Vielleicht, dass jemand mal den Schirm über mich hält?

T: Darf ich mich mal zu Ihnen setzen und den Schirm über Sie halten? *(K stimmt zögerlich zu, T setzt sich neben K und hält den Schirm über K.)* Wie fühlt sich das an?

K: Ungewohnt … aber auch gut.

T: Gut, was spüren Sie noch?

K: Es kümmert sich jemand um mich.

T: Ja, das tut gut … was fühlen Sie noch?

K: Ich fühle mich beschützt *(wird traurig und weint).*

Die Therapeutin validiert und entlässt die Klientin mit dem Gefühl der Fürsorge aus der Sitzung.

Gehe zurück auf Los

Thema: emotional fordernder Modus, Unterordnung

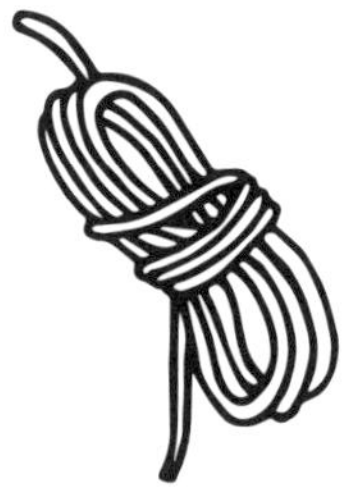

Material: Seil

Sinne:
(1) Bewegung / Lage im Raum
(2) Schmerzwahrnehmung
(3) somatosensorische Wahrnehmung
(4) Fühlen
(5) Sehen
(6) Hören

Hinweis: ggf. nicht bei Klienten mit unverarbeiteten Gewalterfahrungen anwenden.

Therapiekontext

- Der Klient arbeitet an Bedürfnisorientierung und Abgrenzungsfähigkeit, lässt sich jedoch immer wieder von emotional forderndem Modus und Unterordnung (Schematherapie) einschränken.
- Modi boykottieren Aufbau von funktionalen Verhaltensweisen, Bedürfnisorientierung und Stärkung des Erwachsenen.

Intendierter Impact

Anstrengung, Frustration und Gefühle (schlechtes Gewissen, Schuld, Scham), die mit dem emotional fordernden Modus und der Unterwerfung (bedingungslose Kapitulation) einhergehen, werden fühlbar gemacht. Handlungsimpulse, sich selbst und seine Bedürfnisse ernst zu nehmen, werden durch die multisensorische Wahrnehmung ausgelöst.

Beschreibung der Übung

K: Ich ärgere mich über mich selbst. Ich wollte abends etwas für mich machen, aber meine Frau hat den Wunsch geäußert, den Abend mit mir zu verbringen, also habe ich nachgegeben – wie fast immer.

T: Was glauben Sie, welche Modi waren handlungsbestimmend?

K: Ich hätte ein schlechtes Gewissen gehabt, weil ich sie verletzt hätte. Sie fühlt sich schnell verunsichert und hat Angst vor Zurückweisung. Als Ehemann muss ich dafür sorgen, dass sie sich gut fühlt.

T: Ich habe gerade ein Bild im Kopf: Sie laufen los, um Dinge zu tun, die Ihnen guttun und die wichtig für Ihr Wohlbefinden sind, und dann werden Sie vom schlechten Gewissen im wahrsten Sinne des Wortes zurückgezogen. Ich würde das gerne für Sie spürbar machen.

Gehe zurück auf Los

Die Therapeutin nimmt ein Seil und bittet den Klienten, sich dies um die Körpermitte zu binden und dann loszulaufen. Die Therapeutin nimmt die Rolle des emotional fordernden Modus und der Unterordnung ein und zieht den Klienten zurück.

Beim ersten Mal lassen sich die meisten Klienten komplett zurückziehen. Sie müssen wieder von vorne anfangen. Die Therapeutin fordert den Klienten erneut auf, loszulaufen und versucht, ihn wieder zurück zum Startpunkt zu ziehen. Nach mehreren Durchgängen gehen die Klienten meist in den Widerstand und lassen sich nur wenige Zentimeter zurückziehen. Die Therapeutin fragt währenddessen immer wieder: »Was fühlen Sie? Was wollen Sie tun?«

Nach mehreren Durchgängen haben die meisten Klienten das Bedürfnis, das Seil abzumachen. Nachdem der Klient das Seil entfernt hat, wird er erneut gebeten, von der Startposition aus loszulaufen und zu beschreiben, wie sich das jetzt anfühlt.

Es schließt sich eine motivationale Klärung an: Wieso haben Bedürfnisse anderer einen höheren Stellenwert als eigene?

AB 85 • T

Der Soundtrack der Veränderung

Thema: Bearbeitung von bedingten Annahmen; fordernder Modus

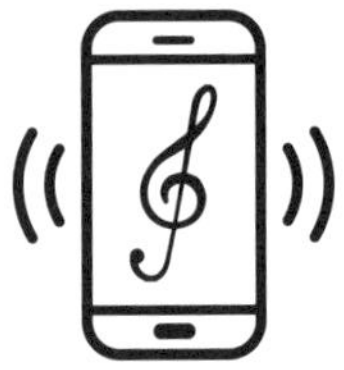

Material:
- Smartphone mit Playlist
- Whiteboard / Papier, Stift

Sinne:
(1) Hören
(2) Fühlen
(3) Bewegung
(4) somatosensorische Wahrnehmung
(5) Sehen

Therapiekontext
- dysfunktionale handlungsbestimmende Überzeugungen und »Giftsätze« auf Machbarkeit und Generalisierbarkeit in allen Kontexten hinterfragen
- Botschaften des fordernden Modus hinterfragen

Intendierter Impact

Therapieeffekte und -ergebnisse werden durch Musik und Wiederholung verstärkt und verankert.

Beschreibung der Übung
Die Therapeutin erstellt sich ggf. vorab eine Liste mit »Therapieliedern«. Sie schreibt eine handlungsbestimmende Überzeugung auf das Whiteboard, z. B.: »Ich muss immer besser sein als alle anderen.«

T: Was bedeutet das Wort *muss*? *(notiert jeweils Antworten von Klienten)* Was bedeutet *immer*? Was bedeutet *besser*? Besser als was? Ist das messbar? Als alle anderen? Bedeutet das, besser als alle anderen Menschen der Welt?

Ich frage mich, ob das machbar ist? *(wartet und achtet auf Reaktion vom Klienten)*

Den Satz zu befolgen würde also bedeuten: »Mission impossible possible machen«. Sie stellen sich also Aufgaben, die nicht erreichbar sind. Das stelle ich mir anstrengend und frustrierend vor. Zu dem Satz fällt mir ein Lied ein. Kennen Sie die Titelmelodie der Filmreihe »Mission Impossible? Darf ich Ihnen die gerade mal vorspielen?

Der Klient berichtet in Nachfolgesitzungen, das Lied mehrere Tage im Ohr gehabt zu haben (Wiederholung). Musik, Film, ggf. auch der Hauptdarsteller, das Wort erinnern daran, diesen Satz infrage zu stellen und nicht zu befolgen.

Wenn der Klient in der Sitzung dazu neigt, Unerreichbares zu verfolgen oder im fordernden Modus ist, spielt die Therapeutin die Musik vor (Wiederholung); in der Regel schmunzeln die Klienten und kommen in einen anderen Zustand.

Variation
Der Klient berichtet von seiner anstrengenden, von Terminen gespickten Woche; er wirkt angespannt und gehetzt.

T: Beim Zuhören ist mir direkt ein Song in den Kopf gekommen, darf ich Ihnen den mal vorspielen?

Die Therapeutin spielt den Song »Run Boy, Run« von Woodkid vor.

Ich nehm's nicht an

Thema: dysfunktionale Unterordnung, Abgrenzung

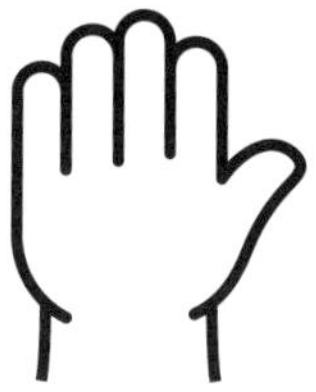

Material: Packung Taschentücher, Kissen oder ein anderer handlicher Gegenstand aus dem Therapieraum

Sinne: **(1) Bewegung / Lage im Raum**
(2) Fühlen
(3) Sehen
(4) Hören

Therapiekontext

- Anwendungsgebiet: v. a. ängstlich-vermeidende Persönlichkeit, Soziale Phobie, Bewertungsangst
- Umgang mit fordernden Modi
- Manche Klientinnen reagieren unterordnend auf grenzüberschreitendes Verhalten oder nehmen »negative« Äußerungen von anderen sehr stark an (ggf. auch, wenn die Äußerung gar nicht negativ von der anderen Person gemeint war). Dies kann zu Grübeln führen oder das Selbstwertgefühl schwächen.
- Manche Klientinnen grenzen sich zu wenig von Aufgaben ab, die ihnen übertragen werden und die eigentlich nicht in ihren Verantwortungsbereich fallen.

Intendierter Impact

Der Klientin wird verdeutlicht, dass sie unreflektiert und ungefragt Äußerungen oder Handlungen anderer Personen annimmt, darauf reagiert oder diese verinnerlicht und damit eine Selbstwertstärkung verhindert. Die Wahrnehmung eigener Grenzen und Handlungen zur Wahrung dieser wird gefördert.

Beschreibung der Übung

Empfehlenswert ist es, die Übung situativ einzubauen, z. B. wenn die Klientin von einer Situation berichtet, in der eine Grenzüberschreitung oder Vergleichbares vorgekommen ist.

Die Therapeutin reicht der Klientin ohne Ankündigung, ggf. beiläufig im Gesprächsfluss, etwas an, z. B. ein Kissen. Wenn die Klientin den Gegenstand annimmt, besprechen beide, ob sie den Gegenstand haben wollte. Es wird erfragt, wie es möglich ist, nicht auf das »Angebot« einzugehen und »Nein« zu sagen. Dabei wird auch auf die Körperhaltung geachtet und diese ggf. als Modell von der Therapeutin vorgeführt. Das Szenario wird mehrmals wiederholt, dabei wird die Therapeutin ggf. drängender werden (Hinweis: vor allem bei traumatisierten Klientinnen sollte man nicht ungefragt zu nahe kommen oder grenzüberschreitend werden), Abgrenzungsverhalten seitens der Klientin wird verstärkt.

Gegebenenfalls wird ein Bezug zu den Gedanken hergestellt: Auch hier muss ich nicht unbedingt annehmen, was andere sagen, sondern kann achtsam prüfen, ob ich es annehmen möchte oder nicht.

Wenn die Klientin den Gegenstand nicht annimmt, verstärkt die Therapeutin dieses Verhalten: »Gut, Sie haben ja auch nicht darum gebeten – und wollen Sie das Kissen gerade überhaupt? Wie wäre es, wenn Sie auch ungefragte Kommentare nicht annehmen würden?«

AB 87 • T

Gemischte Tüte

Thema: glückliches Kind aktivieren

Material:
- kleine Geschenktüte, alternativ Einweckglas
- kleine Zettel, Symbole, Bilder, Fotos, Süßigkeiten

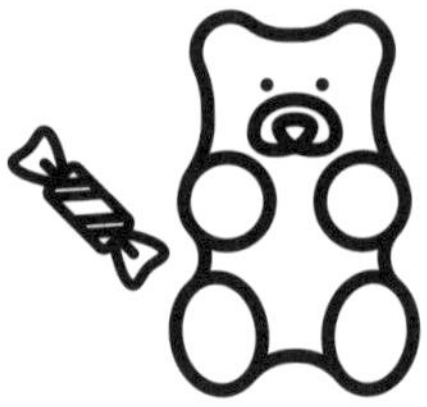

Sinne:
(1) Sehen
(2) Riechen
(3) Schmecken
(4) Fühlen
(5) Bewegung
(6) Hören
(7) somatosensorische Wahrnehmung

Therapiekontext
- Klientin hat viele Pflichten und Verantwortung und funktioniert überwiegend
- Klientin ist gehemmt, erlaubt sich wenig Spontaneität oder unbeschwerte Momente
- Klientin hat kaum Zugang zu positiven Kindheitsmomenten, die biografisch vorhanden sind

Intendierter Impact

Positive Emotionen und Spaß werden ausgelöst. Spontaneität wird gefördert und kann den glücklichen Kindmodus aktivieren.

Beschreibung der Übung

Die Therapeutin stellt der Klientin eine Geschenktüte oder ein Einweckglas zur Verfügung. Die Tüte beinhaltet z. B. eine kleine Tüte Gummibärchen und Seifenblasen.

Nachdem die Klientin in die Tüte geschaut hat, fragt die Therapeutin, was die Klientin noch in die Tüte tun würde. Welche Süßigkeiten hat sie als Kind geliebt? Gibt es z. B. Fotos von Ferien? Erinnern Muscheln oder Sand an unbeschwerte Zeiten?

Die Klientin bekommt die Aufgabe, die Tüte mit Objekten zu füllen, die schöne Kindheitserinnerungen repräsentieren.

Varianten bzw. weitere Fragen

Welche Filme hat die Klientin als Kind geliebt? Welche Musik, welches Lied würde das glückliche Kind hören? Die Therapeutin könnte beispielsweise die Lieder in einer Playlist zusammenstellen und in den Therapiesitzung abspielen. Auch diese Filme und Lieder können positive Emotionen und somit einen glücklichen Kindmodus aktivieren.

AB 88 • T

Seifenblasen im Wind

Thema: glücklicher Kindmodus; kognitive Defusion

Material: Seifenblasen

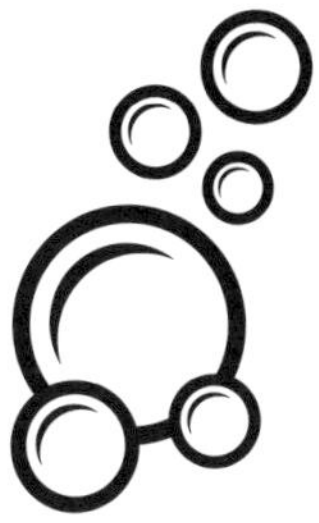

Sinne:
(1) somatosensorische Wahrnehmung
(2) Sehen
(3) Fühlen
(4) Bewegung / Lage im Raum
(5) Hören
(6) Riechen

Therapiekontext

- Fusion mit negativen Gedanken und dysfunktionalen Botschaften (z. B. durch den destruktiven Kritiker)
- Sorgen, Grübelgedanken

Intendierter Impact

Die Übung bereitet meist viel Freude und Unbeschwertheit: Durch die Seifenblasen wird ein glücklicher Kindmodus aktiviert, was im Alltag wiederum die Distanz zu den dysfunktionalen Gedanken erleichtert (positive Gefühle und Gedanken werden aktiviert, negative Zustände abgeschwächt). Zusätzlich gelangt die Klientin in die Handlungsorientierung, das aktive Zerplatzenlassen gibt den Eindruck von Kontrolle, was die Selbstwirksamkeit steigert und Ressourcen aktiviert. Die einzelnen Gedanken werden durch das Wegschweben und das Zerplatzen externalisiert und dann »entmachtet«. Kognitive Defusion wird gestärkt. Es wird gezeigt, dass Gedanken und Gefühle flüchtig sind und nicht immer viel Beachtung brauchen, da sie nach einiger Zeit verschwinden – manchmal sogar schneller, wenn wir sie nicht beachten.

Beschreibung der Übung

Mit der Klientin werden typische dysfunktionale Gedanken oder Botschaften des destruktiven Kritikers gesammelt. Die Therapeutin liest jeden Gedanken einzeln vor und pustet für jeden Gedanken eine Seifenblase. Dabei können die Seifenblasen von der Klientin wegziehen (Therapeutin sitzt neben ihr) oder auf sie zu (Therapeutin sitzt gegenüber). Die Klientin wird aufgefordert, die Seifenblasen zerplatzen oder auch einfach ziehen zu lassen.

Im nächsten Schritt soll die Klientin die negativen Gedanken oder Botschaften selbst aussprechen oder denken und dabei jeweils eine Seifenblase dafür aufpusten und wegziehen oder zerplatzen lassen. Sie kann die Seifenblasenpackung mit nach Hause nehmen.

Bewerbung eines Anteils

Thema: kontextuelles Reframing dysfunktionaler Modi

Material:
- Klemmbrett
- Papier
- Stift
- drei Stühle

Sinne:
(1) Hören
(2) Bewegung / Lage im Raum
(3) Sehen
(4) Fühlen
(5) somatosensorische Wahrnehmung

Therapiekontext
- Probleme bei der Veränderung dysfunktionaler Reaktionen
- fehlendes Bewusstsein für Modusaktivierungen
- Schwierigkeiten bei der Deaktivierung dysfunktionaler Reaktionen
- Ziel der (Re-)Aktivierung funktionaler Reaktionen und Ressourcen

Intendierter Impact

Durch die bewusste Interaktion und Auseinandersetzung mit Modi können das damit verbundene Erleben und Verhalten zugänglich gemacht werden. Zudem wird die Gelegenheit genutzt, Ressourcen eines Anteils zu identifizieren und für sich nutzbar zu machen. Es wird begreifbar gemacht, dass eine automatisierte Aktivierung des Musters nicht per se zu verhindern ist (bei einigen Klienten erscheint es unmöglich, das zu verhindern), aber die Aktivierung auf nützliche Reaktionen reduzierbar und für sich nutzbar sein kann.

Beschreibung der Übung

Es werden mindestens drei Stühle aufgestellt, dabei zwei für die Therapeutin und die Klientin nebeneinander und ein weiterer Stuhl für den dysfunktionalen Anteil – hierbei sind v. a. Bewältigungsmodi im Sinne der Schematherapie im Fokus.

Die Klientin erhält ein Klemmbrett mit Zettel und Stift. Sie wird in etwa folgendermaßen instruiert:

T: Wir haben uns ja bereits über den Anteil xy unterhalten und er tritt immer wieder auf. Er scheint recht hartnäckig zu sein. Seinen vermeintlichen Nutzen kennen wir. *(Die Therapeutin wiederholt die kurzfristigen Vorteile, die der Anteil mit sich bringt.)* Darum bleibt er aktiv. Mein Vorschlag für heute: Er soll sich bei Ihnen bewerben. Sie führen im wahrsten Sinne ein Bewerbungsgespräch mit diesem Anteil. Er soll seinen Nutzen für die Firma klar machen und zeigen, was er beitragen kann. Zudem können Sie ihm klar machen, dass er eine Kündigungsfrist hat. Wenn er also nicht hält, was er zusagt, wird er fristlos gekündigt.

Bewerbung eines Anteils

Die Klientin soll nun zwischen dem eigenen Stuhl und dem des Anteils wechseln. Dabei kann die Therapeutin unterstützend einige Fragen begleiten. Hier sind einige Beispiele für Aspekte, auf die fokussiert werden kann:

Welche Nachteile entstehen für die Firma? Welche Kosten erzeugt er? Wie will er es künftig anders machen?

- Auf dem Stuhl der »Chefin«: »Wenn wir Sie in der Melanie Corp. behalten, was werden Sie uns kosten?«
- Auf dem Stuhl ihres Unterwerfungsmodus: »Andere werden zufrieden mit Ihnen sein, das ist doch viel wert.«
- Auf dem Stuhl der »Chefin«: »Das ist mir klar. Ich meine – mit welchen Nachteilen müssen wir rechnen?«
- Auf dem Stuhl ihres Unterwerfungsmodus: »Es kann sein, dass Sie mehr Zeit und Energie für andere Menschen aufwenden, als für sich selbst. Das ist aber alles für einen guten Zweck.«
- Auf dem Stuhl der »Chefin«: »Was hat die Melanie Corp. davon? Gute Beziehungen sind schon wichtig, aber mehr Zeit und Energie muss auch in die Melanie Corp. fließen.«
- Auf dem Stuhl ihres Unterwerfungsmodus: »Da ist was dran [Modus beginnt Kosten zu verstehen].«

Was kann der Anteil bieten, um in der Firma zu bleiben?

- Auf dem Stuhl ihres Vermeidungsmodus: »Ich erkenne schnell drohende Gefahren. Wenn eine Situation brenzlig wird, kann ich Sie warnen.«
- Auf dem Stuhl der »Chefin«: »Das ist super. Bisher habe ich aber die Erfahrung gemacht, dass Sie sehr schnell auf Gefahren hinweisen. Wir müssen ständig die Arbeit unterbrechen, weil wir die Gefahr prüfen müssen. So geht das nicht.«
- Auf dem Stuhl ihres Vermeidungsmodus: »Wie wäre es, wenn ich auf alles hinweise, was wirklich eine Bedrohung für Leib und Leben ist?«

Wie möchte der Anteil seine Fähigkeiten einsetzen, um für die Firma einen Beitrag zu leisten?

- Auf dem Stuhl ihrer Streitlust: »Also, ich komme mit allen Situationen zurecht. **Mich** kriegt keiner klein.«
- Auf dem Stuhl der »Chefin«: »Uns ist es wichtig, mit anderen gut auszukommen. Wie kann Ihre Fähigkeit uns da helfen?«
- Auf dem Stuhl ihres Vermeidungsmodus: »Na ja, wenn es die sanfte Tour sein muss, dann kann ich zumindest dafür sorgen, dass Sie genug Freizeit bekommen. Also Termine absagen, klare Haltung beziehen.«

Gemeinsam wird am Ende der Übung schriftlich festgehalten, wozu der Anteil sich bereit erklärt und welche Fähigkeiten er nutzt. Das kann sehr unterschiedlich je nach Biografie der Klientin sein. Die erleichtert ein Bewusstsein für die Aktivität der Bewältigungsmodi zu gewinnen, Stärken gezielter zu nutzen und alternative Reaktionen zu begünstigen.

Den destruktiven Kritiker willkommen heißen

Thema: kontextuelles Reframing des strafenden, destruktiven Modus

Material: Soundboxen / Alarmbutton

Sinne: **(1) Hören**
(2) Sehen
(3) Fühlen
(4) somatosensorische Wahrnehmung
(5) Bewegung

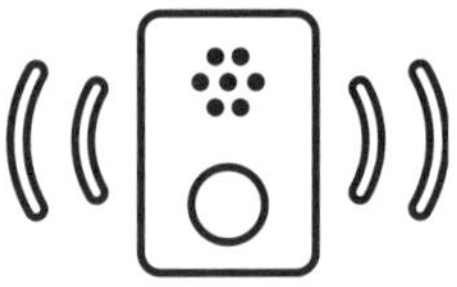

Therapiekontext

- Klienten, die seit Jahrzehnten strafende und destruktiv-kritische Modi haben; eine vollständige »Entmachtung« (Schematherapie) dieser Anteile erscheint unrealistisch.
- Klienten können die destruktiven Anteile oft begrenzen; in Stress- und Überlastungssituationen, in denen Achtsamkeit und Selbstfürsorge nachlassen, greifen alte automatisierte Mechanismen und Muster.
- Welche Funktion könnten diese Anteile anstelle von destruktiver Kritik und Abwertung übernehmen?

Intendierter Impact

Indem destruktiv-kritische, strafende Modi in einen neuen Kontext gesetzt werden (Reframing), können diese eine neue, ressourcenvollere Bedeutung erlangen. Sie werden zu einem »Frühwarnsystem« und haben dadurch einen Nutzen für den Klienten. Es kann zudem Entlastung und Akzeptanz dafür geschaffen werden, dass strafende Anteile durch Achtsamkeit begrenzt, aber eine Aktivierung nicht gänzlich ausgeschlossen werden kann.

Beschreibung der Übung

K: Irgendwie bin ich frustriert, dass sich mein nerviger, kritischer Anteil immer wieder durchkämpft, der nutzt jede Gelegenheit.

T: Was sind das für Gelegenheiten? In welchen Situationen passiert das?

K: *(berichtet von einer Vielzahl von Aufgaben sowohl im privaten als auch im beruflichen Umfeld, die bereits seit längerer Zeit bestehen)*

T: Interpretiere ich das richtig: Der destruktive Kritiker kommt immer durch, wenn Sie wenig Zeit für sich haben, und der Alltag vollgestopft ist von Pflichten und Aufgaben? Wenn Sie achtsamer sind, mehr Zeit für Selbstfürsorge haben, schaffen Sie es besser, ihn zu begrenzen? *(Klient bestätigt dies.)* Interessant, da habe ich vielleicht eine Idee. Sie könnten den Kritiker »willkommen heißen.« *(Klienten reagieren darauf meist überrascht und verblüfft.)* Denn immer, wenn er sich bemerkbar macht, warnt er sie ja und macht darauf aufmerksam, dass Sie sich überlasten und nicht so gut für sich sorgen, oder? Ist er dann nicht ein Frühwarnsystem?

Den destruktiven Kritiker willkommen heißen

(Klienten erleben das in der Regel entlastend, weil das Auftreten des strafenden, destruktiven Modus auch oftmals mit Frustration einhergeht: »Ich schaffe das nie, dass der sich gar nicht mehr meldet.«)

T: Das heißt, er schlägt Alarm und warnt Sie. Dann passt er ja auf Sie auf und hat in dem Kontext was Fürsorgliches, oder?

K: Diese Überlegung gefällt mir.

Die Therapeutin benutzt die Sound Box oder einen Alarmbutton. Die Verknüpfung kann auch mit einer roten Fußgängerampel, einem Martinshorn (Polizeisirene) oder einem Lied etc. erfolgen.

8 Rückfallprophylaxe, Krisenmanagement und Therapieende

Dieses Kapitel umfasst Übungen, die helfen sollen, den Therapieprozess weiter zu konsolidieren und eine Reflexion zu ermöglichen. Hier ist auch noch einmal auf folgende Übungen zu verweisen:

- **AB 2** »Walking Scale«
- **AB 5** »Bausteine des Wohlbefindens«
- **AB 12** »Du gehst nicht allein«
- **AB 14** »Therapiepflanzen«

Dies sind einige Beispiele, die über den Prozess begleitend auch für den Therapieabschluss geeignet sind. Zudem findet das Thema Suizidalität Platz, weil gerade bei Suizidalität die Prävention, der Umgang mit Krisen und Rückfällen der Fokus der therapeutischen Arbeit ist.

Die beiden Arbeitsblätter **AB 95** »Reflexionsbogen für Therapeuten und Supervisoren« und **AB 96** »Reflexionsbogen für Klienten« am Ende des Kapitels erfüllen unterschiedliche, aber komplementäre Funktionen. Für Behandelnde bietet der erste Bogen die Möglichkeit, Techniken aus diesem Buch individuell anzupassen und persönliche Kommentare zu den jeweiligen Abschnitten der Techniken festzuhalten. Er unterstützt dabei, Techniken zu personalisieren und die gesammelten Erfahrungen zu protokollieren. Gerade weil dieses Buch aus einer verhaltenstherapeutischen Perspektive verfasst ist, bietet dieser Bogen Kollegen aus anderen Therapieschulen die Möglichkeit, ihre eigenen Perspektiven und Überlegungen einzubringen und zu dokumentieren. Der Reflexionsbogen für Klienten dagegen ist so konzipiert, dass er ihnen ermöglicht,

(a) ein Memo zur Sitzung anzufertigen und sich noch einmal mit der Sitzung und mit ihrem Erleben auseinandersetzen zu können – im Sinne der Schematherapie den Erwachsenen-Modus bewusst einzubeziehen – sowie
(b) durch die Bearbeitung von Hausaufgaben oder Verhaltensexperimenten den Transfer in den Alltag zu fördern.

Arbeitsmaterial

AB 91 Das fehlende Puzzleteil

Diese Übung eignet sich für Klienten, die sich sozial zurückziehen, oft verbunden mit Depression oder suizidalen Gedanken. Sie erleben sich oftmals unwichtig oder belastend für ihr Umfeld. Die Übung nutzt ein Puzzle, um zu verdeutlichen, dass der Klient ein wichtiger Teil seiner Familie oder seines sozialen Netzwerks ist. Durch das Entfernen und Wiedereinfügen eines Puzzleteils wird verdeutlicht, dass ohne ihn ein Puzzleteil fehlt und das Bild nicht vollständig ist. Die Übung zielt darauf ab, die emotionale Bindung zu Bezugspersonen zu stärken und negative Annahmen zu überwinden.

AB 92 Mir boten sich zwei Wege dar

Diese Übung eignet sich für Klienten, die suizidale Gedanken haben, bereits einen Suizidversuch unternommen haben oder in stationärer Behandlung wegen akuter Suizidalität waren und sich in ambulanter Therapie befinden. Ziel ist es, durch eine »Walking Scale« Ambivalenz zum Suizid zu fördern, die Suizidalität als dynamisches Kontinuum zu begreifen und einen positiven Wandel hin zu lebensbejahenden Gedanken anzuregen. Die Übung aktiviert Ressourcen und hilft, schützende Faktoren bewusst wahrzunehmen, um langfristig eine stärkere Lebensbejahung zu erreichen.

AB 93 Die Wanderung

Für Klienten, die Therapieerfolge festigen und Rückfälle vermeiden möchten, veranschaulicht diese Übung den »Weg« von dysfunktionalen zu funktionalen Verhaltensmustern. Beschriftete Karten symbolisieren Hindernisse und Ressourcen. Der Umgang mit diesen und was man im Verlauf der Therapie gelernt hat, werden in einen Rucksack verstaut – mit allem, was man für weitere Wanderungen nutzen kann.

AB 94 Ich sende mir eine Botschaft

Um hilfreiche Strategien und Gedanken für die Rückfallprophylaxe greifbarer zu machen und eine Erinnerung an die Therapie zu schaffen, wird eine Postkarte erstellt, die zu einem randomisierten Zeitpunkt an den Klienten verschickt wird. Die Überraschung beim Empfang der Karte weckt Neugier und verstärkt die positiven Effekte, was den Alltagstransfer der Therapie unterstützt und die Motivation für langfristige Veränderungen stärkt.

AB 95 Reflexionsbogen für Therapeuten und Supervisoren

Mit diesem Arbeitsblatt können die eingesetzten Impact-Techniken systematisch reflektiert werden. Dabei werden die wichtigsten Erfahrungen mit der eingesetzten Übung, den Materialien und die wichtigsten Merkmale der Übung fokussiert. Zudem können vorgenommene Änderungen an den Übungen notiert und reflektiert werden. Dies ermöglicht, Erfahrungen und Änderungen für zukünftige Einsätze der Impact-Technik festzuhalten.

AB 96 Reflexionsbogen für Klienten

Mit diesem Arbeitsblatt können die Gefühle und Erfahrungen mit den Impact-Techniken nach der Sitzung noch einmal reflektiert und festgehalten werden. Die Reflexion fokussiert auf das emotionale und körperliche Erleben nach der Sitzung und den Wiedererkennungswert im Alltag. Zudem ermöglicht es zu reflektieren, was hauptsächlich aus der Sitzung erinnert wird und was in den Alltag übertragen werden kann.

Das fehlende Puzzleteil

Thema: sozialer Rückzug im Kontext von Depression oder suizidalen Gedanken

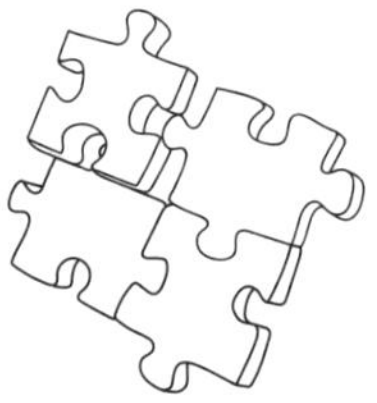

Material:
- Fotos von Familie, Freundeskreis, Verein etc.
- Foto als Puzzle (vorab im Internet bestellen)
- Schere

Sinne:
(1) Sehen
(2) Fühlen
(3) Bewegung / Lage im Raum
(4) Hören
(5) somatosensorische Wahrnehmung

Therapiekontext

- Familiäre, soziale oder partnerschaftliche Beziehungen sind als Ressource zu betrachten (sofern sie weitestgehend konfliktfrei sind); Beziehungspersonen wünschen Kontakt zu Klienten und sind angesichts dessen sozialen Rückzugs ratlos, verunsichert oder auch verletzt.
- Klienten mit sozialem Rückzugsverhalten und / oder Klientinnen, die das Gefühl haben, für andere unwichtig oder eine Last zu sein, z. B. im Rahmen von Depressionen und suizidalen Gedanken

Intendierter Impact

Für Klienten soll spürbar werden, dass sie ein Teil des Ganzen sind, dass das Bild ohne sie nicht vollständig ist und dass sie ihren Bezugspersonen fehlen bzw. diese sie vermissen. Widerstände und dysfunktionale Annahmen werden umgangen (»Aber die haben ohne mich mehr Spaß«, »Die müssen nicht immer auf mich Rücksicht nehmen«, »Was wollen die mit mir alter Frau?« etc.).

Beschreibung der Übung

Der Therapeut legt das Foto bzw. Fotopuzzle auf den Tisch und wartet auf die Reaktion von der Klientin. Der Therapeut entfernt dann zunächst eine andere Person – z. B. die Tochter – als Puzzleteil aus dem Bild und fragt die Klientin, was sie denkt und fühlt. Klienten erleben das meist nicht richtig bzw. stimmig und haben den Impuls, das Teil wieder an seinen Platz zu legen.

T: Was glauben Sie, was Ihre Tochter sagt oder erlebt, wenn *Sie* im Bild fehlen?

Wenn die Klientin diskutiert, nimmt der Therapeut die Klientin als Puzzleteil aus dem Bild und fragt: »Fühlt sich das stimmig an?« In Abhängigkeit der Reaktion der Klientin wird an den bedingten Annahmen und Verhaltensänderungen gearbeitet.

Mir boten sich zwei Wege dar

Thema: Suizidalität

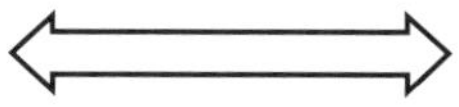

Material:
- Whiteboard
- Moderationskarten
- Stift
- Schirm
- Rucksack
- Gewichte in Form von kleinen Steinen, Wasserflaschen etc.

Sinne:
(1) Bewegung / Lage im Raum
(2) somatosensorische Wahrnehmung
(3) Sehen
(4) Hören
(5) Fühlen

> **Wichtig**
>
> Die Übung sollte *nicht* bei akuter Suizidalität durchgeführt werden.

Therapiekontext
- Arbeit mit suizidalen Klienten (suizidaler Modus; Vüst & Meisenzahl, 2022); Psychoedukation und Erarbeitung von Risiko- und Schutzfaktoren haben bereits stattgefunden.
- Der Klient hat bereits einen Suizidversuch unternommen oder war wegen akuter Suizidalität in stationärer Behandlung.
- Der Klient ist zu Beginn oder wird im Verlauf der ambulanten Therapie suizidal.

> **Intendierter Impact**
>
> Es geschieht ein Aufbrechen der gedanklichen Verengung – Suizidalität geht nicht unbedingt nur in eine Richtung. Mithilfe einer »Walking Scale« wird für den Klienten erfahrbar, wann oder dass die Suizidalität nachlässt und der Klient sich in Richtung Leben und lebensbejahender Gedanken bewegt.

Beschreibung der Übung

Die Suizidalität des Klienten wird als Kontinuum am Whiteboard skizziert; die Therapeutin überträgt dies in Form einer »Walking Scale« auf den Boden.

Sie bittet den Klienten, sich an den Punkt zu stellen, an dem er sich gerade sieht oder erlebt, z. B. an den Punkt »Wunsch nach Ruhe«. Dann wird der Klient gebeten, sich dorthin zu stellen, wo es für ihn am schlimmsten war. Wenn er z. B. einen Suizidversuch begangen hat, kann sie mit ihm dorthin gehen und ihn von dort bis zum jetzigen Punkt laufen lassen.

Die Therapeutin fragt die ganze Zeit, was der Klient denkt und fühlt, und was passieren müsste, um noch einen Schritt weiter in Richtung Lebensbejahung zu gehen.

Mir boten sich zwei Wege dar

Danach bittet sie den Klienten, sich auf den Punkt *lebensbejahende Gedanken* zu stellen und zu fragen, welche Gedanken, Bilder, Gefühle etc. dann aufkommen. Gegebenenfalls kann die Walking Scale in Richtung Lebensbejahung erweitert werden, indem die Gedanken des Klienten auf Moderationskarten geschrieben werden und dazu gelegt werden.

Die Therapeutin fragt erneut, wie sich das für den Klienten anfühlt.

T: Gibt es eine Figur, Person oder ein Lied, der den Zustand gut wiedergeben würden?

Wenn der Klient zum Beispiel ein passendes Lied gefunden hat, wird dies abgespielt, währende er auf dem Punkt *Lebensbejahung* steht. Gegebenenfalls sammelt die Therapeutin explizierte vorhandene bzw. neu erarbeitete und entdeckte Schutzfaktoren auf Moderationskarten und übergibt diese dem Klienten (ggf. auf einen Schirm schreiben / pinnen und aufspannen).

Die Therapeutin fragt erneut, wie sich das für den Klienten anfühlt, und beendet die Intervention, wenn er in einem positiven Zustand ist.

Variation

Gegebenenfalls früher vorhandene Risikofaktoren (Belastungen, Drogen- oder Alkoholkonsum etc.) werden in Form von kleinen Gewichten in einen Rucksack gepackt, der Klient setzt den Rucksack auf.

Die Therapeutin fragt die ganze Zeit, wie sich das anfühlt: »Wollen wir in den Rucksack schauen und die Gewichte rausnehmen, die nicht mehr da sind?« Der Klient legt den Rucksack ab und nimmt z. B. das Säckchen für »Arbeitslosigkeit« aus dem Rucksack. Danach den Rucksack wieder aufsetzen lassen und erneut fragen, wie sich das anfühlt. Die Therapeutin bitte den Klienten, durch den Raum zu gehen (oder die Walking Scale Richtung Lebensbejahung laufen lassen) und fragt, wie sich das jetzt anfühlt.

Im Verlauf der Therapie nehmen beide immer wieder Gewichte aus dem Rucksack und ersetzen sie durch schützende Faktoren. Der Rucksack steht für das Leben. Ist es eine Last oder enthält der Rucksack Dinge, die mir auf meinem Weg helfen, meinen Lebensweg zu gehen?

Weiterführende Arbeit im Therapieprozess: Wie kann ich schützende Faktoren erwerben bzw. erhalten?

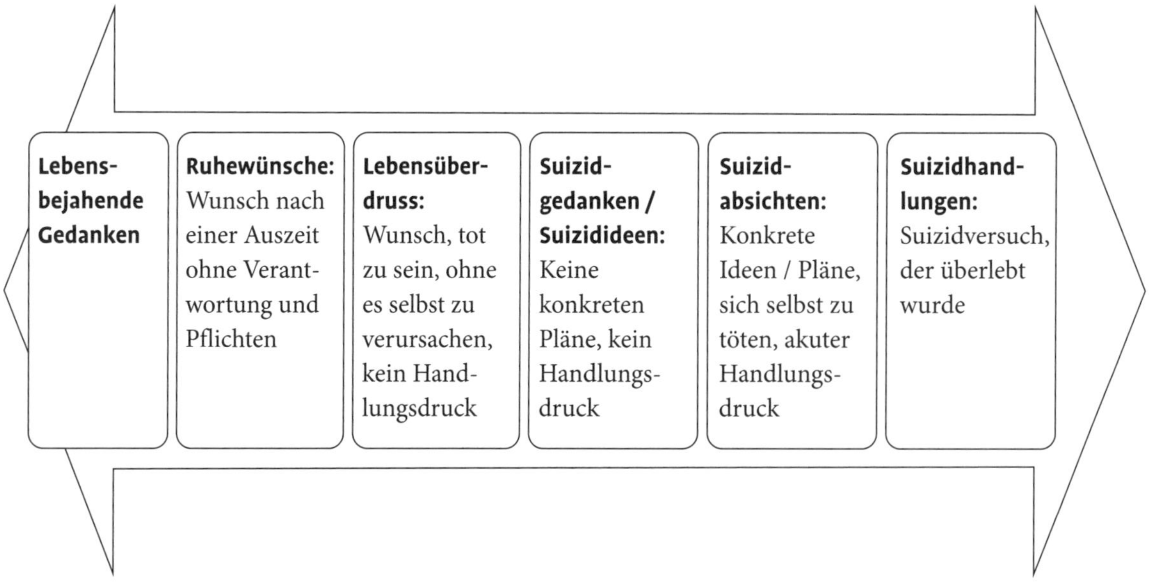

Kontinuum suizidalen Erlebens als Skala

AB 93 • T

Die Wanderung

Thema: Bewusstmachen und Verankern von Therapieerfolgen, Rückfallprophylaxe

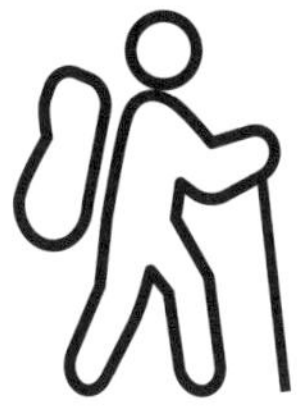

Material:
- Rucksack
- Steine oder andere kleine Gewichte
- Moderationskarten in min. zwei Farben (idealerweise Grün und Rot)
- Stift zum Beschriften der Karten

Sinne:
(1) Lage im Raum / Bewegung
(2) Fühlen
(3) Sehen
(4) Hören
(5) somatosensorische Wahrnehmung
(6) ggf. Schmerzwahrnehmung

Therapiekontext
- Abschlussvorbereitung der Therapie
- Rückfälle und Therapiemüdigkeit adressieren
- geringe subjektive Verfügbarkeit oder Anwendung von Ressourcen

Intendierter Impact

Das Verfolgen eines Wegs kann zwar anstrengend und anders als erhofft sein, aber dennoch aus der Krise hin zu mehr Wohlbefinden und Zufriedenheit führen. Es wird begreifbar, dass, je näher man beim alten Weg (alten Mustern) bleibt, desto mehr entfernt man sich von den Dingen, die einem eigentlich wichtig sind. Das Erkennen und Aufrechterhalten der Therapieerfolge kann begreifbar gemacht werden.

Beschreibung der Übung

Der Therapeut kreiert anhand von Moderationskarten zwei Wege im Therapieraum, beide beginnen am gleichen Punkt und gehen immer weiter auseinander. Ein Weg repräsentiert den alten Weg. Auf ihm sind Symptome, dysfunktionales Verhalten und hinderliche Grundannahmen als »Stolpersteine« (auf Moderationskarten) gelegt. Der andere Weg wird auch mit Stolpersteinen sowie erarbeiteten Ressourcen und Fertigkeiten als »Trumpfkarten« (auch auf Moderationskarten) als Hilfestellung gestaltet.

Der Klient geht erst den »alten Weg« ab. Bei jedem Stolperstein hält der Therapeut ihn auf und packt einen Stein in den Rucksack, den der Klient aufsetzt. Markierung: »Wie fühlt sich das an? Wie lange ist es her, dass es sich für Sie so schwer angefühlt hat?«

Es wird gemeinsam reflektiert, dass so die Ausgangslage entstanden ist, die in die Therapie geführt hat. Dann läuft der Klient den neuen Weg ab. Bei Stolpersteinen »zieht« er eine der »Trumpfkarten« und benennt, wie ihm diese hilft, den Stolperstein zu überwinden. Es wird dann bei jedem Einsatz einer der »Trumpfkarten« ein Stein aus dem Rucksack entfernt. Markierung: »Wie fühlt es sich nun an, den Weg zu gehen, wenn Sie (Name / Inhalt der Trumpfkarte) nutzen?« Die entstehende Leichtigkeit soll hervorgehoben werden, bei gleichzeitigem Fortbestehen der Hindernisse.

AB 94 • T

Ich sende mir eine Botschaft

Thema: Rückfallprophylaxe

Material:
- Blankokarten, Postkarten oder Karten mit motivierenden Sprüchen
- Stifte

Sinne:
(1) Sehen
(2) Fühlen
(3) Bewegung
(4) Hören

Therapiekontext
- Klienten vergessen im Alltag nach der Therapie manchmal die bereits erreichten Fortschritte oder arbeiten nicht weiter an den gesetzten Zielen.
- Fortschritte wirken auch über die Therapie hinaus oder zeigen sich sogar erst danach.

Intendierter Impact

Die Karten erinnern an die Therapie, die erreichten Fortschritte und die gesetzten Ziele. Sie dienen als positive Verstärkung und wirken motivierend (liebevoller Begleiter), Verhaltensänderungen beizubehalten und weiterzuarbeiten – sie regen also den Alltagstransfer an. Da die Karte zu einem überraschenden Zeitpunkt ankommt, wird das mnemotechnische Prinzip »Interesse und Neugier wecken« erfüllt.

Beschreibung der Übung

Es sind verschiedene Vorgehensweisen möglich: Der Klient sucht sich eine Karte aus oder man wählt selbst eine Karte aus, deren Motiv man als passend zum Klienten oder zur Therapie findet.

Der Klient soll eine Botschaft an sich selbst verfassen (Wünsche, worauf ist er stolz, was hat er erreicht, woran möchte er in der nächsten Zeit weiterarbeiten, etc.). Die Karte wird vom Therapeuten zu einem frei gewählten Zeitpunkt verschickt, idealerweise innerhalb eines Jahres nach der letzten Sitzung.

Variation

Dem Klienten wird zum Ende der Therapie eine Karte mitgegeben, auf die der Therapeut Wünsche und Hilfestellungen oder ein paar motivierende Worte geschrieben hat, die in der Folgezeit an die Therapie erinnern sollen. Die Karte kann nach Absprache mit dem Klienten auch, wie oben beschrieben, zu einem späteren Zeitpunkt verschickt werden.

Reflexionsbogen für Therapeuten und Supervisoren

Impact-Technik: ....

Was erreiche ich mit der Übung? Was berichten meine Klienten?

....

....

....

....

....

....

Was kann ich noch anders machen (weitere Sinne, Material, anderes mnemotechnisches Prinzip)?

....

....

....

....

....

....

Was habe ich modifiziert? Und was erreiche ich mit meinen Veränderungen der Impact-Technik?

....

....

....

....

....

....

AB 96 • K

Reflexionsbogen für Klienten

Was fühle ich nach der Sitzung?

Gefühle / Emotionen:

....

....

Im Körper:

....

....

Was erinnere ich aus der Sitzung besonders gut?

....

....

....

Was nehme ich aus der Sitzung mit (Ideen, Erinnerungen, Körpergefühl, Gegenstand)?

....

....

....

Was fühle ich, wenn ich das in meinem Alltag wiedererkenne?

....

....

....

Was mache ich nun anders, wenn ich das in meinem Alltag wiedererkenne?

....

....

....

Literatur

Bhattacharya, S., Kennedy, M., Miguel, C., Tröger, A., Hofmann, S.G. & Cuijpers, P. (2023). Effect of psychotherapy for adult depression on self-esteem: A systematic review and meta-analysis. Journal of affective disorders, 325, 572–581.

Beaulieu, D. (2017). Impact-Techniken für die Psychotherapie (7. Aufl.). Heidelberg: Carl Auer.

Birbaumer, N. & Schmidt, R.F. (2010). Biologische Psychologie. Heidelberg: Springer.

Cogniclip Studios (o.J.): Interozeption – Exterozeption. URL: https://cogniclipstudios.com/163-interozeption-exterozeption (25.11.2022)

De Shazer, S., Dolan, Y., Korman, H., Trepper, T., McCollum, E. & Berg, I. K. (2021). More than miracles: The state of the art of solution-focused brief therapy. London: Routledge.

Dinger, U., Ehrenthal, J. C., Nikendei, C. & Schauenburg, H. (2017). Change in self-esteem predicts depressive symptoms at follow-up after intensive multimodal psychotherapy for major depression. Clinical Psychology & Psychotherapy, 24(5), 1040–1046.

Eifert, G.H. & Gloster, A.T. (2016). ACT bei Angststörungen: Ein praktisch bewährtes Therapiemanual. Göttingen: Hogrefe.

Eismann, G. & Lammers, C. H. (2017). Therapie-Tools Emotionsregulation. Weinheim: Beltz.

Ekman, P., Levenson, R.W. & Friesen, W. V. (1983). Autonomic nervous system activity distinguishes among emotions. science, 221(4616), 1208–1210.

Faßbinder, E., Schweiger, U. & Jacob, G. (2016). Therapie-Tools Schematherapie (2. Aufl.). Weinheim: Beltz.

Feldmann, M., Beckmann, D., Eysel, U. & Manahan-Vaughan, D. (2019). Early loss of vision results in extensive reorganization of plasticity-related receptors and alterations in hippocampal function that extend through adulthood. Cerebral Cortex, 29(2), 892–905.

Grawe, K. (2000). Psychologische Therapie (2. Aufl.). Göttingen: Hogrefe.

Grawe, K (2004). Neuropsychotherapie. Göttingen: Hogrefe.

Gumz, A. & Storck, T. (2018). Übertragung und Gegenübertragung. In A. Gumz & S. Hörz-Sagstetter (Hrsg.), Psychodynamische Psychotherapie in der Praxis. Weinheim: Beltz.

Hautzinger, M. (2016). Depression im Alter: Psychotherapeutische Behandlung für das Einzel- und Gruppensetting. Weinheim: Beltz.

Hautzinger, M. & Eckert, J. (2007). Wirkfaktoren und allgemeine Merkmale der Psychotherapie. In C. Reimer, J. Eckert, M. Hautzinger & E. Wilke (Hrsg.), Psychotherapie. Heidelberg: Springer.

Hayes, S.C, Strosahl, K.D & Wilson, K.G (1999). Acceptance and Commitment Therapy: An experiential approach to behavior change. New York: Guilford.

Hayes, S.C., Strosahl, K. & Wilson, K.G. (2011). Akzeptanz- und Commitment-Therapie: ein erlebnisorientierter Ansatz zur Verhaltensänderung. Books on Demand.

Hoffmann, N. & Hofmann, B. (2012). Exposition bei Ängsten und Zwängen (3. Aufl.). Weinheim: Beltz.

Jacobs, E.E. (1994). Impact therapy. Psychological Assessment Resources.

Kanfer, F. H., Reinecker, H. & Schmelzer, D. (2012). Selbstmanagement-Therapie (5. Aufl.). Heidelberg: Springer.

Kuhl, J. (2001). Motivation und Persönlichkeit: Interaktionen Psychischer Systeme. Göttingen: Hogrefe.

Kreibig, S.D. (2010). Autonomic nervous system activity in emotion: A review. Biological psychology, 84(3), 394–421.

Levenson, R.W. (2003). Blood, sweat, and fears: The autonomic architecture of emotion. Annals of the New York academy of sciences, 1000(1), 348–366.

Linden, M., Langhoff, C. & Milew, D. (2007). Das Mehrebenen-Modell psychotherapeutischer Kompetenz. Verhaltenstherapie, 17(1), 52–59.

Lohr, C. & Hauke, G. (2023). Ekel. Emotionsarbeit in der Psychotherapie. Weinheim: Beltz.

Luft, J. & Ingham, H. (1955). The Johari window, a graphic model of interpersonal awareness. Proceedings of the western training laboratory in group development, 246.

Luckner, J.L. & Nadler, R.S. (Hrsg.). (1997). Processing the experience. Strategies to enhance and generalize learning (2nd ed.). Dubuque: Kendall / Hunt Publishing.

Luoma, J.B., Hayes, S.C. & Walser, R.D. (2012). ACT-Training: Handbuch der Acceptance- & Commitment-Therapie. Ein Lernprogramm in 10 Schritten (2. Aufl.). Paderborn: Junfermann.

Mayer, K.M., Yildiz, I.B., Macedonia, M. & von Kriegstein, K. (2015). Visual and motor cortices differentially support the translation of foreign language words. Current Biology, 25, 530–535.

Miserando, C. (2003). The spoon theory. URL: https://butyoudontlooksick.com/articles/written-by-christine/the-spoon-theory/ (letzter Zugriff 06.09.2024)

Müller, I. (2006). Kuchen aller Art. In S. Fliegel & A. Kämmerer (Hrsg.), Psychotherapeutische Schätze. 101 bewährte Übungen und Methoden für die Praxis. Tübingen: dgvt-Verlag.

Niemiec, R.M. (2019). Charakterstärken. Trainings und Interventionen für die Praxis. Göttingen: Hogrefe.

Nummenmaa, L., Glerean, E., Hari, R. & Hietanen, J. K. (2014). Bodily maps of emotions. Proceedings of the National Academy of Sciences, 111(2), 646–651.
Orth, U. & Robins, R. W. (2014). The development of self-esteem. Current directions in psychological science, 23(5), 381–387.
Petzold, H.G. (2004). Transversale Identität und Identitätsarbeit. POLYLOGE, 4(4), 395–422.
Roediger, E. (2016). Praxis der Schematherapie: Lehrbuch zu Grundlagen, Modell und Anwendung (3. Aufl.). Stuttgart: Schattauer.
Roediger, E. (2023). Raus aus den Lebensfallen: Das Schematherapie-Begleitbuch. Paderborn: Junfermann.
Rollnick, S. & Miller, W.R (1995). What is motivational interviewing? Behavioural and Cognitive Psychotherapy, 23(4), 325–334.
Sachse, R. (2018). Persönlichkeitsstörungen. Zum Umgang mit schwierigen Klienten (10. Aufl.). Göttingen: Hogrefe.
Sachse, R., Sachse, M. & Fasbender, J. (2011). Klärungsorientierte Psychotherapie von Persönlichkeitsstörungen: Grundlagen und Konzepte. Göttingen: Hogrefe.
Scheuffgen, K. & von Ameln, F. (2019). Arbeit mit inneren Anteilen. Zeitschrift für Psychodrama und Soziometrie, 18(1), 1–6.
Schulz von Thun, F. (1998) Miteinander reden 3: Das »Innere Team« und situationsgerechte Kommunikation. Reinbek: Rowohlt.
Seligman, M. (1992). Pessimisten küßt man nicht. München: Knaur.
Smith, R., Lane, R.D., Parr, T. & Friston, K.J. (2019). Neurocomputational mechanisms underlying emotional awareness: Insights afforded by deep active inference and their potential clinical relevance. Neuroscience & Biobehavioral Reviews, 107, 473–491.
Sowislo, J.F. & Orth, U. (2013). Does low self-esteem predict depression and anxiety? A meta-analysis of longitudinal studies. Psychological Bulletin, 139(1), 213–240
von Schlippe, A. & Schweitzer, J. (2013). Lehrbuch der systemischen Therapie und Beratung I. Das Grundlagenwissen. Göttingen: V&R.
Vüst, B. & Meisenzahl, E. (2022). Suizidale Krisen: Das Manual für Einzel- und Gruppensettings. Stuttgart: Klett-Cotta.
Zubin, J. & Spring, B. (1977). Vulnerability: A new view of schizophrenia. Journal of Abnormal Psychology, 86(2), 103–126.
https://www.viacharacter.org (letzter Zugriff 05.08.2024)

Bildnachweis

Alle: Getty Images
AB 1, AB 44, AB 84: Ulyana Moskalchuk
AB 3, AB 64: lukpedclub
AB 4, AB 12, AB 45, AB 80, AB 93: lushik
AB 5, AB 25, AB 59, AB 69, AB 71, AB 91: Sergi Martin
AB 7: MarinaMandarina
AB 8, AB 13, AB 50, AB 63, AB 66, AB 74, AB 77: Dshnrgc
AB 9: Janis Abolins
AB 11: Art Alex
AB 14, AB 48, AB 49, AB 52, AB 75, AB 94: palau83
AB 15: Designer
AB 16: Turac Novruzova
AB 18: Yulia Sutyagina
AB 19, AB 20, AB 28, AB 31, AB 81: ~Userba9fe9ab_931
AB 21: Sudowoodo
AB 22, AB 46, AB 54, AB 64: Visual Generation
AB 23: Zdenek Sasek
AB 24: tovovan
AB 26, AB 57, AB 90: grafikazpazurem
AB 27: OksanaOO
AB 29, AB 37, AB 76: Illustrator de la Monde
AB 30, AB 35, AB 43, AB 47, AB 53, AB 86, AB 89: appleuzr
AB 32: cveiv
AB 33, AB 36, AB 67: sapunkele
AB 34, AB 65, AB 87: bounward
AB 38: lokomotif
AB 39: Rakdee
AB 40: Julius Kliucinskas
AB 41: Alexey Yakovenko
AB 42: Orawan Wongka
AB 51: Adi Wirawan
AB 55: Amin Yusifov
AB 56: Gastonbolivario
AB 58: kadirkaba
AB 60: chrupka
AB 62: cnythzl
AB 68: R-DESIGN
AB 70: Naveed Anjum
AB 72: Dmytro Lukyanets
AB 73: Payuan
AB 78, AB 79, AB 82, AB 85: Herba Mykhailo
AB 83: BRO Vector
AB 88: bubaone